Maria-Anna Schoppmeyer

Innere Medizin

Maria-Anna Schoppmeyer

Innere Medizin

Prüfungswissen für Pflegeberufe

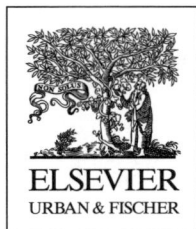

URBAN & FISCHER
München · Jena

Zuschriften und Kritik an:
Dr. Maria-Anna Schoppmeyer, Stieglitzstraße 76, 04229 Leipzig oder Elsevier GmbH, Urban & Fischer Verlag, Lektorat Pflege, Karlstraße 45, 80333 München

Wichtiger Hinweis für den Benutzer

Die Erkenntnisse in der Medizin unterliegen laufendem Wandel durch Forschung und klinische Erfahrungen. Herausgeber und Autoren dieses Werkes haben große Sorgfalt darauf verwendet, dass die in diesem Werk gemachten therapeutischen Angaben (insbesondere hinsichtlich Indikation, Dosierung und unerwünschten Wirkungen) dem derzeitigen Wissensstand entsprechen. Das entbindet den Nutzer dieses Werkes aber nicht von der Verpflichtung, anhand der Beipackzettel zu verschreibender Präparate zu überprüfen, ob die dort gemachten Angaben von denen in diesem Buch abweichen und seine Verordnung in eigener Verantwortung zu treffen.

Bibliografische Information Der Deutschen Bibliothek
Die Deutsche Bibliothek verzeichnet diese Publikation in der Deutschen Nationalbibliografie; detaillierte bibliografische Daten sind im Internet über http://dnb.ddb.de abrufbar.

Alle Rechte vorbehalten
1. Auflage 1998
2. Auflage 2000
3. Auflage 2003

© Elsevier GmbH, München.
Der Urban & Fischer Verlag ist ein Imprint der Elsevier GmbH

05   06   07   08   5   4   3   2

Für Copyright in Bezug auf das verwendete Bildmaterial siehe Abbildungsnachweis.

Das Werk einschließlich aller seiner Teile ist urheberrechtlich geschützt. Jede Verwertung außerhalb der engen Grenzen des Urheberrechtsgesetzes ist ohne Zustimmung des Verlages unzulässig und strafbar. Das gilt insbesondere für Vervielfältigungen, Übersetzungen, Mikroverfilmungen und die Einspeicherung und Verarbeitung in elektronischen Systemen.

Lektorat: Barbara Fischer, München
Herstellung: Kerstin Wilk, München
Satz: Offizin Götz Gorissen, Berlin
Bildbearbeitung: Medienkontor Lübeck
Druck und Bindung: Krips b. v., Meppel/Niederlande
Umschlaggestaltung: Spieszdesign, Neu-Ulm
Umschlagfoto: Irmi Long, Frankfurt/M.

ISBN 3-437-26461-3

Aktuelle Informationen finden Sie im Internet unter der Adresse:
www.elsevier.de und www.elsevier.com

Vorwort

Die Innere Medizin ist sicherlich eines der wichtigsten und größten Teilgebiete der Medizin und kann ausführlich nur in umfangreichen Lehrbüchern dargestellt werden. Vor dem Examen wird die Zeit jedoch leider häufig knapp. Dieses Kurzlehrbuch hilft allen Krankenpflegeschülerinnen und -schülern, die Vorbereitungszeit möglichst effektiv zu nutzen.

Die inhaltlichen Schwerpunkte des Buches richten sich nach der Ausbildungs- und Prüfungsverordnung. Die internistischen Krankheitsbilder sind mit Ursache, Diagnostik und Therapie in einer knappen und übersichtlichen Form dargestellt. Über Stichworte in der Randleiste können die wesentlichen Fakten rasch wiederholt werden. Übungsfragen am Ende einzelner Abschnitte helfen, Gelerntes aktiv wiederzugeben und so zu überprüfen. Darüber hinaus stellen Pflegehinweise zu einzelnen Krankheitsbildern den Bezug zur Pflegepraxis.

Für die dritte Auflage wurde das gesamte Buch gründlich überarbeitet, insbesondere wurden die therapeutischen Maßnahmen bei zahlreichen Krankheitsbildern aktualisiert. Das am 1. Januar 2001 in Kraft getretene Infektionsschutzgesetz wurde mit seinen für die Krankenpflege relevanten Regelungen aufgenommen.

Danken möchte ich allen, die an der Erstellung dieses Buches mit Engagement und Begeisterung beteiligt waren. Für ihre sowohl kreative als auch gewissenhafte Redaktion danke ich insbesondere den Lektorinnen Frau Ulrike Hartmann für die erste Auflage und Frau Barbara Fischer für die zweite und dritte Auflage.

Ein besonderer Dank gilt meinem Ehemann Konrad sowie meinen Kindern Simon, Lukas und Antonia, ohne deren Geduld und Unterstützung ich dieses Buch sicherlich nicht hätte schreiben können.

Allen zukünftigen Krankenschwestern und -pflegern wünsche ich, dass das Arbeiten mit diesem Buch – trotz Examensstress – Freude an der Inneren Medizin weckt und erhält und für die anstehenden Prüfungen die Sicherheit gibt, die für ein gutes Gelingen notwendig ist.

Leipzig, im Dezember 2002   Dr. Maria-Anna Schoppmeyer

Wegweiser

Warum Sie mit diesem Buch effektiv lernen können

Alle Bände aus der Bunten Reihe werden speziell für die Vorbereitung auf das Krankenpflegeexamen und andere Prüfungen innerhalb der Ausbildung erstellt. Die Auswahl der Themen richtet sich nach der Ausbildungs- und Prüfungsverordnung für Krankenpflegeberufe. Neben der kurzen und übersichtlichen Darstellung des jeweiligen Faches haben wir gezielte Hilfen für das Lernen und Wiederholen erarbeitet:
- Die Sprache des Textes ist klar und leicht verständlich
- Kurze Sätze und Stichworte in der Randleiste wiederholen wichtige Fakten und Definitionen aus dem Text
- Zahlreiche Abbildungen erhöhen die Anschaulichkeit und das Verständnis von schwierigen Zusammenhängen
- Übungsfragen am Ende der Abschnitte helfen Ihnen, das Verständnis des Gelesenen zu überprüfen. Die Antworten auf die Fragen finden Sie anhand der Ziffern (z. B. ❼) im Text
- Hinweise auf pflegerische Handlungen und Beobachtungen stellen die Verbindung von der Krankheitslehre zur Pflegepraxis her.
- Wiederkehrende Symbole in der Randleiste erleichtern die Orientierung im Text.

Die Symbole und ihre Bedeutung

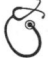 kennzeichnet Symptome und Diagnostik

 steht für die Therapie eines Krankheitsbildes

Merke

> Diese Kästen enthalten besonders wichtige Hinweise

 hebt die Hinweise zur Pflege hervor

? kennzeichnet Übungsfragen am Ende der Kapitel

> Kästen erläutern Wissenswertes zu fachspezifischen Themen.

Das Lektorat Pflege des Urban & Fischer Verlages wünscht allen zukünftigen Krankenschwestern und -pflegern viel Spaß und Erfolg beim Lernen mit der Bunten Reihe.

Abkürzungsverzeichnis

	®	Handelsname
	☞	Verweis (siehe)
	↔	normal
	↑	erhöht
	↓	verringert
	→	daraus folgt
A. (Aa.)		Arteria(e)
Abb.		Abbildung
ACE		Angiotensin converting enzyme
AV-Knoten		Atrioventrikularknoten
BE		base excess (Wert für die Konzentration von Puffersubstanzen im Blut)
BGA		Blutgasanalyse
BSG		Blutsenkungsgeschwindigkeit
BZ		Blutzucker(spiegel)
Ca^{2+}		chemisches Zeichen für Kalzium
CK		Kreatinkinase (Enzym)
$cm\,H_2O$		Zentimeter Wassersäule (Maß für Druck)
CO_2		chemisches Zeichen für Kohlendioxid
CRP		C-reaktives Protein
CT		Computertomographie
dl		Deziliter
DNS		Desoxyribonukleinsäure (Erbsubstanz der Zelle)
EKG		Elektrokardiogramm
ERCP		endoskopische retrograde Cholangio-Pankreatikographie
fl		Femtoliter (= 1 Billiardstel Liter)
ggf.		gegebenenfalls
GOT		Glutamat-Oxalacetat-Transaminase (Enzym)
GPT		Glutamat-Pyruvat-Transaminase (Enzym)
γ-GT		γ-Glutamyl-Transferase (Enzym)
H_2		chemische Zeichen für Wasserstoff
HNO		Hals-Nasen-Ohren(-Heilkunde)
i.m.		intramuskulär
i.v.		intravenös
K^+		chemisches Zeichen für Kalium
LDH		Laktatdehydrogenase (Enzym)
M.		Morbus (Krankheit), Musculus (Muskel)
mg		Milligramm (= 1 Tausendstel Gramm)
ml		Milliliter (= 1 Tausendstel Liter)
mm Hg		Millimeter Quecksilbersäule (Maß für Blutdruck)
mmol, μmol		Millimol, Mikromol (Maße für die Anzahl von Teilchen)
μg		Mikrogramm (1 Millionstel Gramm)

µl	Mikroliter (= 1 Millionstel Liter)
MRT	Magnetresonanztomographie (= Kernspintomographie)
N.	Nervus
Na^+	chemisches Zeichen für Natrium
NaCl	chemisches Zeichen für Natriumchlorid (Kochsalz)
nl	Nanoliter (= 1 Millardstel Liter)
O_2	chemisches Zeichen für Sauerstoff
pCO_2	Kohlendioxid-Partialdruck
pO_2	Sauerstoff-Partialdruck
sog.	so genannt
pg	Pikogramm (= 1 Billionstel Gramm)
pl	Pikoliter (=1 Billionstel Liter)
RR	Blutdruck nach RIVA-ROCCI
s.c.	subcutan
V. (Vv.)	Vena(e)
ZNS	Zentralnervensystem

Weitere Abkürzungen sind an der betreffenden Textstelle genannt.

Abbildungsnachweis

Die Angaben in den eckigen Klammern am Ende des Legendentextes verweisen auf die Abbildungsquelle.

A300	Reihe Klinik- und Praxisleitfaden, Urban & Fischer Verlag, München
A400	U. Bazlen, T. Kommerell, N. Menche und die Reihe Pflege konkret, Urban & Fischer Verlag, München
A400-190	G. Raichle, Ulm, in Verbindung mit U. Bazlen, T. Kommerell, N. Menche und der Reihe Pflege konkret, Urban & Fischer Verlag, München
L157	S. Adler, Lübeck
L190	G. Raichle, Ulm
L215	S. Weinert-Spieß, Neu-Ulm
V229	Medienkontor Lübeck GmbH, Lübeck

Inhaltsverzeichnis

1 Herz 1
1.1 Leitsymptome 1
1.2 Koronare Herzkrankheit 2
1.3 Myokardinfarkt 7
1.4 Herzinsuffizienz 11
1.5 Herzrhythmusstörungen 15
1.6 Entzündliche Herzerkrankungen 21
1.7 Kardiomyopathien 26
1.8 Herzklappenfehler 28
1.9 Angeborene Herzfehler 31
1.10 Herz-Kreislauf-Stillstand und Reanimation 34

2 Gefäße und Kreislauf 38
2.1 Erkrankungen der Venen 38
2.2 Erkrankungen der Arterien 41
2.3 Vaskulitiden 47
2.4 Kreislauferkrankungen 49

3 Blut und lymphatisches Gewebe 59
3.1 Leitsymptome 59
3.2 Erkrankungen der Erythrozyten 60
3.3 Erkrankungen der Leukozyten 65
3.4 Hämorrhagische Diathesen 72
3.5 Amyloidose 78

4 Bronchien und Lunge 80
4.1 Leitsymptome 80
4.2 Infektiöse Erkrankungen der Atmungsorgane 83
4.3 Chronisch obstruktive Lungenerkrankungen 92
4.4 Sarkoidose 100
4.5 Lungenfibrose 101
4.6 Mukoviszidose 103
4.7 Bronchialkarzinom 105
4.8 Lungenembolie 107
4.9 Cor pulmonale 110
4.10 Akutes Lungenversagen 111
4.11 Erkrankungen der Pleura 113

5 Magen-Darm-Trakt 116
5.1 Leitsymptome 116
5.2 Erkrankungen des Ösophagus 121
5.3 Erkrankungen des Magens und Duodenums 129
5.4 Erkrankungen des Dünndarms, Dickdarms und Mastdarms 136

6 Leber, Gallenblase und Pankreas 147
6.1 Leitsymptome 147
6.2 Erkrankungen der Leber 149
6.3 Erkrankungen der Gallenblase und Gallenwege 158
6.4 Erkrankungen des Pankreas 162

7 Niere und Harnwege 168
7.1 Leitsymptome 168
7.2 Erkrankungen der Niere 170
7.3 Harnwegsinfektionen 184
7.4 Störungen des Säure-Basen-Haushalts 187
7.5 Störungen des Wasser- und Elektrolythaushalts 191

8 Hormondrüsen und Hormone 197
8.1 Erkrankungen der Hypophyse 198
8.2 Erkrankungen der Schilddrüse 202
8.3 Erkrankungen der Nebenschilddrüsen 208
8.4 Erkrankungen der Nebenniere 210
8.5 Diabetes mellitus 217

9 Ernährung und Stoffwechsel 227
9.1 Adipositas 227
9.2 Hyperlipoproteinämie 228
9.3 Hyperurikämie und Gicht 231
9.4 Vitaminmangelkrankheiten 233
9.5 Porphyrien 234

10 Bewegungsapparat und Bindegewebe 236
10.1 Leitsymptome 236
10.2 Degenerative Knochen- und Gelenkerkrankungen 237
10.3 Entzündlich-rheumatische Gelenkerkrankungen 240
10.4 Kollagenosen 245

11 Infektionskrankheiten 251
11.1 Leitsymptome 251
11.2 Virale Infektionen 252
11.3 Bakterielle Infektionen 265
11.4 Infektionen durch Pilze 277
11.5 Infektionen durch Würmer 281
11.6 Infektionen durch Protozoen 283
11.7 Sepsis 286

12 Onkologie 288
12.1 Maligne Tumoren 288
12.2 Onkologische Therapie 292
12.3 Spezielle Onkologie 302

1 Herz

1.1 Leitsymptome

Zu typischen Leitsymptomen von Herzerkrankungen gehören retrosternale Schmerzen, Ödeme, Dyspnoe (☞ 4.1.1) und Zyanose (☞ 4.1.2).

1.1.1 Retrosternale Schmerzen

Retrosternale Schmerzen (Brustschmerzen) sind Schmerzen, die hinter dem Sternum liegen. Sie können vom Herzen ausgehen, aber auch von allen anderen Organen im Brustkorb, z. B. von der Lunge, der Speiseröhre oder von Erkrankungen des Magen-Darm-Traktes. Die Schmerzbeschreibung des Patienten kann bei der Suche nach der verursachenden Erkrankung oft weiterhelfen.

Schmerzen hinter dem Brustbein.

❶ Ursachen
- Koronare Herzkrankheit und Herzinfarkt, entzündliche Herzerkrankungen
- Aortenaneurysma
- Lungenembolie,
- Pleuritis (Rippenfellentzündung), Pneumothorax
- Refluxösophagitis, akute Pankreatitis, Gallenkolik
- Perforiertes (in die Bauchhöhle durchgebrochenes) Magenulkus
- Funktionelle Herzbeschwerden (Ausschlussdiagnose!).

Meist durch Erkrankungen der Thoraxorgane.

Merke

> Akut auftretende, unklare retrosternale Schmerzen müssen immer ernst genommen werden, da sich dahinter eine lebensbedrohliche Ursache verbergen kann.

1.1.2 Ödeme

Ödeme sind Flüssigkeitsansammlungen im interstitiellen Raum. Sie treten generalisiert am ganzen Körper oder lokalisiert an einzelnen Körperpartien auf.

Flüssigkeitsansammlung im interstitiellen Raum.

1 Herz

4 verschiedene Formen:
- Stauungsödem
- Entzündliches Ödem
- Eiweißmangelödem
- Lymphödem.

Ursachen und Einteilung

❷ Ödeme werden abhängig von ihrer pathophysiologischen Ursache unterschieden:

Stauungsödem: Der hydrostatische Druck steigt in Venolen und Venen, z. B. bei Herzinsuffizienz durch Blutrückstau oder bei Thrombose (☞ 2.1.3) durch den lokal behinderten Blutabfluss. Folge ist jeweils das »Abpressen« von Flüssigkeit in den interstitiellen Raum.

Entzündliches Ödem: Die Durchlässigkeit der Kapillarwände nimmt zu durch Bakterientoxine, körpereigene Entzündungsvermittler wie z. B. Histamin oder Antigen-Antikörper-Reaktionen.

Eiweißmangelödem: Der kolloidosmotische Druck sinkt innerhalb der Blutgefäße durch Mangel an Bluteiweißen, z. B. bei Hungerzuständen, unzureichender Eiweißbildung in der Leber (meist infolge einer Leberzirrhose) oder bei Eiweißverlusten über die Niere (nephrotisches Syndrom ☞ 7.2.1) oder den Darm (Malassimilationssyndrom ☞ 5.4.1).

Lymphödem: Der Lymphabfluss ist gestört, z. B. nach operativer Entfernung von Lymphknoten wegen eines bösartigen Tumors (z. B. beim Mammakarzinom ☞ 12.5.1) oder durch Vernarbung der Lymphwege nach wiederholten Infekten.

Die Folgen eines Ödems zeigen sich vor allem in der mechanischen Behinderung der betroffenen Organe. So ist beim Lungenödem der Gasaustausch erschwert; Flüssigkeitsansammlungen in der Pleurahöhle oder im Herzbeutel engen die Lunge bzw. das Herz ein.

? Übungsfragen

❶ Wodurch können retrosternale Schmerzen verursacht werden?

❷ Welche Arten von Ödemen werden unterschieden?

1.2 Koronare Herzkrankheit

Ischämie des Herzmuskels.

Bei der koronaren Herzkrankheit (KHK) werden die Koronarien (Herzkranzgefäße) unzureichend durchblutet und damit der Herzmuskel mit zu wenig Sauerstoff versorgt. Es besteht ein Missverhältnis zwischen Sauerstoffangebot und -bedarf, und es kommt zu einer **Ischämie** (Mangeldurchblutung) der Gewebe und Organe. Die KHK ist in den Industrieländern die häufigste Todesursache; Männer sind öfter betroffen als Frauen.

Ursachen
❶ Hervorgerufen wird eine KHK meist durch eine **Arteriosklerose** (»Arterienverkalkung«) der Koronarien. Wichtige Risikofaktoren der Arteriosklerose sind:
- Hyperlipoproteinämie (☞ 9.2)
- Hypertonie (☞ 2.4.1)
- Diabetes mellitus (☞ 8.5.3)
- Nikotinabusus
- Herzinfarkte von Familienmitgliedern (erbliche Belastung)
- Negativer Stress (Typ A-Persönlichkeit).

Arteriosklerose.

Risikofaktoren:

1.2.1 Symptome und Diagnostik der KHK

 Symptome
Leitsymptom der KHK ist die **Angina pectoris** (Brustenge). Sie äußert sich durch anfallsartige, heftige Schmerzen hinter dem Sternum, häufig mit Ausstrahlung in den linken Arm und die linke, seltener die rechte Schulter, den linken Unterkiefer oder den Oberbauch. Körperliche Anstrengungen, Stress, Kälte sowie reichliches Essen können einen Angina-pectoris-Anfall auslösen. Viele Patienten haben den Eindruck, »dass etwas auf die Brust drückt«. Leichtere Angina-pectoris-Anfälle können mit Muskelverspannungen verwechselt werden; bei schweren Anfällen hat der Patient Todesangst. Eine KHK muss sich allerdings nicht durch die typischen Angina-pectoris-Anfälle äußern; mehr als 50% aller Ischämiephasen verlaufen für den Patienten unbemerkt.

Leitsymptom:
Angina-pectoris-Anfall.

Verlaufsformen der Angina pectoris
Stabile Angina pectoris: gleich bleibende Angina-pectoris-Anfälle, die sich durch Medikamente (Nitrolingual-Spray®) nach einigen Minuten bessern.
Instabile Angina pectoris: Anfälle nehmen an Schwere, Dauer und Häufigkeit zu oder treten bereits in körperlicher Ruhe auf (Ruheangina). Es besteht ein akutes Herzinfarktrisiko!

Stabile und instabile Angina pectoris.

Diagnostik
Eine Verdachtsdiagnose wird anhand der klinischen Symptome gestellt. Um die Diagnose zu sichern sind weiterführende diagnostische Verfahren notwendig:
Ruhe-EKG (Elektrokardiogramm): Herzströme werden am liegenden Patienten abgeleitet; dabei werden in der Regel die *bipolare Extremitätenableitung* nach EINDTHOVEN (je eine Elektrode am rechten Arm, rechten Bein, linken Arm und linken Bein) und die *unipolare Brustwandableitung* nach WILSON (sechs

- Klinik
- Ruhe-EKG
- Belastungs-EKG
- Myokardszintigraphie
- Linksherzkatheter.

Elektroden an der Brustwand) aufgezeichnet. Bei der KHK finden sich, solange kein Herzinfarkt abgelaufen ist, selten typische Veränderungen.

Belastungs-EKG: Während körperlicher Belastung, z. B. auf einem Fahrradergometer, wird das EKG abgeleitet. Treten hierbei Angina-pectoris-Anfälle und/oder entsprechende EKG-Veränderungen auf, liegt wahrscheinlich eine KHK vor.

Bei weiterhin unklarer Diagnose wird eine **Myokardszintigraphie** durchgeführt: Dem Patienten wird dafür während körperlicher Belastung eine radioaktive Substanz (z. B. ^{201}Thallium) injiziert. ^{201}Thallium reichert sich im normal durchbluteten Herzmuskel gut, in den schlecht durchbluteten Bereichen weniger gut an. So lassen sich infarktbedrohte oder bereits geschädigte Herzmuskelbezirke nachweisen.

Linksherzkatheteruntersuchung: Ein Katheter wird über die A. femoralis gegen den Blutstrom zum Herzen vorgeschoben und Röntgenkontrastmittel in die Koronarien eingespritzt. So lassen sich verengte Gefäßabschnitte darstellen (Koronarangiographie). Außerdem kann durch Druckmessungen und Bestimmung des Herzzeitvolumens die Pumpfunktion des Herzens beurteilt werden. Im **Lävokardiogramm** werden schlecht bewegliche Bezirke der Herzkammern und damit die Größe des Herzinfarktes erfasst.

Abb. 1.1
Lage der EKG-Elektroden bei der unipolaren Brustwandableitung nach WILSON und der Extremitätenableitung nach EINDTHOVEN.
[A400]

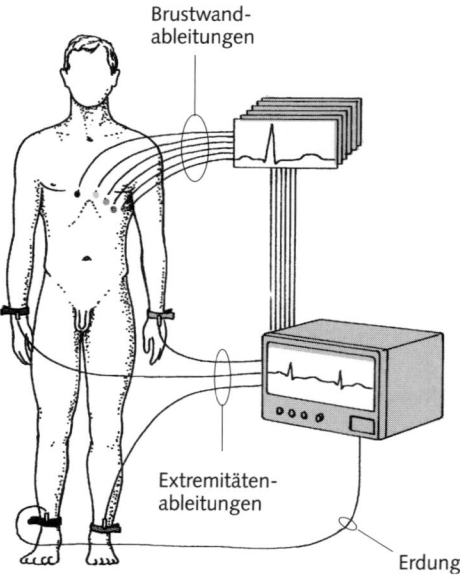

1.2.2 Therapie der KHK

❶ Die Risikofaktoren der Arteriosklerose müssen so weit wie möglich behoben werden: Nikotinverzicht, Gewichtsabnahme, Abbau von Stress, körperliches Training, optimale Einstellung von Hypertonie, Diabetes mellitus und Hyperlipidämie.

Ausschaltung von Risikofaktoren.

Merke

Sofortmaßnahmen bei akutem Angina-pectoris-Anfall
- Arzt verständigen
- Patienten beruhigen, beengende Kleidung entfernen und mit erhöhtem Oberkörper bequem lagern
- Glyceroltrinitrat (Nitrolingual®) entweder als Kapsel zum Zerbeißen oder als Spray sublingual nach ärztlicher Anordnung geben. Die Wirkung setzt innerhalb weniger Minuten ein
- Sauerstoffgabe (2 l/Min.) nach Anordnung.

Wenn sich die Symptome nach mehreren Minuten nicht bessern, hat der Patient eine instabile Angina pectoris oder einen Herzinfarkt. In beiden Fällen wird er weiterbetreut, als hätte er einen Herzinfarkt (☞ 1.3.2).

Medikamentöse Therapie der stabilen Angina pectoris

❷ Ziel der Therapie ist es zum einen, den Sauerstoffbedarf des Herzens zu senken, zum anderen, die Sauerstoffzufuhr zu verbessern:
- **Acetylsalicylsäure** (z. B. Aspirin 100®) hemmt die Thrombozytenaggregation (Verklumpung von Blutplättchen) innerhalb des Gefäßsystems; dadurch verbessern sich die Fließeigenschaften des Blutes
- **β-Blocker** (z. B. Beloc®) senken den Sauerstoffbedarf im Herzmuskel, indem sie die Herzfrequenz und den Blutdruck unter Belastung verringern. *Nebenwirkung*: Verengung der Bronchien
- **Statine** (Cholesterinsynthesehemmer, CSE-Hemmer, z. B. Zocor®) senken ein erhöhtes LDL Cholesterin (☞ 9.2) um 20–50%
- **Nitrate** (z. B. Ismo®, Isoket®) erweitern venöse Gefäße und senken damit die Vorlast (Blutrückstrom zum Herzen wird vermindert). Zusätzlich erweitern sie arterielle Gefäße und senken so die Nachlast (geringerer Widerstand gegen den das Herz anpumpen muss); dadurch verringern sich die Herzarbeit und der Sauerstoffverbrauch des Herzmuskels.

Medikamente senken den O_2-Bedarf bzw. verbessern die O_2-Ausnutzung.

- PTCA
- Bypass-Operation.

Ebenso erweitern Nitrate die großen Koronargefäße. *Nebenwirkungen:* vasomotorische Kopfschmerzen und Blutdruckabfall.

Invasive und operative Therapie

PTCA (**p**erkutane **t**ransluminare **c**oronare **A**ngioplastie): Die übliche Methode ist die Ballonkatheterdilatation im Rahmen einer Koronarangiographie. An der Spitze des Katheters befindet sich ein Ballon, der an der Engstelle des Herzkranzgefäßes aufgeblasen wird und diese so aufweitet. Komplikationen: Akuter Verschluss der Koronarie mit Herzinfarkt. Bei mehr als 30% der Patienten verschließt sich das Gefäß nach einem halben Jahr erneut *(Restenosierung).* Um einem erneuten Verschluss des Koronargefäßes vorzubeugen wird nach Möglichkeit ein **Stent** implantiert.

Aortocoronare-Bypass-Operation: Die verengten Koronarien werden mit einer körpereigenen Vene des Patienten (z. B. V. saphena magna = aortocoronarer Venenbypass/ACVB) überbrückt. Eine solche Vene verbindet dann die Aorta und den Koronarabschnitt jenseits der Verengung. Zusätzliche Operationsschritte ermöglichen eine Versorgung der Koronarien über die A. mammaria interna (IMA-Bypass).

Komplikationen der KHK

Die Komplikationen der KHK können lebensbedrohlich sein:
- Herzinfarkt (☞ 1.3), evtl. mit Folge eines plötzlichen Herztodes
- Herzrhythmusstörungen bis hin zum Kammerflimmern (☞ 1.5.1)
- Linksherzinsuffizienz durch Schädigung des Herzmuskels (☞ 1.4).

 Pflege

Nach einer Linksherzkatheteruntersuchung muss der Patient auf dem Rücken liegen; die Einstichstelle wird mit einem Druckverband (24 Stunden) versorgt, um Nachblutungen zu verhindern. Dabei muss anfangs der Druckverband halbstündlich, dann stündlich auf eine Nachblutung hin beobachtet werden. Zusätzlich müssen dabei Durchblutung (Puls, Hautfarbe), Motorik und Sensibilität des Fußes überprüft werden, um frühzeitig einen Verschluss der Arterie zu erkennen.

Glyceroltrinitrat (Nitrolingual®) muss im Angina-pectoris-Anfall immer sublingual bzw. als Spray verabreicht werden. Beim versehentlichen Schlucken wird es sonst aus dem Magen-Darm-Trakt resorbiert und in der Leber abgebaut, womit es zum Wirkungsverlust kommt.

Beachte:
- Pflege nach Koronarangiographie
- Anwendung von Nitrolingual®.

1.3 Myokardinfarkt

Bei einem Myokardinfarkt (Herzinfarkt) verschließt sich akut ein Koronargefäß, sodass das von ihm abhängige Herzmuskelgewebe unterversorgt wird und es zur ischämischen Myokardnekrose kommt.

Ursachen und Formen

Bei den meisten Patienten ist das betroffene Koronargefäß durch eine Arteriosklerose bereits vorgeschädigt (KHK). Bricht eine arteriosklerotische Plaque auf, bildet sich darauf ein Thrombus, der das Koronargefäß verschließt. Auslöser eines Myokardinfarkts sind häufig körperliche Anstrengungen oder Stress-Situationen.

Infarkte betreffen meist die Muskulatur der linken Herzkammer. Ihre Größe hängt von der Lokalisation des Gefäßverschlusses ab; je weiter proximal der Verschluss liegt, umso ausgedehnter ist in der Regel der Infarkt. Ein **transmuraler Infarkt** erfasst alle Wandschichten des Herzens; im Gegensatz dazu betrifft der **nicht-transmurale Infarkt** nur einen Teil der Herzwand, wobei die Innenschicht am empfindlichsten ist.

Verschluss eines Koronargefäßes
→ Untergang von Herzmuskelgewebe.

Arteriosklerose.

- Transmuraler Infarkt: alle Wandschichten betroffen
- Nicht-transmuraler Infarkt: nur ein Teil der Wandschichten betroffen.

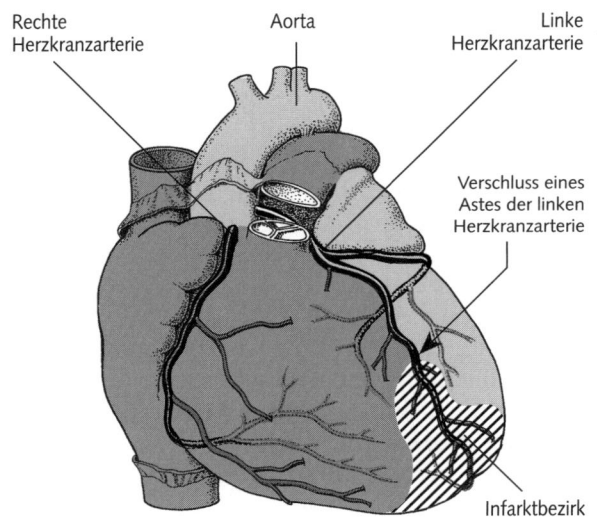

Abb. 1.2 Infarktbezirk bei einem Verschluss eines Astes der linken Herzkranzarterie. [A400]

1.3.1 Symptome und Diagnostik des Myokardinfarkts

 ❸ Symptome
- Intensive, anhaltende Angina-pectoris-Schmerzen, die sich durch Glyceroltrinitrat (Nitrolingual®) nicht bessern. Schmerzausstrahlung auch in den Oberbauch

- Angina pectoris, die sich nicht auf Glyceroltrinitrat bessert

- Vegetative Symptome
- Angst
- Herzrhythmusstörungen.

- Vegetative Symptome wie Schweißausbruch, Übelkeit, Erbrechen, Angst, Unruhe
- Herzrhythmusstörungen
- Blutdruckabfall
- Symptome einer Linksherzinsuffizienz: Dyspnoe, feuchte Rasselgeräusche über den basalen Lungenabschnitten.

Merke

15–25 % der Patienten erleiden einen *stummen* Herzinfarkt ohne die typischen Angina-pectoris-Schmerzen. Häufig betroffen sind Diabetiker, wenn durch den Diabetes mellitus (☞ 8.5.3) die schmerzleitenden Nerven geschädigt sind.

Stumme Herzinfarkte kommen vor.

Diagnostik
❹ Die Diagnose wird über EKG, Blutuntersuchung und ggf. Echokardiographie gesichert.

- EKG
- Blutuntersuchung
- Echokardiographie.

EKG
Hier sind meist typische Veränderungen der Herzströme zu erkennen. Damit können Größe, Lokalisation und Stadium des Infarktes bestimmt werden.

Blutuntersuchung
- Die Spiegel der Muskelenzyme CK (Kreatinkinase), CK-MB (spezifischer Herzmuskeltyp der CK), GOT und LDH steigen in typischer Weise an:
  - CK-Anstieg spätestens nach 6 Stunden erkennbar, Maximum durchschnittlich nach 18 Stunden
  - GOT-Gipfel nach ca. 24 Stunden
  - LDH-Maximum nach 36 Stunden, Erhöhung bis etwa 10 Tage nach Infarktbeginn nachweisbar (zur Spätdiagnose geeignet)
- Myoglobin ↑, ist jedoch auch bei Skelettmuskelschädigungen erhöht und daher nicht spezifisch
- Troponin I und T ↑, sind im Gegensatz zum Myoglobin herzmuskelspezifisch
- Leukozytose, BSG ↑, Blutzucker ↑
- Elektrolytstörungen, insbesondere K^+-Veränderungen.

Echokardiographie
Mit Hilfe der Echokardiographie (Ultraschalluntersuchung des Herzens) können Herzklappen, Herzwände, Herzhöhlen sowie die Beweglichkeit und damit die Pumpfunktion des Herzens beurteilt werden.

> **Prinzip der Sonographie**
> Die Sonographie (Ultraschalluntersuchung) arbeitet mit Ultraschallwellen, die von einem Schallkopf ausgesandt werden. Die Gewebe des Körpers reflektieren den Ultraschall unterschiedlich stark. Diese Reflexionen werden vom Schallkopf registriert und durch elektronische Weiterverarbeitung in ein Bild umgewandelt.

1.3.2 Therapie und Prognose des Myokardinfarkts

❺ Die Therapie des Myokardinfarkts erfolgt auf der Intensivstation, da es in der Akutphase des Herzinfarktes häufig zu lebensbedrohlichen Komplikationen kommt, die sofort intensivmedizinisch behandelt werden müssen.

Erstmaßnahmen

- Patienten mit erhöhtem Oberkörper lagern und beruhigen
- Sauerstoffgabe über Nasensonde
- Vitalzeichen engmaschig kontrollieren und über Monitor überwachen
- Venenzugang legen; keine i.m.-Injektionen (Kontraindikation für spätere Lysetherapie!)
- Schmerzmittelgabe, z.B. Opiate (Fentanyl®), da Schmerzen Stress bedeuten
- Bei Bedarf beruhigende Medikamente, z.B. Diazepam (Valium®) i.v.
- Glyceroltrinitrat (Perlinganit®) über Perfusor, um Sauerstoffversorgung des Herzmuskels zu verbessern. Kontraindikationen sind systolischer Blutdruck ≤ 90–100 mmHg
- Bei Bluthochdruck, Tachykardie (Puls > 100/Min.) β-Blocker (Beloc®); bei Bradykardie (Puls < 50/Min.) Atropin i.v.
- 5 000 IE Heparin i.v. im Bolus und Acetylsalicylsäure, anschließend Vollheparinisierung.

Wichtige Erstmaßnahmen!

Lysetherapie

Da die Ursache des Infarktes meist ein Thrombus ist, wird versucht, diesen innerhalb der ersten 6 Stunden nach dem Infarkt aufzulösen und das Koronargefäß so wieder durchgängig zu machen. Dazu dienen verschiedene Medikamente, die die Fibrinolyse aktivieren: tPA (tissue-type Plasminogen-Aktivator), rt-PA (rekombinanter tissue-type Plasminogen-Aktivator), Streptokinase oder Urokinase.

Innerhalb der ersten 6 Stunden kann der Thrombus medikamentös aufgelöst werden.

Zahlreiche Kontraindikationen.

Kontraindikationen für eine Lysetherapie sind wegen der Blutungsgefahr u.a.:
- Zustand nach frischen Operationen, i.m.-Injektionen, Arterienpunktionen
- Schädel-Hirn-Trauma, bekannter Hirntumor, Zustand nach zerebraler Blutung
- Aortenaneurysma
- Erkrankungen mit erhöhtem Blutungsrisiko, z.B. schwere Hypertonie, Ösophagusvarizen, gastroduodenale Ulzera, akute schwere Pankreatitis, M. CROHN
- Schwangerschaft
- Maligne Tumoren mit schlechter Prognose
- Gerinnungsstörungen (relative Kontraindikation)
- Leber-, Niereninsuffizienz (relative Kontraindikation, da Medikamente nicht genau steuerbar)
- Hohes Lebensalter (relative Kontraindikation).

In entsprechenden kardiologischen Zentren kann auch akut eine PTCA durchgeführt werden. Dies ist insbesondere der Fall, wenn eine systemische Lysetherapie kontraindiziert ist.

Komplikationen

Verschiedene Früh- und Spätkomplikationen.

❻ Innerhalb der ersten 72 Stunden nach einem Herzinfarkt treten häufig folgende Komplikationen auf:
- Linksherzinsuffizienz mit Lungenödem bis zum kardiogenen Schock (☞ 2.4.3)
- Herzrhythmusstörungen: ventrikuläre Tachykardien, Kammerflimmern (als Ursache des plötzlichen Herztodes), AV-Blockierung (☞ 1.5.1)
- Ruptur der Herzwand oder des Kammerseptums.

Zu den **Spätkomplikationen** innerhalb von 6 Wochen nach dem Herzinfarkt gehören:
- Herzwandaneurysma: Aussackung der Herzwand mit verminderter Beweglichkeit → Gefahr der Herzwandruptur oder Thrombenabscheidung mit nachfolgenden Embolien
- Arterielle Embolien, Lungenembolie
- Perikarditis
- Weiterbestehende Angina pectoris, erneuter Herzinfarkt (sog. Reinfarkt).

Rehabilitation

Anschlussheilbehandlung.

In direktem Anschluss an den Krankenhausaufenthalt (nach 2–3 Wochen) erhält der Patient in der Regel eine Anschlussheilbehandlung (AHB). Er lernt mit seiner Erkrankung umzugehen, auslösende Faktoren zu erkennen und ggf. zu vermeiden (Umgang mit Stress). Weitere Untersuchungen wie Koronarangiographie, Belastungs-EKG oder Myokardszintigraphie erfolgen unter zunehmender Belastung des Patienten; die Ergebnisse zeigen, wie stark sich der Patient belasten darf und ob weitere Maßnahmen, z. B. Ballondilatation oder eine Bypass-Operation, angezeigt sind. Medikamentös sollten alle Infarktpatienten mit Acetylsalicylsäure in niedriger Dosierung (100 mg/Tag) und β-Blockern nachbehandelt werden.

? Übungsfragen

1. Was sind die Risikofaktoren einer Arteriosklerose?
2. Wie wird ein Angina-pectoris-Anfall therapiert?
3. Welches sind typische Symptome eines Herzinfarktes?
4. Wie wird ein Herzinfarkt diagnostiziert?
5. Welche Therapiemaßnahmen werden bei einem Herzinfarkt eingeleitet?
6. Welche Komplikationen können bei einem Herzinfarkt auftreten?

1.4 Herzinsuffizienz

Als Herzinsuffizienz (Insuffizienz = Unzulänglichkeit) bezeichnet man das Unvermögen des Herzens, das vom Körper benötigte Blutvolumen zu fördern.

Das vom Körper benötigte Blutvolumen kann nicht mehr befördert werden.

Ursachen und Einteilung

1. Die Herzinsuffizienz ist immer Folge einer anderen Grunderkrankung:
   - Herzerkrankungen wie KHK, Myokarditis, dilatative Kardiomyopathie führen zu einer primären Kontraktionsschwäche des Herzmuskels
   - Das zu befördernde Herzzeitvolumen ist zu groß, z. B. bei Herzklappeninsuffizienz, Defekten im Kammer- oder Vorhofseptum
   - Das Herz muss das Blut gegen einen zu hohen Druck pumpen, z. B. bei Klappenstenosen, arterieller Hypertonie, pulmonaler Hypertonie (Hochdruck im Lungenkreislauf).

2. Je nachdem, welche Herzkammer hauptsächlich betroffen ist, wird unterschieden:

Linksherzinsuffizienz: Die linke Herzkammer kann das Blut nicht mehr ausreichend in den Körper pumpen, weshalb dieser schlechter mit arteriellem Blut versorgt wird. Zusätzlich staut sich das Blut vor dem linken Herzen in die Lunge zurück.

Rechtsherzinsuffizienz: Die rechte Herzkammer kann das Blut nicht mehr ausreichend in die Lunge befördern. Es staut sich vor dem rechten Herzen in den Körper zurück.

Globalherzinsuffizienz: Linke und rechte Herzkammer sind betroffen. Häufig verursacht eine bereits bestehende Linksherzinsuffizienz eine Rechtsherzinsuffizienz.

Einteilung:
- *Linksherzinsuffizienz*
- *Rechtsherzinsuffizienz*
- *Globalherzinsuffizienz.*

Davon unabhängig werden die Symptome entsprechend ihrem Schweregrad nach NYHA-Stadien (New York Heart Association) eingeteilt.

Tab. 1.1 NYHA-Stadien der Herzinsuffizienz.

I	Beschwerdefreiheit
II	Beschwerden bei starker körperlicher Belastung
III	Beschwerden bei leichter körperlicher Belastung
IV	Beschwerden in Ruhe

1.4.1 Symptome und Diagnostik der Herzinsuffizienz

Der Organismus hat verschiedene Mechanismen, um die Pumpschwäche des Herzens auszugleichen:
- Tachykardie
- Herzmuskelhypertrophie: Die einzelnen Herzmuskelfasern werden auf Grund der Belastung länger und dicker, sodass das Herz eine größere Leistung erbringen kann. Dies ist jedoch nur bis zu einem Herzgewicht von maximal 500 g möglich (normal: 300 g), da ansonsten die Sauerstoffversorgung des Herzens nicht mehr gewährleistet ist. Dieser Wert wird daher auch **kritisches Herzgewicht** genannt
- Sinkt das Herzzeitvolumen, wird zur Gefäßverengung Angiotensin und Aldosteron ausgeschüttet. Dies führt zu einer Wasser- und Natriumretention in der Niere. Über beide Mechanismen wird der Blutdruck gesteigert. Bei zu starker Ausschüttung von Angiotensin und Aldosteron wird das Herz durch Erhöhung der venösen Vorlast (Flüssigkeitsretention) und der arteriellen Nachlast (Gefäßverengung) jedoch zusätzlich belastet.

Ausgleich der Insuffizienz:
- Herzmuskelhypertrophie
- Tachykardie
- Renin-Angiotensin-Aldosteron-Mechanismus.

Reichen diese Regulationsmechanismen aus, liegt eine **kompensierte Herzinsuffizienz** vor; reichen sie nicht mehr aus, eine **dekompensierte Herzinsuffizienz,** die sich klinisch bemerkbar macht.

Linksherzinsuffizienz
Da sich das Blut in die Lunge zurückstaut, wird Flüssigkeit aus den Blutgefäßen ins Lungeninterstitium und in die Alveolen abgepresst mit folgenden Symptomen:
- Dyspnoe: Der Patient hat bei Belastung, später auch in Ruhe Atemnot
- Orthopnoe: Dyspnoe, die auftritt, wenn der Patient flach liegt, und sich bessert, wenn er sich aufsetzt. Die Patienten schlafen erhöht mit mehreren Kissen
- Nächtliche Hustenanfälle mit Atemnot *(Asthma cardiale).*

Gefahr eines Lungenödems.

Rechtsherzinsuffizienz

Das Blut staut sich in die unterschiedlichen Bereiche des Körperkreislaufes zurück; dort kommt es zur Venenstauung und zu Ödemen:

- Venenstauung an Hals und Zungengrund; gestaute Magenvenen führen zur Stauungsgastritis mit Appetitlosigkeit; Stauungsleber oft mit schmerzhafter Kapselspannung
- Ödeme am Fußrücken und vor dem Schienbein. Bei zunehmender Insuffizienz treten Ödeme auch im Sitzen und Liegen an der Rückseite des Körpers auf, sog. *Anasarka*. Insgesamt kommt es durch die Ödembildung zur Gewichtszunahme.

Periphere Ödeme.

Gemeinsame Symptome

- Nykturie: Nachts sowie beim Liegen werden Ödeme (z.B. der Beine) aus dem Interstitium ins Gefäßsystem rückresorbiert, und die Patienten müssen nachts Wasser lassen
- Zyanose (☞ 4.1.2)
- Leistungsminderung und Schwäche durch die schlechte Sauerstoffversorgung des Organismus
- Pleuraergüsse (☞ 4.11.1).

- Nykturie
- Zyanose
- Leistungsabfall
- Pleuraerguss.

Diagnostik

Neben den klinischen Symptomen weist evtl. das EKG auf die zugrunde liegende Herzerkrankung hin. Im Röntgen-Thorax zeigen sich eine Lungenstauung und eine Herzvergrößerung. Das Röntgenbild des Thorax wird meist in zwei Ebenen (von hinten und von der Seite) angefertigt. Die erkennbaren Helligkeitsunterschiede ergeben sich aus der unterschiedlichen Abschwächung der Röntgenstrahlen durch die verschiedenen Gewebe. Dichte Gewebe bzw. pathologische Verdichtungen erscheinen im Röntgenbild hell, Gewebe von geringer (bzw. verringerter) Dichte erscheinen dunkel.
Die Echokardiographie gibt Aufschluss über die Pumpfunktion, die Größe und die Wanddicke der Herzkammern. Bei einem Lungenödem können über der Lunge Rasselgeräusche auskultiert werden.

- Symptomatik
- EKG
- Rö-Thorax
- Echokardiographie.

1.4.2 Therapie und Komplikationen der Herzinsuffizienz

Die ursächliche Grunderkrankung muss therapiert werden.

Allgemeinmaßnahmen

Die Patienten müssen eine kochsalzarme, kaliumreiche Diät einhalten, mehrere kleine Mahlzeiten am Tag einnehmen und

- Kochsalzarme Diät
- Gewicht ↓

- Körperliche Schonung.

- Diuretika
- ACE-Hemmer
- β-Blocker
- Herzglykoside.

sich körperlich schonen. Übergewicht muss reduziert werden. Tägliches Wiegen ist erforderlich, um Flüssigkeitseinlagerungen festzustellen.

Medikamentöse Therapie
Eine medikamentöse Therapie erfolgt ab NYHA-Stadium II:
Diuretika (harntreibende Medikamente) wie Thiazide (z. B. Esidrix®), Furosemid (z. B. Lasix®) oder kaliumsparende Diuretika (z. B. Dytide H®) steigern die Kochsalz- und Wasserausscheidung über die Nieren, sodass sich Ödeme und Lungenstauung zurückbilden. *Nebenwirkungen:* Veränderungen des Elektrolyt-Haushaltes, Thromboseneigung.
ACE-Hemmer (z. B. Lopirin®) blockieren das Angiotensin-Converting-Enzym, erweitern so die Blutgefäße und vermindern die Blutmenge, die sich vor dem Herzen staut. *Nebenwirkungen:* Blutdruckabfall bei Therapiebeginn, Reizhusten.
β-Blocker (z. B. Beloc®, Dociton®) blockieren am Herzen die $β_1$-Rezetoren, über die der Symphatikus seine Wirkung entfaltet. Es kommt zu einer Senkung der Herzfrequenz und des Schlagvolumens. Dadurch sinkt der Sauerstoffverbrauch des Herzens.
Herzglykoside (z. B. Digimerck®, Novodigal®) steigern die Pumpkraft und damit das Schlagvolumen des Herzens. Herzglykoside haben eine geringe therapeutische Breite. Zeichen einer Intoxikation sind Farbensehen, Übelkeit und Erbrechen, bradykarde Herzrhythmusstörungen.

Operative Therapie
Im NYHA-Stadium IV wird bei jüngeren Patienten eine Herztransplantation erwogen.

Komplikationen
- Herzrhythmusstörungen, kardiogener Schock
- Thrombose bei Bewegungsmangel und Diuretikatherapie

❸ **Lungenödem** (v. a. bei Linksherzinsuffizienz): Flüssigkeit tritt massiv aus den Lungenkapillaren in das Interstitium und die Alveolen aus. Die Patienten haben schwere Dyspnoe, sind zyanotisch und husten schaumiges Sputum. Über der Lunge werden Rasselgeräusche auskultiert. Erstmaßnahmen:
- Patienten mit erhöhtem Oberkörper und abgesenkten Beinen lagern (Herzbettlage)
- Sauerstoff über Nasensonde geben, Sekret absaugen
- Wenn der systolische Blutdruck über 110 mmHg liegt: 2 Hübe Nitro-Spray nach ärztlicher Anordnung
- Furosemid (Lasix®) i.v.
- Ggf. Patienten intubieren und beatmen.

Pflege

Nehmen Patienten Diuretika ein, ist auf Folgendes zu achten:
- Einnahme sollte morgens erfolgen, um den Schlaf durch die erhöhte Urinausscheidung nicht zu stören
- Patienten auf Zeichen von Kaliummangel beobachten: Muskelkrämpfe, Obstipation, Herzrhythmusstörungen
- Bei zu hoher Dosierung besteht die Gefahr der Exsikkose (RR ↓, Kreislaufbeschwerden) und verstärkte Thromboseneigung
- Täglich Blutdruck, Puls und Gewicht kontrollieren.

? Übungsfragen

1. Wodurch kann eine Herzinsuffizienz hervorgerufen werden?
2. Welche Formen der Herzinsuffizienz werden unterschieden?
3. Was sind die Erstmaßnahmen bei einem Lungenödem?

1.5 Herzrhythmusstörungen

Die Erregung des Herzens geht normalerweise vom Sinusknoten aus und gelangt von dort über Vorhöfe, AV-Knoten, His-Bündel, Kammerschenkel und PURKINJE-Fasern auf das Kammermyokard. Das Herz schlägt unter physiologischen Bedingungen mit einer Ruhefrequenz von etwa 70 (60–80) pro Minute. Herzrhythmusstörungen können auftreten, wenn die Reizbildung oder die Reizleitung gestört ist.

Erregungsbildung oder -leitung ist gestört.

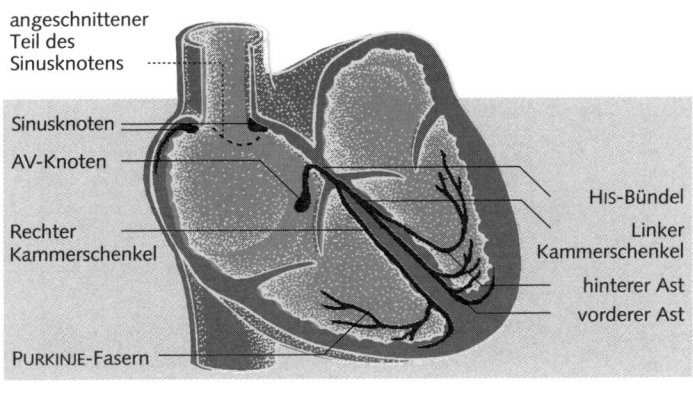

Abb. 1.3 Erregungsleitungssystem des Herzens. [L190]

Ursachen

1. Herzrhythmusstörungen haben verschiedene kardiale oder extrakardiale (außerhalb des Herzens liegende) Ursachen; viele Rhythmusstörungen können auch beim Gesunden auftreten.

Kardial oder extrakardial.

Zu den **kardialen Ursachen** zählen koronare Herzkrankheit, Herzinfarkt, Herzinsuffizienz, Myokarditis, Kardiomyopathien, Herzklappenfehler und Hypertonie. Als **extrakardiale Ursachen** kommen in Frage: Elektrolytstörungen (v.a. Hypokaliämie), Hyperthyreose (☞ 8.2.2), körperliche oder seelische Belastungen, Medikamente (z.B. Antidepressiva, Herzglykoside, Antiarrhythmika) und Fieber.

1.5.1 Einteilung der Herzrhythmusstörungen

Reizbildungsstörungen
- **Bradykardie:** Herzfrequenz ≤ 60/Min.
- **Bradyarrhythmie:** Herzfrequenz ≤ 60/Min. bei gleichzeitig unregelmäßigem Rhythmus
- **Tachykardie:** Herzfrequenz ≥ 100/Min.
- **Tachyarrhythmie:** Herzfrequenz ≥ 100/Min. bei gleichzeitig unregelmäßigem Rhythmus

Unterscheidung zwischen Reizbildungs- und Reizleitungsstörungen.

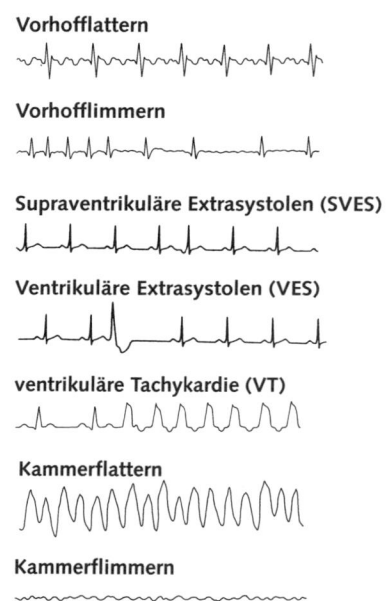

Abb. 1.4 EKG-Befunde von Reizbildungsstörungen. [V229]

- **Extrasystolen** (ES): Herzschläge, die außerhalb des normalen Herzrhythmus auftreten
  - Supraventrikuläre Extrasystolen (SVES) entstehen oberhalb des His-Bündels, also entweder im Sinusknoten, Vorhofmyokard oder AV-Knoten

- Ventrikuläre Extrasystolen (VES) werden im His-Bündel oder Kammermyokard gebildet
- **Vorhofflimmern:** 350–600 Vorhoferregungen/Min.: Die Überleitung und damit die Schlagfolge der Herzkammern ist unregelmäßig, sog. *absolute Arrhythmie*
- **Vorhofflattern:** 250–350 Vorhoferregungen/Min., von denen nur ein Teil auf die Kammern übergeleitet wird. Die Überleitung auf die Kammern kann regelmäßig oder unregelmäßig sein; da hierbei die Möglichkeit einer plötzlichen Erhöhung der Kammerfrequenz durch schnelle Überleitung besteht, ist Vorhofflattern gefährlicher als Vorhofflimmern
- **Ventrikuläre Tachykardie** (VT) (≥ 100 Kammererregungen/Min.), **Kammerflattern** (250–350 Kammererregungen/Min.), **Kammerflimmern** (≥ 350 Kammererregungen/Min.): Zwischen den drei Formen bestehen fließende Übergänge. Beim Kammerflimmern laufen die Erregungen der Muskelfasergruppen nicht mehr synchron ab.

Reizleitungsstörungen

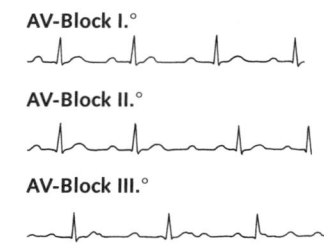

Abb. 1.5 EKG-Befunde von Reizleitungsstörungen. [V229]

- **Atrioventrikular- (AV-)Block**
  - AV-Block I. Grades: Erregungsleitung vom Sinus- auf den AV-Knoten ist verzögert
  - AV-Block II. Grades: Erregungsleitung vom Sinus- auf den AV-Knoten ist verzögert, intermittierend fallen einzelne Weiterleitungen ganz aus
  - AV-Block III. Grades: Erregungsleitung zwischen Sinus- und AV-Knoten ist komplett unterbrochen, Vorhöfe und Kammern schlagen unabhängig voneinander (*AV-Dissoziation*), Kammerfrequenz ≤ 40/Min.
- **Schenkelblock:** Die Erregungsleitung wird unterhalb des His-Bündels blockiert. Je nachdem, wie viele Kammerschenkel betroffen sind, spricht man von unifaszikulärer (ein Schenkel), bifaszikulärer (zwei Schenkel) und trifaszikulärer (drei Schenkel) Blockierung.

1.5.2 Symptome und Diagnostik von Herzrhythmusstörungen

- Tachykardie
  → Herzklopfen, Herzrasen
- Extrasystolen
  → Herzstolpern
- Symptome des O_2-Defizits.

Symptome

Leichte Herzrhythmusstörungen werden von den meisten Patienten nicht bemerkt. Manchmal verspüren sie Herzklopfen oder Herzrasen bei einer Tachykardie oder Tachyarrhythmie; Herzstolpern bei Extrasystolen. Treten schwerere Herzrhythmusstörungen auf, wird nicht mehr genügend Blut in den Kreislauf gepumpt, und die Organe sind mit Sauerstoff unterversorgt. Dies liegt entweder daran, dass das Herz zu langsam schlägt, z. B. bei AV-Blöcken, oder so schnell, dass zwischen den einzelnen Herzkontraktionen nicht genügend Zeit für eine ausreichende Herzfüllung verbleibt, z. B. bei ventrikulären Tachykardien. Es kommt dann zu:
- Schwindel, Benommenheit
- Seh-, Sprachstörungen
- ADAM-STOKES-Anfall: zerebrale Durchblutungsminderung mit Synkope bei AV-Block III. Grades
- Gefahr eines Hirninfarkts
- Angina pectoris, u. U. Herzinfarkt.

Merke

> Bei Kammerflattern und Kammerflimmern ist die Auswurfleistung des Herzens so gering, dass ein funktioneller Herzstillstand mit Kreislaufstillstand besteht (☞ 1.10)!

Diagnostik

- Pulsdefizit
- Langzeit- und Belastungs-EKG.

❷ Bei der klinischen Untersuchung fällt ein **Pulsdefizit** auf, d. h. die Herzfrequenz (mit dem Stethoskop hörbar) liegt höher als der peripher tastbare Puls.

Langzeit-EKG: Im Ruhe-EKG zeigen sich Herzrhythmusstörungen nicht in jedem Fall, da nur ein kurzer Zeitraum erfasst wird. Daher wird zur sicheren Abklärung immer auch ein Langzeit-EKG über einen Zeitraum von 24 Stunden geschrieben, in dem sich der Patient wie gewohnt verhalten soll. Bei Beschwerden betätigt er eine »Ereignistaste«, damit bei der Auswertung ersichtlich wird, unter welchen Bedingungen sie auftreten.

Belastungs-EKG (☞ 1.2.1) zeigt Rhythmusstörungen, die nur unter Belastung auftreten.

Das **intrakardiale** (im Herzen abgeleitete) **EKG** erfasst den Ort, an dem im Herzen die Rhythmusstörungen entstehen. Dazu wird durch die V. femoralis ein Katheter bis in das rechte Herz vorgeschoben und an verschiedenen Stellen ein EKG abgeleitet.

1.5 Herzrhythmusstörungen

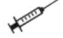
Therapie
Zunächst müssen die bekannten Ursachen behandelt werden. Bleiben trotzdem Herzrhythmusstörungen mit Beschwerden bestehen, werden sog. Antiarrhythmika therapeutisch eingesetzt. Herzgesunde mit Herzrhythmusstörungen werden über die Harmlosigkeit ihrer Beschwerden aufgeklärt; eine Therapie ist hier nicht erforderlich.

Behandlung der Grunderkrankung.

Medikamentöse Therapie
Antiarrhythmika verlangsamen die Herzfrequenz und/oder führen zu einer gleichmäßigen Schlagfolge des Herzens. Sie werden in vier verschiedene Klassen eingeteilt: Natriumkanalblocker (z. B. Chinidin, Lidocain, Propafenon), β-Blocker (z. B. Oxprenolol), Kaliumkanalblocker (z. B. Amiodaron, Sotalol), Kalziumantagonisten (Verapamil, Diltiazem). Da Antiarrhythmika, insbesondere die Natriumkanalblocker, selbst Herzrhythmusstörungen hervorrufen können, muss ihr Nutzen sehr genau gegen die Nebenwirkungen abgewogen werden.

- Natriumkanalblocker
- β-Blocker
- Kaliumkanalblocker
- Kalziumantagonisten.

Schrittmacher
❸ **Herzschrittmacher** *(engl. pacemaker = PM)*, stimulieren über elektrische Impulse die Herzmuskulatur und führen so zu einer regelmäßigen Schlagfolge des Herzens. Indikationen sind AV-Blöcke oder andere bradykarde Herzrhythmusstörungen (Frequenz ≤ 40/Min.). Der Schrittmacher wird mit Batterie operativ subkutan über dem M. pectoralis major eingebracht. Über die V. subclavia werden Elektroden zur Impulswahrnehmung und Impulsgebung in das rechte Herz vorgeschoben und dort verankert; je nach Schrittmachertyp mit nur einer Elektrode in Vorhof oder Kammer oder mit je einer Elektrode in beiden Herzhöhlen. Zu unterscheiden sind der **Demand-Schrittmacher** *(Bedarf-Schrittmacher)*, der die Eigenaktion des Herzens registriert und nur nach ausbleibender Eigenaktion einen Impuls setzt, vom **Zweikammerschrittmacher,** der die Vorhofaktion registriert und die Ventrikel getriggert *(synchronisiert)* im Vorhoftakt stimuliert.

Reguliert die Herzfrequenz durch Setzen elektrischer Impulse.

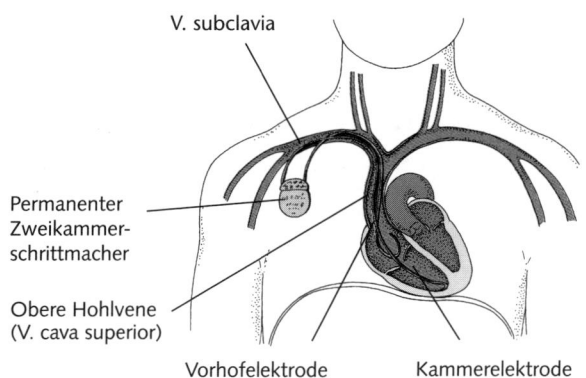

Abb. 1.6 Schrittmacherlage im Körper. [A400]

Kardioversion: Blockade der Reizbildungszentren durch Stromstoß bei Vorhofflattern/-flimmern → Sinusknoten übernimmt wieder Schrittmacherfunktion.

Defibrillation bei Kammerflattern und -flimmern → Notfall!

- Plötzlicher Herztod
- Arterielle Embolien.

Kardioversion und Defibrillation
Bei Vorhofflattern und -flimmern sowie bei Kammertachykardien wird die **Kardioversion** eingesetzt. Elektrische Energie (zwischen 50–100 Joule beginnen, steigern bis max. 360 Joule), die über die Haut zum Herzen geleitet wird, blockiert kurzzeitig alle Reizbildungszentren im Herzen. Hierbei wird der Stromstoß nach dem noch vorhandenen Herzschlag ausgerichtet, d.h. *synchronisiert*. Ist die Therapie erfolgreich, übernimmt der Sinusknoten wieder die Schrittmacherfunktion des Herzens.

Die prinzipiell gleichartige **Defibrillation** kommt **notfallmäßig** bei Kammerflattern und -flimmern zum Einsatz. Sie unterscheidet sich von der Kardioversion dadurch, dass gleich mit einer höheren Energie von 200 Joule begonnen wird und die (bei der Kardioversion erforderliche) Synchronisation mit dem Herzschlag des Patienten entfällt.

Seit einigen Jahren gibt es implantierbare **Kardioverter-Defibrillator-Systeme**, die Kammertachykardien und Kammerflimmern selbstständig erkennen und behandeln können.

Merke
Während einer Kardioversion oder Defibrillation dürfen weder der Patient noch das Bett berührt werden!

Komplikationen
Herzrhythmusstörungen wie Kammerflimmern können zum plötzlichen Herztod führen. Besonders bei Vorhofflimmern mit funktionellem Vorhofstillstand bilden sich oft Thromben in den Vorhöfen, die dann arterielle Embolien, meist im großen Kreislauf, hervorrufen.

Pflege
Bei Herzrhythmusstörungen wird der Puls mindestens eine Minute lang gezählt. Bei kurzzeitigem Zählen über 15 Sekunden werden Rhythmusstörungen häufig nicht bemerkt.

? Übungsfragen

1. Welche Krankheiten können zu Herzrhythmusstörungen führen?
2. Wie werden Herzrhythmusstörungen diagnostiziert?
3. Wie arbeitet ein Herzschrittmacher?

1.6 Entzündliche Herzerkrankungen

Das Herz ist aus drei verschiedenen Wandschichten aufgebaut, die sich unabhängig voneinander entzünden können. Je nachdem, welche Schicht betroffen ist, spricht man von einer:
- Endokarditis: Entzündung des Endokards (Herzinnenhaut)
- Myokarditis: Entzündung des Myokards (Herzmuskelschicht)
- Perikarditis: Entzündung des Perikards (Herzaußenhaut).

> Entzündung einer der 3 Herzwandschichten.

1.6.1 Endokarditis

Da auch die Herzklappen aus Endokard bestehen, sind diese bei einer Endokarditis besonders häufig von Entzündungen betroffen.

> Herzinnenhaut entzündet.

Ursachen

❶ Bei einer **bakteriellen Endokarditis** siedeln sich Bakterien meist direkt auf einer Herzklappe an. Dabei handelt es sich in etwa 60% der Fälle um hämolysierende Streptokokken (☞ 11.3.1), in etwa 20% um Staphylokokken und in etwa 10% um gramnegative Bakterien und Pilze. Andere Erreger sind selten, jedoch gibt es kaum einen, der nicht bereits als Ursache einer infektiösen Endokarditis nachgewiesen wurde. Ein erhöhtes Risiko, an einer Endokarditis zu erkranken, haben Patienten mit künstlichen Herzklappen und mit Klappenfehlern.

> Bakterielle Endokarditis: Streptokokken, Staphylokokken, gramnegative Bakterien, Pilze.

Rheumatisches Fieber

Eine Endokarditis kann auch durch ein rheumatisches Fieber verursacht werden. Dabei werden während eines Streptokokkeninfektes (mit β-hämolysierenden Streptokokken A) Antikörper gebildet, die sich nicht nur gegen die Bakterien, sondern gleichzeitig gegen körpereigene Gewebe wie Bestandteile des Endokards richten. In einem Intervall von 10–20 Tagen nach dem Streptokokkeninfekt tritt meist bei Kindern und Jugendlichen das rheumatische Fieber als sog. *Zweiterkrankung* auf. Es betrifft am Herzen insbesondere die Mitralklappe (80%) oder die Aortenklappe (20%), kann aber auch als Myokarditis oder Perikarditis vorkommen. Die Häufigkeit des rheumatischen Fiebers ist vor allem durch die frühzeitige Antibiotikatherapie von Streptokokkeninfekten stark zurückgegangen.

> Rheumatisches Fieber: Zweiterkrankung nach einem Streptokokkeninfekt.

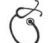

Symptome

Bakterielle Endokarditis
- Fieber mit Schüttelfrost und Tachykardie
- Appetitlosigkeit, Gewichtsverlust, Schwäche
- Herzinsuffizienz

- Nierenbeteiligung mit Hämaturie und Proteinurie
- Splenomegalie (Vergrößerung der Milz)
- Petechien (kleinste Blutungen in die Haut), OSLER-Knötchen (linsengroße, schmerzhafte, rötliche Knötchen an Fingern und Zehen).

Rheumatisches Fieber
- Fieber, Kopfschmerzen
- Ggf. Zeichen einer Myokarditis (z. B. Herzrhythmusstörungen) oder einer Perikarditis (z. B. retrosternale Schmerzen). Die Endokarditis selbst macht sich im akuten Stadium in der Regel klinisch nicht bemerkbar!
- Arthritis, die meist wechselnd mehrere große Gelenke betrifft
- Hauterscheinungen, z. B. Erythema anulare rheumaticum (rosa-rote Flecken am Stamm), subkutane Knötchen, Erythema nodosum (☞ 10.1.3)
- Chorea minor: unkontrollierte Bewegungen vor allem der Hände (selten).

Merke

»Das rheumatische Fieber beleckt die Gelenke und beißt ins Herz.«

Diagnostik
- Blut: BSG ↑, C-reaktives Protein (CRP) ↑, Anämie, Leukozytose
- Herzauskultation: neu aufgetretenes Herzgeräusch
- EKG: Herzrhythmusstörungen
- Echokardiographie: Veränderungen an den Herzklappen
- Bei bakterieller Endokarditis: **Blutkulturen** zum Nachweis des Erregers und seiner Empfindlichkeit auf Antibiotika. Dafür wird während des Temperaturanstieges Venenblut abgenommen und in zwei Blutkulturflaschen mit Nährlösung gespritzt. Diese werden unter aeroben (Anwesenheit von Sauerstoff) und anaeroben (Abwesenheit von Sauerstoff) Bedingungen bei 37 °C bebrütet. Blutkulturen müssen vor Gabe von Antibiotika mehrmals täglich abgenommen werden
- Bei rheumatischer Endokarditis: Nachweis von Antikörpern gegen Streptokokken (Anti-Streptolysin 0, ASL oder Anti-DNAse B).

- Klinik
- Entzündungsparameter ↑
- EKG, Echokardiographie
- Evtl. Blutkulturen.

Therapie

Bakterielle Endokarditis
- Antibiotikatherapie nach Abnahme mehrerer Blutkulturen, anfangs ungezielt, nach Eintreffen des Kulturergebnisses erregerspezifisch über mindestens 4–6 Wochen
- Notwendigkeit eines operativen Klappenersatzes z. B. bei nicht beherrschbaren Infektionen bzw. zunehmender Klappeninsuffizienz.

- Antibiotika
- Ggf. Herzklappenersatz.

Rheumatische Endokarditis
- Antibiotikatherapie mit Penizillin G
- Antientzündliche Therapie mit Acetylsalicylsäure (Aspirin®)
- Dauertherapie mit Penizillin zur Prophylaxe eines Rezidivs (bei Kindern bis zum Erwachsenenalter, bei Erwachsenen über mindestens fünf Jahre), da jeder neue Schub das Risiko eines späteren Herzklappenfehlers erhöht
- Prophylaktisch müssen bei invasiven Eingriffen an den Zähnen, im Nasen-Rachen-Raum, im Verdauungstrakt (Endoskopie), an den Harnwegen und an der Haut Antibiotika gegeben werden, sodass kurzzeitig ins Blut gespülte Bakterien sich nicht am Herzen festsetzen können
- Prophylaktische Tonsillektomie (Mandelentfernung).

- Ggf. Dauertherapie mit Penizillin
- Herdsanierung
- Prophylaktische Tonsillektomie.

Komplikationen
Die bakterielle Endokarditis kann zu arteriellen Embolien, z. B. im Gehirn, führen. Häufigste Todesursache ist die kardiale Dekompensation infolge einer zerstörten Herzklappe und eines geschädigten Myokards. Wichtigste Frühkomplikation der rheumatischen Endokarditis sind schwere Herzrhythmusstörungen mit der Gefahr des plötzlichen Herztodes. Bei beiden Formen entwickeln sich oft Klappenfehler, die sich z. T. erst Jahre nach der Endokarditis bemerkbar machen.

- Arterielle Embolien
- Kardiale Dekompensation
- Herzrhythmusstörungen
- Klappenfehler.

Pflege
Auf Symptome der Herzinsuffizienz wie Atemnot, Halsvenenstauung, periphere Ödeme ist zu achten. Puls und Blutdruck werden mehrmals täglich kontrolliert. Der Patient muss anfangs strenge Bettruhe einhalten, weil jede Anstrengung das geschwächte Herz zusätzlich belastet.

1.6.2 Myokarditis

Ursachen
Eine Myokarditis kann als Begleitmyokarditis bei Herzinfarkt und nach Herzoperationen auftreten. Meistens wird sie jedoch durch infektiöse Erkrankungen hervorgerufen:

Herzmuskelschicht entzündet; meist durch infektiöse Erkrankungen.

- Viren (50%) z. B. Coxsackie B, Influenzaviren, HIV
- Bakterien wie Staphylokokken, Streptokokken, Borrelia burgdorferi (☞ 11.3.7), Corynebacterium diphtheriae (☞ 11.3.5)
- Pilze, Protozoen, Parasiten
- Ggf. im Rahmen einer rheumatoiden Arthritis (☞ 10.3.1), Kollagenosen (☞ 10.4) oder Vaskulitiden (☞ 2.3).

Symptome

Eine Myokarditis verläuft für den Patienten häufig ohne Beschwerden; selten kommt es zu schweren Verläufen mit tödlichem Ausgang. Als Symptome können auftreten:
- Müdigkeit, Abgeschlagenheit, Fieber
- Herzrhythmusstörungen, Zeichen der Herzinsuffizienz z. B. Dyspnoe
- Muskel- und Gelenkschmerzen.

Häufig symptomlos oder unspezifische Symptome.

Diagnostik

Die Diagnose wird anhand der klinischen Zeichen gestellt. Im Blut sind die Entzündungszeichen (BSG und CRP) erhöht; evtl. auch die CK. Bei Virusmyokarditiden finden sich Autoantikörper im Blut. Meist zeigt das EKG Veränderungen. Bei unklarer Diagnose kommt eine Myokardbiopsie in Betracht.

- Klinik
- Entzündungsparameter ↑
- EKG
- Myokardbiopsie.

Therapie

Die Grundkrankheit (z. B. Diphtherie, Borreliose, rheumatoide Arthritis) wird spezifisch behandelt. Die Patienten müssen sich körperlich schonen.

- Grundkrankheit behandeln
- Schonung.

Komplikationen
- Übergreifen der Entzündung auf das Perikard
- Schwere Herzrhythmusstörungen
- Übergang in eine dilatative Herzmuskelerkrankung (☞ 1.7) mit Herzinsuffizienz.

1.6.3 Perikarditis

Ursachen

Eine Perikarditis kann durch Viren (Coxsackie B, Influenzaviren) oder seltener durch Bakterien (Mykobakterien) hervorgerufen werden. Andere Ursachen sind: Rheumatisches Fieber, systemischer Lupus erythematodes (☞ 10.4.1), Urämie (☞ 7.2.3), Zustand nach einer herzchirurgischen Operation oder nach einem Herzinfarkt.

- Herzbeutel entzündet durch Viren, Bakterien
- Verschiedene Grunderkrankungen.

Einteilung

Sammelt sich während der Perikarditis Flüssigkeit im Herzbeutel an, sog. *Perikarderguss*, liegt eine **feuchte Perikarditis** vor; ansonsten handelt es sich um eine **trockene Perikarditis**.

Feuchte und trockene Perikarditis.

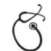

Symptome

Der Patient klagt über stechende Schmerzen und Beklemmungsgefühl hinter dem Sternum, die sich beim Einatmen, Husten und im Liegen verstärken. Entwickelt sich ein Perikarderguss, klingen die Schmerzen ab.

Schmerzen hinter dem Sternum beim Einatmen, Husten und im Liegen.

Diagnostik

- Herzauskultation: schabendes Herzgeräusch (Perikardreiben), das unabhängig von der Atmung auftritt; bei einer feuchten Perikarditis werden die Herztöne und das Herzgeräusch leiser
- EKG zeigt oft in allen Ableitungen Veränderungen
- Röntgen-Thorax: Veränderung der Herzform bei einem Perikarderguss
- Echokardiographie zur Suche nach einem Perikarderguss
- Evtl. Punktion der Ergussflüssigkeit und Untersuchung auf Krankheitserreger.

Therapie

Die auslösende Grundkrankheit muss therapiert werden (z. B. Dialysebehandlung bei Urämie). Zusätzlich soll der Patient Bettruhe einhalten und sich schonen. Gegen die Schmerzen können Analgetika und bei einem Perikarderguss nichtsteroidale Antiphlogistika gegeben werden. Kollagenosen (10.4) werden mit Kortikosteroiden behandelt.

- Therapie der Grunderkrankung
- Bettruhe
- Analgetika, nichtsteroidale Antiphlogistika.

Komplikationen

Herzbeuteltamponade

❸ Große Flüssigkeitsmengen sammeln sich im Herzbeutel, sodass die Herzhöhlen eingeengt werden und sich nicht mehr ausreichend mit Blut füllen können. Dadurch kommt es zur Herzinsuffizienz: Das Blut staut sich vor dem Herzen, es wird nicht ausreichend in den Kreislauf gepumpt, sodass die Organe minderversorgt sind. Blutdruckabfall und Tachykardie sind Zeichen eines beginnenden kardiogenen Schocks. Lebensrettend ist dann oft die Perikardpunktion, bei der der Herzbeutel punktiert und so Flüssigkeit abgelassen wird.

- Herzbeuteltamponade durch Perikarderguss → Herzinsuffizienz
- Konstriktive Perikarditis als Spätkomplikation.

Konstriktive Perikarditis

Spätkomplikation, bei der sich die Herzbeutelwände narbig verändern und so das Herz einengen (»Panzerherz«). Häufig ist eine herzchirurgische Operation notwendig, bei der der Herzbeutel teilweise oder ganz entfernt wird.

Pflege

Ein Perikarderguss kann an Größe zunehmen und dann zu einer Herzbeuteltamponade führen. Daher werden bei Patienten mit Perikarderguss Blutdruck und Puls regelmäßig kontrolliert. Blutdruckabfall, Tachykardie oder Zeichen der Rechtsherzinsuffizienz weisen auf einen beginnenden kardiogenen Schock hin → Notfall, sofort Arzt informieren!

? Übungsfragen

❶ Wodurch kann eine Endokarditis verursacht sein?

❷ Wie verläuft bei den meisten Patienten eine Myokarditis?

❸ Was ist eine Herzbeuteltamponade?

1.7 Kardiomyopathien

❶ Kardiomyopathien sind Erkrankungen des Herzmuskels, die nicht durch eine KHK, einen Herzklappenfehler, eine Hypertonie oder eine Perikarderkrankung verursacht werden.

Ursachen

Unterscheidung primärer von sekundärer Kardiomyopathie.

Bei einer primären Kardiomyopathie ist nicht bekannt, wodurch sie hervorgerufen wird. Eine sekundäre Kardiomyopathie kann verschiedene Ursachen haben:

- Alkohol (häufig!), Medikamente (Antidepressiva, Katecholamine, Zytostatika wie Daunorubicin), Chloroform, Phosphor, Kohlenmonoxid
- Myokarditis
- Entzündlich-rheumatische Erkrankungen und Kollagenosen (☞ 10.4)
- Hormon- und Stoffwechselstörungen: Hypo- oder Hyperthyreose (☞ 8.2), Akromegalie (☞ 8.1.1), Phäochromozytom (☞ 8.4.4), Diabetes mellitus (☞ 8.5), Speicherkrankheiten wie Amyloidose (☞ 3.5)
- Systemerkrankungen, z. B. Sarkoidose (☞ 4.4)
- Neuromuskuläre Erkrankungen, z. B. Muskeldystrophien.

Einteilung

Einteilung der primären Kardiomyopathien:
- *Hypertrophische Kardiomyopathie*

Die primären Kardiomyopathien werden pathologisch-anatomisch unterteilt:

Hypertrophe Kardiomyopathie (HCM): Der Herzmuskel hypertrophiert und verliert an Dehnbarkeit; dadurch verengt sich insbesondere die linke Herzhöhle, bei einem Teil der Patienten auch die Ausflussbahn des linken Ventrikels (hypertroph obstruktive Kardiomyopathie, HOCM).

Dilatative oder kongestive Kardiomyopathie (DCM/CCM): Die Herzventrikel dilatieren (weiten sich), und die Kontraktionskraft des Herzens nimmt ab. Betroffen sind alle Herzkammern, besonders der linke Ventrikel. Es entsteht eine Pumpstörung, sodass sich am Ende der Diastole zu viel Blut im Herzen befindet.

Restriktive oder obliterative Kardiomyopathie (RCM/OCM): Endokard und angrenzendes Myokard fibrosieren, wodurch die Beweglichkeit des Herzmuskels eingeschränkt und insbesondere die diastolische Füllung behindert wird. Oft lagern sich Thromben an der Herzwand an und obliterieren (verstopfen) einen Teil der Herzhöhle.

- Dilatative oder kongestive Kardiomyopathie
- Restriktive oder obliterative Kardiomyopathie.

Symptome
Je nach Art der Kardiomyopathie treten unterschiedliche Symptome auf, häufig sind Linksherzinsuffizienz, Angina pectoris und Herzrhythmusstörungen. Im Herzen können sich Thromben bilden, die in den Körper- oder Lungenkreislauf gelangen und dort zu Embolien führen.

- Linksherzinsuffizienz
- Angina pectoris
- Herzrhythmusstörungen
- Thromben → Embolien.

Diagnostik
Die Ursache einer sekundären Kardiomyopathie muss nach Möglichkeit herausgefunden und das Ausmaß der Kardiomyopathie beurteilt werden:
- Serologische Untersuchungen, z. B. um Antikörper gegen Viren oder gegen die Herzmuskulatur selbst nachzuweisen
- Röntgen-Thorax, um Herzgröße, veränderte Lungengefäße und eine Lungenstauung bei Linksherzinsuffizienz festzustellen
- Langzeit-EKG, um Herzrhythmusstörungen zu erkennen
- Echokardiographie, um Größe und Beweglichkeit des Herzens zu beurteilen und Myokardveränderungen oder Thromben im Herzen festzustellen
- Linksherzkatheteruntersuchung, um die Pumpleistung des Herzens und die Koronarien zu beurteilen
- Evtl. Myokardbiopsie, um die Ursache einer Kardiomyopathie zu ermitteln.

Therapie
Bei sekundären Kardiomyopathien muss die Grundkrankheit therapiert werden. Die Folgen der Kardiomyopathie (Herzinsuffizienz, Angina pectoris, Herzrhythmusstörungen) können durch Medikamente behandelt werden, aber das Fortschreiten der Erkrankung ist oftmals nicht zu verhindern. Die Patienten erhalten Antikoagulantien (z. B. Marcumar®), um die Emboliegefahr zu verringern. In wenigen Fällen kann durch herzchirurgische Eingriffe oder durch eine Herztransplantation der Zustand des Patienten verbessert werden.

- Therapie von Grundkrankheit und Folgen
- Antikoagulation
- Evtl. Herzchirurgie.

1 Herz

Komplikationen
- Schwere Herzrhythmusstörungen, die zum plötzlichen Herztod führen können
- Embolien
- Dekompensierte Herzinsuffizienz.

1.8 Herzklappenfehler

- Gestörte Ventilfunktion einer Herzklappe
- 2 Formen: Stenose und Insuffizienz.

❷ Ein Herzklappenfehler *(Vitium)* ist eine krankhafte Veränderung einer Herzklappe mit Störung ihrer Ventilfunktion. Meist ist das linke Herz betroffen und dort die Mitralklappe häufiger als die Aortenklappe. Es werden zwei Formen von Herzklappenfehlern unterschieden:

Stenose: Die Klappe öffnet sich ungenügend. Das Herz muss einen größeren Druck aufbringen, um das Blut durch die verkleinerte Klappenöffnung zu pumpen.

Insuffizienz: Die Klappe schließt unvollständig; bei jedem Herzschlag strömt Blut entgegen der normalen Flussrichtung in die vorgeschaltete Herzkammer oder den Vorhof zurück. Das Herz muss bei jeder Pumpaktion eine entsprechend größere Menge Blut befördern und hat so eine größere Volumenarbeit zu bewältigen. Bei der **relativen Insuffizienz** kommt es durch Herzkrankheiten (z. B. Herzinsuffizienz) zu einer Vergrößerung der Herzhöhlen. Dadurch dehnen sich auch die Klappenansatzringe aus, sodass eine an sich normale Herzklappe die vergrößerte Öffnungsfläche nicht mehr vollständig verschließen kann.

Abb. 1.7
Das Herz mit seinen Kammern und Klappen. Die Pfeile geben die Blutflussrichtung an. [L190]

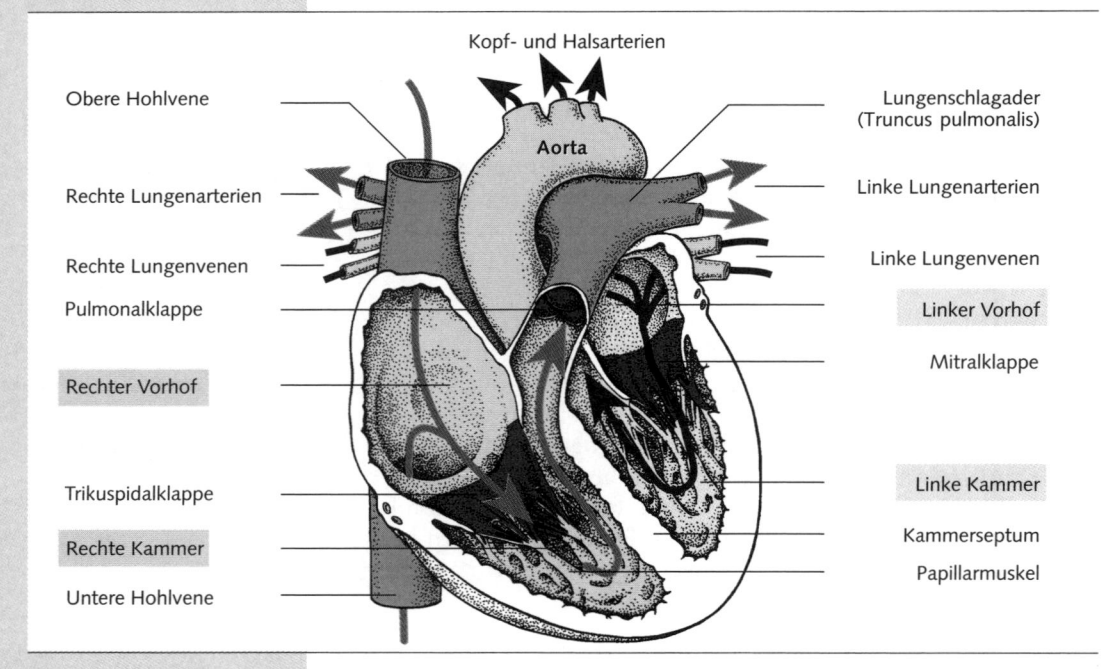

Ursachen

❸ Herzklappenfehler können angeboren oder erworben sein. Die häufigste Ursache erworbener Herzklappenfehler bei älteren Patienten ist eine Endokarditis durch ein rheumatisches Fieber (☞ 1.6.1). Die ersten Symptome des Herzklappenfehlers treten meist erst Jahre nach der Endokarditis auf. Der Patient erinnert sich häufig nur bei genauem Nachfragen an eine Krankheit mit Fieber und Gelenkbeschwerden.

- Angeboren
- Erworben, am häufigsten durch rheumatisches Fieber.

1.8.1 Symptome und Diagnostik von Herzklappenfehlern

Symptome

Die Symptome der verschiedenen Herzklappenfehler leiten sich aus ihrer anatomischen Lage und Funktion ab (☞ Abb. 1.7).

Abhängig von anatomischer Lage und physiologischer Bedeutung der Klappe.

Mitralklappenstenose

Öffnet sich die Mitralklappe nicht genügend (z. B. wegen Verwachsungen), so muss der linke Vorhof gegen einen größeren Widerstand pumpen, und der Druck im linken Vorhof steigt an. Blut staut sich auf Grund der Stenose in die Lunge zurück, und es gelangt weniger Blut in die linke Herzkammer und damit in den Körperkreislauf (Herzzeitvolumen ↓).

Druckbelastung des linken Vorhofs → Blutrückstau in die Lunge.

Die Folgen sind:
- Vorhofflimmern
- Thromben im linken Vorhof, die zu arteriellen Embolien führen
- Lungenstauung mit Dyspnoe; nach längerem Verlauf pulmonale Hypertonie mit Rechtsherzbelastung
- Zyanose durch vermindertes Herzzeitvolumen mit Leistungsminderung.

Mitralklappeninsuffizienz

Schließt die Mitralklappe nicht komplett, so fließt während der Systole Blut zurück in den linken Vorhof. Der linke Vorhof vergrößert sich auf Grund der permanenten größeren Blutmenge. Symptome entwickeln sich erst spät, wenn zusätzlich der linke Ventrikel überlastet ist. Sie ähneln denen der Mitralstenose.

Rückfluss von Blut in den linken Vorhof während der Systole → Dilatation des Vorhofes.

Aortenklappenstenose

Bei der Aortenklappenstenose besteht eine erhöhte Druckbelastung des linken Ventrikel, die zur Hypertrophie führt. Bei Dekompensation vergrößert sich der linke Ventrikel, und der Körper wird nicht mehr ausreichend mit Sauerstoff versorgt.

Druckbelastung des linken Ventrikels → Hypertrophie, evtl. Dekompensation.

Typische Symptome sind:
- Blässe, rasche Ermüdbarkeit
- Hypotonie, Schwindel, Synkopen (kurze Ohnmachten)
- Angina pectoris
- Rhythmusstörungen
- Dyspnoe bei Belastungen.

Aortenklappeninsuffizienz

Blutrückfluss aus der Aorta in den linken Ventrikel während der Diastole → Hypertrophie.

Während der Diastole fließt Blut aus der Aorta durch die unvollständig schließende Aortenklappe zurück in den linken Ventrikel. Da der linke Ventrikel ein größeres Volumen zu bewältigen hat, vergrößert sich dieser, was zu folgenden Symptomen führt:
- Große Blutdruckamplitude (hoher systolischer, niedriger diastolischer Druck) mit sichtbaren Pulsationen an den Karotiden und den Fingernägeln; evtl. pulssynchrones Kopfnicken
- Im weiter fortgeschrittenen Stadium Angina pectoris und Linksherzinsuffizienz.

Merke

Patienten mit Aortenklappenfehlern sind meist über einen langen Zeitraum beschwerdefrei. Klinische Zeichen sind daher als Alarmsymptome zu werten!

Diagnostik

- Auskultation
- EKG
- Rö-Thorax
- Echokardiographie
- Herzkatheteruntersuchung.

- Herzauskultation: Abhängig vom Herzklappenfehler entsteht während der Diastole oder der Systole ein Herzgeräusch. Eine Stenose erzeugt ein Geräusch, wenn das Blut durch die verengte Klappe gepumpt wird. Bei einer Insuffizienz tritt ein Geräusch auf, wenn das Blut durch die defekte Klappe zurückfließt
- EKG: Nachweis von Herzrhythmusstörungen, Zeichen einer Belastung und Vergrößerung bestimmter Herzteile
- Röntgen-Thorax: Veränderungen der Herzform und/oder der großen Gefäße geben Hinweise auf die Art des Klappenfehlers und auf eine Herzinsuffizienz
- Echokardiographie: Nachweis des Klappenfehlers und Beurteilung der Strömungsverhältnisse des Blutes
- Herzkatheteruntersuchung: Bestimmung des Schweregrades eines Herzklappenfehlers, wenn eine herzchirurgische Operation geplant ist.

1.8.2 Therapie von Herzklappenfehlern

- Herzinsuffizienz behandeln

Besteht eine Herzinsuffizienz, wird diese gezielt behandelt. Da bei Patienten mit geschädigter Herzklappe ein erhöhtes Endokarditis-Risiko besteht, erhalten sie bei vorhersehbaren Bakte-

riämien (z. B. Zahnextraktionen) eine antibiotische Endokarditisprophylaxe. Bei bekanntem Vorhofflimmern werden Cumarine (Marcumar®) zur Emboliprophylaxe verordnet.
❹ Mitral- und Aortenklappe können operativ durch künstliche Klappen ersetzt werden. Im Anschluss daran müssen die Patienten auf Grund des erhöhten Risikos von Thromben und Embolien lebenslang Antikoagulantien einnehmen.

- Endokarditisprophylaxe
- Evtl. Antikoagulation
- Evtl. operativer Klappenersatz.

1.9 Angeborene Herzfehler

Etwa 1% aller lebendgeborenen Kinder hat einen angeborenen Herzfehler.

Ursachen
Herzfehler treten bei verschiedenen Erbkrankheiten und Chromosomenabweichungen gehäuft auf, z. B. bei DOWN-Syndrom, TURNER-Syndrom. Weiterhin spielen Schädigungen eine Rolle, die auf den Embryo in der 4.–6. Schwangerschaftswoche einwirken. Hierzu gehören Virusinfekte wie Röteln, teratogene (fruchtschädigende) Substanzen wie Zytostatika, Alkohol, ionisierende Strahlen und Sauerstoffmangel.

- Erbkrankheiten
- Schädigende Einflüsse in der 4.–6. Schwangerschaftswoche.

1.9.1 Einteilung angeborener Herzfehler

❺ Abhängig vom Sauerstoffgehalt des arteriellen Blutes werden die häufigeren nicht-zyanotischen angeborenen Herzfehler von den zyanotischen angeborenen Herzfehlern unterschieden.

Nicht-zyanotische angeborene Herzfehler

Ventrikelseptumdefekt (VSD)
Bei diesem häufigsten angeborenen Herzfehler besteht ein Loch in der Wand zwischen linkem und rechtem Ventrikel, sodass Blut aus dem linken, kräftigeren in den rechten, schwächeren Ventrikel strömt. Ein kleiner Defekt kann funktionell unbedeutend sein. Bei einem großen Defekt hingegen werden beide Herzkammern und die Lungengefäße durch das zusätzlich kreisende Blutvolumen, das sog. Shuntvolumen, überlastet. Es entwickeln sich eine Herzinsuffizienz und eine pulmonale Hypertonie (Blutdruckerhöhung im Lungenkreislauf); diese kann im Endstadium zu einer Umkehr des Shunt-Blutflusses vom rechten in den linken Ventrikel führen (EISENMENGER-Reaktion ☞ 1.9.3).

Nicht-zyanotische angeborene Herzfehler:
- Ventrikelseptumdefekt
- Vorhofseptumdefekt
- Offener Ductus arteriosus BOTALLI
- Pulmonalklappenstenose
- Aortenklappenstenose
- Aortenisthmusstenose.

Vorhofseptumdefekt (ASD)
Durch ein Loch in der Wand zwischen dem rechten und linken Vorhof *(Atrium)* fließt Blut vom kräftigeren, linken Vorhof in

den schwächeren, rechten Vorhof. Das rechte Herz und die Lungenarterien werden durch dieses Shuntvolumen belastet. Es kann eine pulmonale Hypertonie entstehen.

Offener Ductus arteriosus BOTALLI
Im fetalen Blutkreislauf gibt es eine Verbindung zwischen der A. pulmonalis und der Aorta, um den Lungenkreislauf zu umgehen. Mit der Geburt verschließt sich diese Verbindung. Erfolgt dies nicht, strömt ein Teil des Blutes aus der Aorta (in der jetzt der höhere Blutdruck herrscht) in die A. pulmonalis. Die Lungengefäße, das gesamte linke Herz und die Aorta werden durch das kreisende Shuntvolumen belastet und erweitern sich. Es entwickeln sich eine pulmonale Hypertonie sowie eine Linksherzinsuffizienz.

Pulmonalklappenstenose
Sie führt zu einer Belastung des rechten Herzens, da dieses immer gegen einen erhöhten Widerstand Blut in die Lunge pumpen muss.

Aortenklappenstenose
Sie kann die Klappe selbst betreffen oder in ihrer Nachbarschaft liegen. Folge ist eine Belastung des linken Herzens.

Aortenisthmusstenose
Diese Einengung der Aorta liegt vor oder hinter dem Abgang des Ductus arteriosus BOTALLI. Bei einer Stenose *vor* dem Ductus BOTALLI bleibt dieser offen, und die untere Körperhälfte wird zyanotisch. Eine Stenose *hinter* dem Ductus führt zu einer ausgeprägten Druckdifferenz zwischen oberer Körperhälfte (hoher Blutdruck) und unterer Körperhälfte (niedriger Blutdruck).

Zyanotische angeborene Herzfehler

FALLOT-Tetralogie
Es handelt sich um eine Kombination aus vier Herzfehlern: eine nach rechts verlagerte Aorta, die über einem Ventrikelseptumdefekt »reitet«, Pulmonalstenose und Hypertrophie des rechten Ventrikels. Folge ist, dass die Aorta arterio-venöses Mischblut mit einem geringeren Sauerstoffgehalt in den Körperkreislauf pumpt. Die Patienten sind zyanotisch.

Transposition der großen Gefäße
Die Aorta entspringt aus dem rechten Ventrikel, die A. pulmonalis aus dem linken Ventrikel. Dies ist nur mit dem Leben vereinbar, wenn durch zusätzliche Fehlbildungen innerhalb des Herzens eine Querverbindung zwischen den beiden sonst getrennten Kreisläufen geschaffen wird.

Zyanotische angeborene Herzfehler:
- FALLOT-Tetralogie

- Transposition der großen Gefäße.

1.9.2 Symptome und Diagnostik angeborener Herzfehler

Symptome

Die Symptome sind bei den verschiedenen Herzfehlern unterschiedlich. Eine zentrale Zyanose (☞ 4.1.2) tritt immer auf, wenn sauerstoffarmes Blut in den Körperkreislauf gelangt. Die Kinder leiden dann unter Atemnot. Bei schwerwiegenden Herzfehlern kommt es zu Entwicklungsverzögerungen. Je nachdem, welche Herzhälfte durch den Herzfehler besonders belastet wird, treten Folgeschäden wie Herzinsuffizienz oder pulmonale Hypertonie auf.

Abhängig vom Herzfehler:
- Zentrale Zyanose
- Dyspnoe
- Entwicklungsverzögerungen
- Herzinsuffizienz
- Pulmonale Hypertonie.

Diagnostik

- Auskultation: Ein Herzgeräusch wird je nach Art des Herzfehlers über verschiedenen Teilen des Herzens gehört. Je lauter das Geräusch, desto kleiner ist der Herzfehler (»Viel Lärm um nichts«)
- **Phonokardiogramm:** Herzgeräusche können mit einem Mikrofon, das auf die Thoraxwand aufgesetzt wird, objektiviert werden
- EKG zur Suche nach Herzrhythmusstörungen
- Echokardiographie zur Beurteilung von Herzwanddicke und Herzklappen
- Über die Farbdoppler-Sonographie werden der Blutfluss im Herzen und damit Defekte in der Herzscheidewand sichtbar
- Röntgen-Thorax zur Beurteilung von Herzgröße, Herzform und Lungendurchblutung
- Herzkatheteruntersuchung zur Gewinnung genauer Informationen über Art und Größe des Herzfehlers und die Druckverhältnisse im Herzen.

1.9.3 Therapie und Komplikationen

Therapie

❻ Fast immer ist eine herzchirurgische Operation notwendig. Abhängig von der Schwere des Herzfehlers muss sie bald nach der Geburt erfolgen oder kann auf das Kleinkindalter verschoben werden. Besteht bereits eine Herzinsuffizienz, wird diese medikamentös behandelt. Ggf. ist eine antibiotische Endokarditisprophylaxe notwendig.

- Herzchirurgie
- Endokarditisprophylaxe
- Herzinsuffizienz behandeln.

- Endokarditis
- Herzrhythmusstörungen
- EISENMENGER-Reaktion.

Komplikationen

Zu den wichtigen Komplikationen angeborener Herzfehler zählen:
- Endokarditis, da sich z. B. an Herzwanddefekten Bakterien leicht anlagern
- Herzrhythmusstörungen, die auch nach operativer Korrektur des Herzfehlers auftreten können
- EISENMENGER-**Reaktion**: Bei manchen Herzfehlern erhöht sich der Druck im rechten Herzen so stark, dass er denjenigen im linken Herzen übersteigt. Dann strömt das sauerstoffarme Blut aus dem rechten in das linke Herz, sog. **Shuntumkehr,** und von dort in den Körper. Dadurch wird der Körper nicht mehr ausreichend mit Sauerstoff versorgt. Der Patient hat in Ruhe Atemnot und eine zentrale Zyanose. Eine Operation ist zu diesem Zeitpunkt nicht mehr möglich.

? Übungsfragen

1. Was versteht man unter einer Kardiomyopathie und welche Ursachen gibt es für sie?
2. Welche Herzklappe ist am häufigsten von einem Herzklappenfehler betroffen?
3. Wodurch werden Herzklappenfehler häufig verursacht?
4. Warum müssen Patienten mit einer künstlichen Herzklappe lebenslang Antikoagulantien einnehmen?
5. Nennen und erklären Sie drei verschiedene Herzfehler!
6. Wie wird der größte Teil angeborener Herzfehler behandelt?

1.10 Herz-Kreislauf-Stillstand und Reanimation

Ursachen

In 20% der Fälle ist ein Herz-Kreislauf-Stillstand Folge einer Asystolie (fehlender Herzschlag), in 80% Folge von Kammerflattern oder -flimmern. Die Ursachen dafür sind unterschiedlich:
- Kardial (90%): Meist KHK oder Herzinfarkt, seltener Kardiomyopathien, Myokarditiden u. a. Herzerkrankungen
- Zirkulatorisch: Kreislaufschock, Lungenembolie
- Respiratorisch: Verlegung der Atemwege, Ertrinken, Ersticken, zentrale Atemstörung
- Endstadium verschiedener Erkrankungen.

- Asystolie (20%)
- Kammerflattern/-flimmern (80%).

1.10 Herz-Kreislauf-Stillstand und Reanimation

Symptome
❶ 10–15 Sekunden nach dem Herzstillstand tritt Bewusstlosigkeit ein, nach 30–60 Sekunden Atemstillstand. Der Puls ist weder über der A. carotis noch über der A. femoralis tastbar. Nach 1–2 Minuten sind die Pupillen weit und reagieren nicht auf Licht. Schon nach 3 Minuten können irreversible Hirnschäden auftreten.

Sofortmaßnahmen
❷ Bei Verdacht auf Herzstillstand über die Rufanlage sofort Alarm auslösen, laut »Notfall« rufen oder ggf. einen Patienten schicken, um Hilfe zu holen. Patienten laut ansprechen, Atembewegung überprüfen und Carotispuls tasten. Wichtig ist es, Ruhe zu bewahren. Die elementaren Behandlungsmaßnahmen erfolgen nach der **ABCDE-Regel:**

A = Atemwege freimachen
Ggf. Prothese oder Erbrochenes aus dem Mund entfernen, Kopf nackenwärts überstrecken und den Unterkiefer über den ESMARCH-Handgriff (☞ Abb. 1.8) vorziehen. Setzt keine Atmung ein, unverzüglich mit der Beatmung des Patienten beginnen.

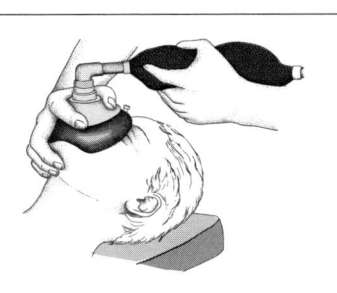

Nach 10–15 Sek.:
→ Bewusstlosigkeit.
Nach 30–60 Sek.:
→ Atemstillstand.
Nach 1–2 Min.:
→ Weite Pupillen, keine Reaktion auf Licht.
Nach 3 Min.:
→ Irreversible Hirnschäden.

Sofortmaßnahmen:
- A = Atemwege freimachen
- B = Beatmung
- C = Circulation
  – Ein Helfer: 2 : 15
  – Zwei Helfer: 1 : 5
- D = Drugs
- E = EKG, Elektrotherapie.

Abb. 1.8
ESMARCH-Handgriff und Masken-Beatmung mit C-Griff.
[L157, L190]

B = Beatmung
- **Mund-zu-Nase-Beatmung:** Den Mund des Patienten mit dem Daumen in Richtung Oberlippe verschließen. Der Helfer bläst seine Ausatemluft jeweils zweimal in die Nase des Patienten, dabei muss sich der Brustkorb des Patienten heben. Danach Carotispuls fühlen. Setzt dieser nicht ein, weiter 15 ×/Min. beatmen
- **Mund-zu-Mund-Beatmung:** Die Nase des Patienten mit Zeigefinger und Daumen verschließen und Ausatemluft in den leicht geöffneten Mund blasen
- Im klinischen Bereich sollte mit dem Ambu®-Beutel beatmet werden (☞ Abb. 1.8). Falls Sauerstoffanschluss vorhanden, Flow auf 2–6 l/Min. stellen
- Ggf. Intubation (durch den Arzt).

C = Cirkulation (Herzdruckmassage)

❸ Herzdruckmassage und Beatmung laufen gleichzeitig als kardiopulmonale Reanimation (Herz-Lungen-Wiederbelebung) ab:
- Patienten auf eine harte Unterlage legen, z. B. Bettbrett direkt unter den Brustkorb oder Patienten auf den Boden
- Oberkörper frei machen und Druckpunkt aufsuchen (☞ Abb. 1.9)
- **Ein-Helfer-Methode:** Jeweils 2 Beatmungen und 15 Herzkompressionen (mind. 80 ×/Min.) im Wechsel durchführen
- **Zwei-Helfer-Methode:** Ein Helfer beatmet, während der andere die Herzdruckmassage durchführt; auf eine Beatmung folgen jeweils 5 Herzkompressionen

Die Reanimation ist erfolgreich, wenn der Carotispuls tastbar ist und die Atmung wieder einsetzt. Der Abbruch einer Reanimation wird vom Arzt angeordnet.

Abb. 1.9 Aufsuchen des Druckpunktes und Herzdruckmassage. [A400-190]

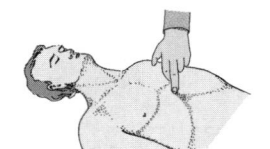

Mit dem Mittelfinger die Stelle auf dem Brustbein aufsuchen, wo Rippen und Sternum sich vereinigen

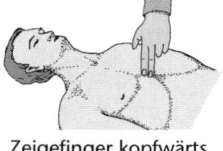

Zeigefinger kopfwärts daneben setzen

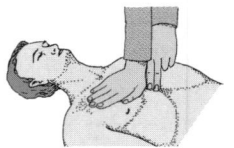

Kopfwärts des Zeigefingers Handballen platzieren

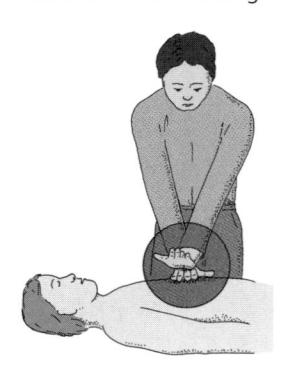

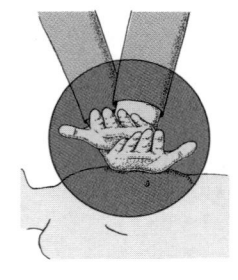

Nur der Handballen berührt das Sternum

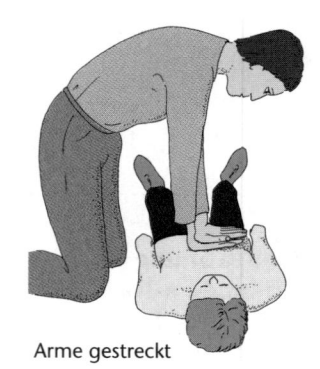

Arme gestreckt

D = Drugs (Medikamente)

Die wichtigsten Medikamente während einer Reanimation sind Adrenalin, Atropin, Lidocain und Natiumbicarbonat. Sie werden in der Regel intravenös verabreicht; liegt kein venöser Zugang, werden Adrenalin, Atropin und Lidocain auch endotracheal über den Tubus (in 2–3 facher Dosierung) gegeben.

E = EKG und Elektrotherapie

Über das EKG kann häufig schnell die kardiale Ursache des Herz-Kreislauf-Stillstandes geklärt werden. Bei Kammerflattern oder -flimmern wird so rasch wie möglich defibrilliert (☞ 1.5).

Merke

Bei einem Herz-Kreislauf-Stillstand darf man nicht zu viel Zeit für das Suchen nach Puls und anderen Lebenszeichen verwenden. Hier heißt es, schnell zu handeln, um den Erfolg der Reanimation und damit das Überleben des Patienten zu sichern.

Komplikationen

Ein Kreislaufstillstand kann durch den Sauerstoffmangel zu zerebralen Schäden bis hin zum Hirntod führen, ebenso wie zum akuten Nierenversagen (☞ 7.2.2). Die Gefahren der Reanimation an sich liegen vor allem in Rippenfrakturen sowie Leber- und Milzverletzungen durch eine fehlerhafte Durchführung der Herzdruckmassage.

? Übungsfragen

❶ Woran erkennen Sie einen Herz-Kreislauf-Stillstand?

❷ Was besagt die ABCDE-Regel?

❸ In welchem Verhältnis liegen Beatmung und Herzdruckmassage bei der Ein-Helfer-Methode, in welchem bei der Zwei-Helfer-Methode?

2 Gefäße und Kreislauf

2.1 Erkrankungen der Venen

2.1.1 Varizen

- Erweiterte Venen auf Grund einer Venenwandschwäche
- Risikofaktor für eine oberflächliche Thrombophlebitis
- Therapie: Stripping, Sklerosierung.

Varizen (Krampfadern) sind erweiterte und geschlängelt verlaufende oberflächliche Venen, meist an den Beinen. Sie entstehen am häufigsten auf Grund einer Venenwandschwäche bei familiärer Belastung. Die Patienten klagen über »dicke Beine« verbunden mit Schwere- und Spannungsgefühl. Varizen sind ein Risikofaktor für eine oberflächliche Thrombophlebitis (s. u.). Sie können operativ durch Stripping (V. saphena magna wird mittels einer Sonde durch das Unterhautfettgewebe herausgezogen) entfernt oder sklerosiert werden. Vorher muss jedoch sichergestellt werden, dass die tiefen Venen durchgängig sind, damit das venöse Blut abtransportiert werden kann.

2.1.2 Oberflächliche Thrombophlebitis

Entzündung einer oberflächlichen Vene.

Eine oberflächliche Thrombophlebitis ist eine Entzündung der Gefäßinnenhaut *(Endothel)* einer oberflächlichen Vene.

Ursachen

- Immobilisation
- Verletzungen
- Reizung des Endothels.

An einer **abakteriellen Thrombophlebitis** erkranken vor allem Patienten mit Varizen. Auf Grund von Bettruhe, mangelnder Bewegung oder Verletzungen können sich in den Varizen Thromben bilden, in die Leukozyten einwandern und zu einer Entzündung des Endothels führen. Die **bakterielle Thrombophlebitis** tritt meist an den Armen auf. Sie wird hervorgerufen durch eine Venenverweilkanüle oder durch Injektion von Lösungen, die das Endothel reizen.

Symptome und Diagnostik

Rubor, Calor, Dolor, Tumor.

Typische Entzündungszeichen treten auf: **Rubor** (Rötung), **Calor** (Überwärmung), **Dolor** (Schmerzen), **Tumor** (tastbare Schwellung). Es besteht die Gefahr, dass der Thrombus sich bis ins tiefe Beinvenensystem ausdehnt.
Bei der bakteriellen Thrombophlebitis kann Fieber als allgemeines Entzündungszeichen hinzutreten. Die Entwicklung eines Abszesses ist möglich. Die Diagnose wird anhand der Klinik gestellt.

Therapie

❶ Auf den betroffenen Venenstrang wird Heparinsalbe aufgetragen. Zusätzlich wird ein Kompressionsverband angelegt, um den venösen Blutrückfluss zu fördern. Bei einer Thrombophlebitis am Bein soll der Patient nach Möglichkeit viel laufen, um eine Thrombose an der entzündeten Gefäßwand zu verhindern (Verordnung von Bettruhe ist ein Kunstfehler!); nachts wird das Bein hochgelagert. Ist der Patient bettlägrig, oder ist die V. saphena magna im oberen Bereich betroffen, ist eine Low-dose-Heparinisierung erforderlich.

Bei einer frischen Thrombophlebitis kann die Vene durch eine Stichinzision eröffnet werden und das thrombotische Material ausgepresst werden.

- Heparinsalbe
- Kompressionsverband
- Bein hochlagern
- Mobilisation
- Evtl. Stichinzision.

2.1.3 Tiefe Venenthrombose

Bei der tiefen Venenthrombose *(Phlebothrombose)* kommt es lokal zur Blutgerinnung in einer tiefen Vene. Der entstehende Thrombus verstopft das Blutgefäß.

Verschluss einer tiefen Vene durch einen Thrombus.

Ursachen

Für eine tiefe Venenthrombose sind hauptsächlich drei Faktoren verantwortlich, die als **Virchow**-Trias bezeichnet werden:
- Schädigung der Gefäßinnenhaut, z. B. durch Entzündungen oder Verletzungen
- Veränderte – meist verlangsamte – Blutströmung, z. B. bei Varizen, Bettlägerigkeit oder eingeschränkter Beweglichkeit (z. B. bei Lähmungen) oder Rechtsherzinsuffizienz
- Veränderte Blutzusammensetzung, z. B. bei Thrombozytose (☞ 3.4.3), Mangel an natürlichen Hemmstoffen der Blutgerinnung, durch Einnahme der Antibabypille, in der Schwangerschaft und im Wochenbett sowie nach Operationen oder erheblichen Verletzungen.

Virchow-Trias

Die tiefe Venenthrombose befindet sich in 90 % der Fälle im Einflussgebiet der V. cava inferior. Davon sind 60 % in den Beckenvenen und 30 % in den Beinvenen lokalisiert. Die linke Körperhälfte ist häufiger betroffen.

Symptome

An der betroffenen Extremität zeigen sich folgende Symptome:
- Schwere- und Spannungsgefühl, ziehende Schmerzen
- Waden- und Fußsohlenschmerzen bei Druck
- Schwellung, festzustellen durch vergleichende Umfangsmessung der anderen Extremität
- Livide (rot-bläuliche) Verfärbung der Haut, manchmal Glanzhaut und Überwärmung
- Evtl. subfebrile Temperatur und Tachykardie.

Merke

> Besteht Verdacht auf eine tiefe Venenthrombose, so muss der Patient sofort Bettruhe einhalten, bis die Diagnose gesichert ist. Für den Patienten besteht u.U. Lebensgefahr, wenn sich ein größerer Thrombus löst und eine Lungenembolie verursacht.
> Die Diagnostik erfolgt möglichst rasch, da der Erfolg entscheidend vom frühen Beginn der Therapie abhängt.

Diagnostik

- Farb-Doppler-Sonographie
- Phlebographie.

In der **Farb-Doppler-Sonographie** wird die Blutströmung flächenhaft dargestellt: Ist die Vene durch den Thrombus (echodichtes Material) komplett verschlossen, lässt sich keine Blutströmung mehr nachweisen. Bei unklaren Fällen ist zusätzlich eine **Phlebographie** angezeigt: Hierbei werden die Venen mit Hilfe von Kontrastmittel röntgenologisch dargestellt. Sonographie und Phlebographie sollten beidseitig durchgeführt werden, da doppelseitige Thrombosen nicht selten sind.

Vor einer Antikoagulation (Hemmung der physiologischen Blutgerinnung) wird der Gerinnungsstatus des Patienten bestimmt (incl. Antithrombin III, Protein C, Protein S).

Therapie

- Extremitäten hochlagern
- Kompressionsverband
- Bettruhe
- Ggf. Lysetherapie ansonsten Vollheparinisierung
- Ggf. Thrombektomie.

Ziel ist es, eine Lungenembolie (☞ 4.8) durch die Lösung des Thrombus zu verhindern und die Vene wieder durchgängig zu machen.

Die Extremität wird hochgelagert und ein Kompressionsverband angelegt. Dies fördert den venösen Rückstrom und das Verwachsen des Thromus mit der Venenwand.

Bei frischen Thrombosen wird eine Lysetherapie mit Substanzen (Streptokinase, Urokinase, rt-PA) durchgeführt, die die Fibrinolyse aktivieren und so den Thrombus auflösen. Bestehen Kontraindikationen gegen eine Lyse-Therapie (☞ 1.3.2), kann mit **Heparin** antikoaguliert werden (intravenöse Vollheparinisierung); dies ist aber weit weniger erfolgreich als die Lyse-Therapie. Alternativ ist bei zentraler bzw. massiver Thrombosierung die operative **Thrombektomie** mit Hilfe eines speziellen Gefäßkatheters angezeigt.

Zur Prophylaxe weiterer Thrombosen werden Cumarine (Marcumar®) verordnet. Marcumar® ist ein Vitamin-K-Antagonist, der die Bildung der Gerinnungsfaktoren II, VII, IX und X in der Leber hemmt und so die Blutgerinnung herabsetzt. Auch diese Behandlung ist wegen der erhöhten Blutungsgefahr bei einer Reihe von Erkrankungen kontraindiziert.

Komplikationen

❷ Etwa 1/3 aller Patienten mit tiefer Venenthrombose entwickelt eine **Lungenembolie** (☞ 4.8), da sich Teile des Thrombus von der Gefäßwand lösen und mit dem Blutstrom ins Herz und von dort weiter in die Lungengefäße geschwemmt werden.
Bei 40–50 % der Patienten bleibt der venöse Rückfluss gestört, sodass sich eine **chronisch-venöse Insuffizienz** als Spätkomplikation entwickelt. Sie ist gekennzeichnet durch eine sekundäre Varikosis und Hautveränderungen bis hin zum **Ulcus cruris** (»offenes Bein«). Da die Venenwände auch nach behandelter Thrombose geschädigt bleiben, besteht für den Patienten ein erhöhtes Risiko für eine erneute tiefe Venenthrombose.

Prophylaxe
- Kompressionsstrümpfe bzw. -verbände tragen
- Übergewicht reduzieren, Rauchen vermeiden
- Östrogenhaltige Medikamente (z. B. Antibabypille) absetzen
- Frühmobilisation nach Operationen
- Medikamentöse Prophylaxe kurzfristig mit Heparin, langfristig mit oralen Antikoagulantien (z. B. Marcumar®).

Pflege
Bis der Thrombus fest mit der Gefäßwand verwachsen ist, muss der Patient strenge Bettruhe einhalten. Unruhiges Hin- und Herrutschen im Bett sollte dabei vermieden werden. Die Pflegenden unterstützen den Patienten gezielt bei der Körperpflege. Weiterhin kontrollieren sie den richtigen Sitz des Kompressionsverbandes (Einschnürungen? Haut sichtbar?) und achten auf eine regelmäßige Einnahme der Antikoagulantien.

2.2 Erkrankungen der Arterien

2.2.1 Periphere arterielle Verschlusskrankheit

Die periphere arterielle Verschlusskrankheit (pAVK) betrifft in der Regel die Arterien der Beine, nur selten die der Arme. In über 95 % der Fälle ist sie arteriosklerotisch bedingt. Männer sind häufiger betroffen als Frauen.

- In 95% arteriosklerotisch bedingt
- Betroffen sind meist die Beine.

Ursachen
Für die Arteriosklerose der unteren Extremitäten gelten die gleichen Risikofaktoren wie für die koronare Herzkrankheit (☞ 1.2):
- Nikotinabusus
- Hyperlipoproteinämie
- Hypertonie
- Diabetes mellitus
- Bewegungsmangel.

Abhängig vom Ort der Stenose.

🧨 Symptome
Bei der pAVK der Beine treten die Schmerzen abhängig vom *Ort* der Stenose auf; sie sind distal der Gefäßstenose zu spüren:
- Beckentyp (30%) → Schmerzen in Hüfte und Oberschenkel
- Oberschenkeltyp (50%) → Schmerzen in der Wade
- Unterschenkeltyp (20%) → Schmerzen in der Fußsohle.

Die Schweregrade der Erkrankung werden nach FONTAINE eingeteilt:

Tab. 2.1 Einteilung der pAVK nach FONTAINE.

Stadium I	Beschwerdefreiheit
Stadium II	Schmerzen bei Belastung
Stadium II a	Schmerzfreie Gehstrecke ≥ 200 m
Stadium II b	Schmerzfreie Gehstrecke ≤ 200 m
Stadium III	Schmerzen in Ruhe, besonders nachts
Stadium IV	Nekrose/Gangrän (abgestorbener Gewebebezirk, »Raucherbein«)

Im Stadium II bleiben die Patienten in Folge der Schmerzen nach einer bestimmten Gehstrecke stehen. Die Durchblutung der Beine nimmt dann wieder zu, und die Schmerzen verschwinden. Aus diesem Grund wird auch von **Claudicatio intermittens** oder »Schaufensterkrankheit« gesprochen.

Diagnostik
Ist das Gefäß zu mehr als 90% eingeengt, ist der Puls distal der Stenose nicht mehr tastbar. Auskultatorisch ist ein Geräusch über der Stenose zu hören. Der Blutdruck in den Beinen ist im Vergleich zum Blutdruck in den Armen stark erniedrigt. Die Haut des Beines und Fußes zeigt trophische Störungen wie fehlende Behaarung, gestörtes Nagelwachstum, zyanotische, marmorierte Haut, evtl. Ulzera (Geschwüre).

- Fehlender Puls
- Geräusch über der Stenose
- Blutdruck in den Beinen ↓
- Trophische Störungen.

Funktionsprüfung und apparative Methoden
Lagerungsprobe nach RATSCHOW: Der Patient liegt im Bett und hebt die Beine senkrecht hoch. Während er mit den Füßen kreist, blasst die Haut am Fuß stärker ab als beim Gesunden. Setzt sich der Patient anschließend hin und lässt die Füße hängen, rötet sich die Haut des betroffenen Fußes verspätet erst nach 10 Sekunden, und die Venen füllen sich verzögert nach mehr als 15 Sekunden.
Farb-Doppler-Sonographie: Strömungsgeschwindigkeit und -richtung des Blutes werden dargestellt. Ist eine Arterie komplett verschlossen, lässt sich keine Blutströmung mehr nach-

weisen. Mit der Farb-Doppler-Sonographie sind auch Aneurysmen und Thrombosen erkennbar.
Arteriographie (auch: Angiographie) und **Digitale Subtraktionsangiographie** (DSA): Eine Stenose wird röntgenologisch mit Kontrastmittel sichtbar. Bei der DSA werden die Gefäße computerunterstützt detailliert dargestellt. Eine Arteriographie wird vor einer Operation zur exakten Lokalisation der Stenose(n) durchgeführt.
Da eine Arteriosklerose selten isoliert die Arterien der unteren Extremitäten betrifft, sollte auch nach Symptomen einer koronaren Herzkrankheit und nach zerebralen Durchblutungsstörungen gesucht werden.

- Suche nach KHK und zerebralen Durchblutungsstörungen.

Therapie
Die Risikofaktoren einer Arteriosklerose müssen so weit wie möglich beseitigt und gemieden werden: Nikotinverzicht, konsequente Einstellung von Blutdruck, Blutzuckerspiegel und Fettstoffwechselstörungen.

Beseitigung der Risikofaktoren.

Konservative Therapie
Im Stadium I und II der pAVK steht das Gehtraining im Vordergrund. Die Patienten sollen 1–2 Stunden täglich zügig gehen. Es bilden sich daraufhin neue Zuflüsse zu den Gefäßen distal der Stenose aus, sog. **Kollateralen**. Diese verbessern die Blutversorgung des Gewebes, das vorher nur von dem verengten Gefäß versorgt wurde. Weiterhin kann die Durchblutung medikamentös verbessert werden; dazu dienen z. B. Hämodilution (»blutverdünnende« Infusionen) oder Prostanoide (Alprostadil, z. B. Prostavasin®), das intravenös oder aber direkt intraarteriell zugeführt wird. Phosphodiesterase-Hemmer (z. B. Pentoxifyllin als Pentoxifyllin®) steigern die Mikrozirkulation.

Stadium I/II:
- Gehtraining
- Hämodilution
- Prostanoide
- Phosphodiesterase-Hemmer.

Rekanalisierende und operative Verfahren
Perkutane transluminale Angioplastie (PTA): Ein Katheter mit einem kleinen Ballon an seinem Ende wird in dem betroffenen Gefäß bis zur Stenose vorgeschoben. Hier wird der Ballon aufgeblasen und dehnt so die Stenose wieder auf.
Lokale Lyse: Liegt eine arterielle Thrombose vor, werden Substanzen, die die Fibrinolyse aktivieren (z. B. Streptokinase, Urokinase, rt-PA = rekombinanter tissue-Plasminogenaktivator) mittels eines Katheters direkt an den Thrombus herangebracht. Die Kontraindikationen sind hierbei weniger streng als bei der systemischen Lyse (1.3.2).
Thrombendarteriektomie (TEA): Bei kurzstreckigen Verschlüssen wird der Thrombus mit der Gefäßinnenwand aus dem Gefäß geschält.

- PTA
- Lyse
- TEA
- Bypass-OP
- Ggf. Amputation.

Bypass-Operation: Langstreckige oder mehrere Stenosen an einem Gefäß werden durch einen Gefäßersatz *(Prothese)* überbrückt. Hierzu eignen sich die körpereigene V. saphena magna oder körperfremdes Material wie Kunststoff.

Amputation: Wird durch die genannten Maßnahmen eine ausreichende Durchblutung nicht wieder hergestellt, und Gangrän oder Schmerzen sind nicht beherrschbar, muss der betroffene Extremitätenabschnitt amputiert werden.

2.2.2 Akuter Verschluss einer Extremitätenarterie

- Komplette Unterbrechung der Blutzufuhr
- Gefäßchirurgischer Notfall.

Bei einem akuten Arterienverschluss wird die Blutzufuhr plötzlich komplett unterbrochen. Die Arme sind davon mit 15 % der Fälle wesentlich seltener betroffen als die Beine. Es handelt sich um einen gefäßchirurgischen Notfall!

Ursachen

- Embolie
- Thrombose.

Ein akuter Arterienverschluss wird in über 70 % der Fälle durch eine Embolie (verschlepptes Blutgerinnsel) hervorgerufen, seltener durch eine Thrombose bei vorbestehender Arteriosklerose. Der Embolus stammt meist aus dem linken Herzen, wenn dort der Blutfluss gestört ist, z. B. bei Vorhofflimmern, Herzinfarkt, Mitralklappenfehler, und wird von dort in den Körperkreislauf gespült. Eine weitere Emboliequelle sind z. B. Aneurysmen der Aorta (☞ 2.2.3).

Symptome und Diagnostik

Klinik: 6 Ps.

❸ Charakteristisch: die aus dem Englischen stammenden 6 Ps:
- **P**ain: heftige, akut einsetzende Schmerzen
- **P**aleness: Blässe des betroffenen Körperteils
- **P**araesthesia: Missempfindungen, Gefühlsstörungen
- **P**ulselessness: fehlende Pulse distal der Stenose
- **P**aralysis: Bewegungsunfähigkeit des betroffenen Körperteils
- **P**rostration: Schock.

Ist die Ursache des Arterienverschlusses eine lokale Thrombose, so entwickeln sich die Symptome häufig langsam und sind nicht so drastisch.

Diagnose anhand
- Klinik
- Ggf. Farb-Doppler-Sonographie
- Arteriographie.

Anhand der Anamnese und der Symptome kann meist schon die Diagnose gestellt werden. In unklaren Fällen schließen sich Farb-Doppler-Sonographie und evtl. Arteriographie an.

2.2 Erkrankungen der Arterien

Therapie

Sofortmaßnahmen
- 10 000 IE Heparin i.v., um die weitere Anlagerung eines Thrombus zu verhindern
- Schmerzmittelgabe, z. B. Opiate i.v. (Dolantin® u.a.)
- Volumengabe, um einem Schock vorzubeugen
- Betroffene Extremität in Watte wickeln und tief lagern, um die Durchblutung zu erhöhen
- Chirurgen informieren, Nahrungskarenz (wegen OP).

Rekanalisierende Verfahren
Es gibt verschiedene Verfahren, die Durchgängigkeit des Gefäßes wiederherzustellen *(zu rekanalisieren)*:
- Embolektomie: Ein Katheter (FOGARTY-Ballonkatheter), an dessen Ende sich ein kleiner Ballon befindet, wird in das Gefäß und durch den Embolus hindurch geschoben. Daraufhin wird der Ballon aufgeblasen und gemeinsam mit dem Embolus zurückgezogen. Dies ist nur innerhalb der ersten sechs Stunden möglich, da der Embolus in dieser Zeit noch nicht fest mit der Gefäßwand verhaftet ist
- Thrombusauflösung mittels Lyse
- Thrombendarteriektomie oder Bypass-Operation (☞ 2.2.1).

- Embolektomie
- Lyse
- Thrombendarteriektomie
- Bypass-OP.

Zusätzlich muss die Ursache der Embolie bzw. des Arterienverschlusses beseitigt werden. Ist dies nicht möglich, wird mit Cumarinen (Marcumar®) die Gerinnungsaktivität des Blutes herabgesetzt, um weiteren Embolien vorzubeugen.

Komplikationen
Bei einer kompletten Ischämie der Extremität, dem sog. **Tourniquet-**(Stauschlauch-)**Syndrom**, zerfällt die Muskulatur nach 6–12 Stunden. Es kommt zur metabolischen Azidose (☞ 7.4.2) und Hyperkaliämie (☞ 7.5.3). Im Urin wird Myoglobin ausgeschieden, und es kommt zu einem akuten Nierenversagen (☞ 7.2.2).

Tourniquet-Syndrom mit akutem Nierenversagen.

Pflege

Merke

> Bei akutem Arterienverschluss sind streng verboten:
> - Hochlagern der Extremität
> - Antithrombosestrümpfe
> - Äußere Anwendung von Wärme oder Kälte, da diese den Sauerstoffbedarf des Gewebes erhöhen, dem nicht entsprochen werden kann
> - I.m.-Injektionen (wegen möglicher Lysebehandlung)!

2 Gefäße und Kreislauf

2.2.3 Aneurysma

Aneurysmen sind Aussackungen der Arterienwände.

Aussackung der Arterienwand.

- Bauchaortenaneurysma
- Zerebrales Aneurysma.

Ursachen und Einteilung
Aneurysmen sind entweder angeboren oder werden im Laufe des Lebens erworben. Ursachen können Arteriosklerose, Infektionen oder Gefäßverletzungen sein.

❹ Aneurysmen treten am häufigsten auf als
Bauchaortenaneurysma: liegt zwischen dem Durchtritt der Aorta durch das Zwerchfell und ihrer Aufgabelung in die Aa. iliacae und ist meist durch Arteriosklerose verursacht.
Zerebrales Aneurysma: ist vorwiegend im vorderen Abschnitt des Circulus arteriosus WILLISII (Arterienkreis an der Hirnbasis) lokalisiert und entsteht meist auf Grund einer angeborenen Gefäßwandschwäche.

Symptome und Komplikationen
Ein Aneurysma verursacht bei den meisten Patienten keine Beschwerden, sondern wird häufig erst diagnostiziert, wenn Komplikationen auftreten:

Aneurysmen fallen häufig erst durch Komplikationen auf.

- **Ruptur** des Aneurysmas: Die Wand von Aneurysmen ist oft so dünn, dass geringe Blutdruckerhöhungen ausreichen, sie platzen zu lassen
  - Bauchaortenaneurysma: Zeichen eines akuten Abdomens mit starken Schmerzen und Schockentwicklung. Wird die Rupturstelle nicht durch Darmschlingen oder Mesenterium abgedichtet, fließt das Blut ungehindert in die freie Bauchhöhle. 70 % der Patienten versterben vor Operationsbeginn
  - Zerebrales Aneurysma: Blutung in den Subarachnoidalraum (Raum zwischen Arachnoidea und Pia mater) mit plötzlich auftretenden heftigsten Kopfschmerzen, Übelkeit, Erbrechen und evtl. Bewusstseinseintrübung
- **Größenzunahme** des Aneurysmas: Verdrängung benachbarter Organe und Gewebe. Beim Bauchaortenaneurysma treten dadurch evtl. Bauch- oder Rückenschmerzen auf
- **Thrombose:** Im Bereich des Aneurysmas ist die Blutströmung verlangsamt, wodurch die Thrombenbildung begünstigt wird. Bei einem Verschluss des Gefäßes ist die Durchblutung der nachgeschalteten Organe behindert. Teile des Thrombus können sich lösen, mit dem Blutstrom verschleppt werden und Embolien verursachen.

Diagnostik und Therapie

Bauchaortenaneurysma
Das Bauchaortenaneurysma ist im Ultraschall, in der Farb-Doppler-Sonographie, im CT oder der Angiographie erkennbar. Es wird operativ entfernt und der entsprechende Gefäßabschnitt durch eine Gefäßprothese ersetzt. Beim rupturierten Aneurysma, das mit einer hohen Letalität einhergeht, muss notfallmäßig operiert werden.

Diagnostik:
- Ultraschall
- Farb-Doppler-Sonographie
- CT
- Angiographie.

Therapie: OP.

Zerebrales Aneurysma
Das zerebrale Aneurysma wird mit Hilfe des CTs dargestellt. Bei Verdacht auf Ruptur wird ggf. eine Lumbalpunktion durchgeführt, bei der sich Blut im Liquor nachweisen lässt. Voraussetzung für eine Operation ist eine Angiographie, um die genaue Blutungsquelle zu lokalisieren. Abhängig vom Zustand des Patienten wird innerhalb von drei Tagen nach Blutung operiert, bzw. wenn die Gefahr von reflektorischen Verengungen der Hirngefäße geringer ist (nach ca. drei Wochen). Wichtigster prognostischer Faktor ist der anfängliche Bewusstseinszustand: Bei primär komatösen Patienten beträgt die Letalität etwa 70 %, sind die Patienten primär wach nur 10 %.

Diagnostik:
- CT
- Angiographie
- Evtl. Lumbalpunktion.

Therapie:
- Früh-OP innerhalb von 3 Tagen oder
- Spät-OP nach 3 Wochen.

2.3 Vaskulitiden

Vaskulitiden sind Entzündungen der Blutgefäße. Meist werden sie durch Autoimmunprozesse hervorgerufen. Es gibt eine Vielzahl von Vaskulitiden, deren Symptome sehr unterschiedlich sind und variieren, je nachdem welche Organe betroffen sind.

Entzündungen der Blutgefäße.

2.3.1 Panarteriitis nodosa

Es handelt sich um eine seltene, generalisierte Gefäßentzündung vor allem der mittelgroßen und kleinen Arterien. Zu den spezifischen Organsymptomen zählen Muskel- und Gelenkschmerzen, nephrogene Hypertonie (☞ 2.4.1) mit Kopfschmerzen, Niereninsuffizienz, kolikartige Bauchschmerzen, Angina pectoris, Parästhesien bzw. motorische Störungen durch Nervenschädigung und Hautveränderungen. Hinzu kommen Allgemeinsymptome wie Fieber, Gewichtsverlust und Nachtschweiß.
Therapiert wird mit Kortikosteroiden und Cyclophosphamid (Endoxan®) sowie blutdrucksenkenden Medikamenten.

Generalisierte Entzündung von Arterien.

2.3.2 Hypersensitivitätsvaskulitis

Meist allergische Reaktion.

Die Hypersensitivitätsvaskulitis kann u.a. im Rahmen einer Kollagenose (☞ 10.4), einer Tumorerkrankung oder einer Hepatitis-Infektion (☞ 6.2.1) auftreten. Meist wird sie durch allergische Reaktionen auf infektiöse Erreger oder Medikamente hervorgerufen. Eine Sonderform im Kindesalter ist die Purpura SCHOENLEIN-HENOCH (☞ 3.4.4). Die Hypersensitivitätsvaskulitis betrifft die kleinen Gefäße der Haut, seltener auch die der inneren Organe. Die Patienten haben Fieber und eine Purpura, die meist an den Beinen auftritt. Manchmal kommt es zu Gelenkschmerzen, einer Glomerulonephritis (☞ 7.2.1) sowie einer Polyneuropathie.

Sonderform bei Kindern: Purpura SCHOENLEIN-HENOCH.

Die Grundkrankheit muss behandelt werden. Eventuell können Kortikosteroide gegeben werden. Die Prognose ist wegen des vorwiegenden Hautbefalls besser als z. B. bei der Panarteriitis nodosa.

2.3.3 WEGENER-Granulomatose

Nekrotisierende Entzündung von Atemwegen und Nieren mit Vaskulitis.

Es handelt sich um eine nekrotisierende Entzündung der Atemwege und der Nieren mit einer Vaskulitis vornehmlich der kleinen Arterien und Venen. Anfangs haben die Patienten Beschwerden der oberen Luftwege wie Schnupfen, Nasennebenhöhlen- und Mittelohrentzündung. Evtl. liegt eine Hämaturie (☞ 7.1.2) vor. Im Verlauf generalisiert die Erkrankung: Es kommt zu Lungenbeteiligung, Glomerulonephritis, Fieber, Gewichtsverlust und Nachtschweiß. Ohne Behandlung ist die Prognose schlecht.

Zu Beginn kann ein Therapieversuch mit Cotrimoxazol (z. B. Bactrim®) gestartet werden. Im späteren Stadium werden Kortikosteroide und Cyclophosphamid (z. B. Endoxan®) eingesetzt.

2.3.4 Riesenzellarteriitis

Verschiedene Formen:
- *Polymyalgia rheumatica*
- *Arteriitis temporalis HORTON.*

Die Riesenzellarteriitis tritt vorwiegend bei älteren Frauen auf und kann sich unter anderem als Polymyalgia rheumatica oder Arteriitis temporalis HORTON äußern.

❺ **Polymyalgia rheumatica:** Sie ist gekennzeichnet durch symmetrische heftige Schmerzen im Schulter- und/oder Beckengürtel, vor allem morgens. Die Oberarme sind druckempfindlich.

Arteriitis temporalis HORTON: Die A. temporalis ist an der Schläfe verdickt zu tasten. Es kommt zu Kopfschmerzen, Schmerzen beim Kauen, Augenschmerzen und Sehstörungen. Die Patienten können erblinden.

In beiden Fällen ist die BSG stark erhöht. Therapeutisch werden Kortikosteroide gegeben, die prompte Wirksamkeit zeigen; nach Rückgang der Symptome werden sie in geringer Erhaltungsdosis über zwei Jahre weiterverordnet.

? Übungsfragen

1. Wie wird eine oberflächliche Thrombophlebitis behandelt?
2. Welches sind die wichtigsten Komplikationen einer tiefen Venenthrombose?
3. Wie macht sich der akute Verschluss einer Extremitätenarterie bemerkbar?
4. Wo sind arterielle Aneurysmen am häufigsten lokalisiert?
5. Was versteht man unter einer Polymyalgia rheumatica?

2.4 Kreislauferkrankungen

2.4.1 Hypertonie

Eine arterielle Hypertonie liegt vor, wenn der Blutdruck unabhängig von der Situation bei mehreren Messungen systolisch ≥ 160 mmHg und diastolisch ≥ 95 mmHg ist.

- Blutdruck ≥ 160/95.

Ursachen

Eine Hypertonie entsteht durch Erhöhung des peripheren Widerstandes der arteriellen Blutgefäße oder durch Zunahme des Herzzeitvolumens. Es wird die primäre *(essenzielle)* Hypertonie von der sekundären Hypertonie unterschieden.

Der **primären Hypertonie** (≥ 90 % der Fälle) liegt keine andere bekannte Erkrankung zu Grunde. Sie ist häufig genetisch bedingt und wird durch Übergewicht und salzreiche Ernährung begünstigt. **Sekundäre Hypertonien** sind Folge einer anderen bekannten Grunderkrankung. Dabei werden unterschieden:

- Renale Hypertonieformen (etwa 8 %) auf Grund einer Nierenerkrankung wie Nierenarterienstenose, Nierentumor, Parenchymerkrankungen der Niere
- Endokrine Hypertonieformen (≤ 1 %) bei Cushing-Syndrom, Conn-Syndrom (☞ 8.4), Phäochromozytom, Akromegalie (☞ 8.1), Hyperthyreose (☞ 8.2.2)
- Hypertonie der oberen Körperhälfte durch Aortenisthmusstenose (≤ 1%)
- Medikamentös bedingte Blutdrucksteigerungen, z. B. durch Einnahme von Ovulationshemmern oder Kortikosteroiden.

Die Hypertonie gehört zusammen mit anderen »Wohlstandserkrankungen« zum **metabolischen Syndrom** (☞ 9.1).

- Unterscheidung zwischen primärer und sekundärer Hypertonie.

Symptome

Patienten mit einer Hypertonie haben häufig über lange Zeit keine Beschwerden. Symptome können sein:
- Kopfschmerzen, besonders am Hinterkopf
- Schwindel
- Ohrensausen
- Druckgefühl über dem Herzen
- Nasenbluten.

Diagnostik

Ziel der Diagnostik ist es, Schweregrad, Ursachen und Folgeschäden der Hypertonie zu erfassen.

- Blutdruckmessung:
  - Bei der Aufnahme des Patienten wird der Blutdruck an beiden Armen gemessen. Stark unterschiedliche Werte weisen auf Anomalien der großen Arterien hin, z. B. eine Aortenisthmusstenose. Bei den folgenden Messungen wird am Arm mit dem höheren Blutdruckwert gemessen
  - Es wird ein Blutdrucktagesprofil mit mindestens vier Blutdruckmessungen täglich erstellt, um den Schweregrad der Hypertonie einschätzen zu können. Ggf. ist eine 24 Stunden-Blutdruck-Messung mit tragbarem Aufzeichnungsgerät notwendig
- EKG, Echokardiogramm und Röntgen-Thorax helfen bei der Suche nach hochdruckbedingten Herzschäden
- Spiegelung des Augenhintergrundes: Der Zustand der kleinen Blutgefäße in der Netzhaut gibt Auskunft darüber, wie weit eine Gefäßschädigung bereits fortgeschritten ist. Außerdem zeigen sich ggf. Netzhautschäden infolge des Bluthochdrucks
- Bei Verdacht auf eine sekundäre Hypertonie, sind folgende Untersuchungen notwendig:
  - Urinuntersuchung: Eiweiß im Urin *(Proteinurie)* weist auf einen Nierenschaden hin
  - Sonographie der Nieren und Nebennieren → Tumor?
  - Doppleruntersuchung oder Arteriographie → Nierenarterienstenose?
  - Hormonuntersuchungen → Ausschluss bzw. Nachweis einer endokrinen Hypertonie.

Therapie

❷ Nach Möglichkeit muss die verursachende Erkrankung behoben werden, z. B. durch Aufweitung einer stenosierten Nierenarterie, Entfernung eines hormonproduzierenden Tumors oder Behandlung einer Hyperthyreose. Das Körpergewicht sollte normalisiert und eine salzarme Diät eingehalten werden. Günstig wirken sich außerdem Stressabbau und sportliche Be-

---

- Blutdruckmessung an beiden Armen
- Blutdrucktagesprofil
- EKG, Rö-Thorax
- Augenhintergrundspiegelung
- Spezielle Untersuchungen bei Verdacht auf sekundäre Hypertonie.

- Therapie der auslösenden Erkrankung
- Gewichtsreduktion, salzarme Diät, Sport
- Stressabbau

tätigung in Ausdauersportarten wie Radfahren, Schwimmen oder Wandern sowie der Verzicht auf Rauchen und Alkoholkonsum in größeren Mengen aus. Bei leichtem Hochdruck können diese Maßnahmen den Blutdruck bereits ausreichend senken.

Medikamentöse Therapie
Die Hypertonie erfordert normalerweise eine Langzeittherapie über Jahre. Es gibt verschiedene Medikamentengruppen, die einzeln oder in Kombination eingesetzt werden:
- **Diuretika** (z.B. Dytide H®, Lasix®) erhöhen die Flüssigkeitsausscheidung über die Nieren, senken dadurch das Blutvolumen und entlasten auf diese Weise das Herz
- **β-Blocker** (z.B. Tenormin®) reduzieren den Sauerstoffbedarf des Herzens, insbesondere durch Senken von Herzfrequenz und Blutdruck bei Belastung
- **ACE-Hemmer** (z.B. Lopirin®, Xanef®) blockieren den Renin-Angiotensin-Aldosteron-Mechanismus (☞ 1.4.1). Sie stellen die Medikamente mit der stärksten blutdrucksenkenden Wirkung dar
- **Kalziumantagonisten** (z.B. Dilzem®) senken den Blutdruck vor allem durch Gefäßerweiterung.

Komplikationen
❶ Viele Organe werden durch den Bluthochdruck geschädigt:
Gefäße: Die hochdruckbedingte Arteriosklerose betrifft alle Gefäße des Körpers. Ihr Ausmaß lässt sich über die Gefäßveränderungen am Augenhintergrund beurteilen.
Herz: Das Herz muss gegen einen erhöhten Druck in den Gefäßen anarbeiten. Daraufhin nimmt erst die Muskelmasse des Herzens zu, dann sein Volumen *(Herzhypertrophie)*. Wenn die Pumpleistung des Herzens sinkt, entwickelt sich eine Linksherzinsuffizienz; oft treten Herzrhythmusstörungen auf. Die Kombination von Herzhypertrophie und Arteriosklerose der Koronarien führt zur Koronarinsuffizienz mit Angina-pectoris-Anfällen.
Nieren: Stenosen der Nierenarterien können zum einen auf Grund der Arteriosklerose bei Bluthochdruck bedingt sein, zum anderen aber auch Auslöser des Blutdruckes selbst sein (»Teufelskreis«). Eine Verengung einer oder beider Nierenarterien löst über die Freisetzung des Hormons Renin die verstärkte Produktion der blutdrucksteigernden Substanzen Angiotensin und Aldosteron aus (☞ 1.4.1). Es kommt zur Vasokonstriktion und damit zur Mangeldurchblutung der Nieren; das Organ schrumpft. Auch die Ausscheidungsfunktion der Niere verschlechtert sich (Niereninsuffizienz ☞ 7.2.3).

- Kein Nikotin, wenig Alkohol
- Medikamentöse Therapie.

Schädigung von
- Gefäßen
- Herz
- Niere
- Gehirn.

Lebensbedrohliche Komplikation:
- RR ≥ 230/120 mmHg
- Kopfschmerzen
- Schwindel, Übelkeit
- Angina pectoris
- Linksherzinsuffizienz
- Hirnblutung
- Krampfanfall.

Gehirn: Arteriosklerose und erhöhter Blutdruck in den Hirnarterien vergrößern das Risiko eines Apoplexes (»Schlaganfall«).

Hypertensiver Notfall und hypertensive Krise

Der **hypertensive Notfall** als Komplikation der Hypertonie ist lebensbedrohlich und muss umgehend therapiert werden. Er ist gekennzeichnet durch schnellen Blutdruckanstieg auf Werte über 230/120 mmHg mit zusätzlichen Organschäden. Der Patient klagt über Kopfschmerzen, Sehstörungen, Schwindel, Übelkeit und hat auf Grund der starken Belastung des Herzens evtl. einen Angina-pectoris-Anfall.

Es besteht die Gefahr einer akuten Linksherzinsuffizienz mit Lungenödem, einer Hirnblutung oder eines zerebralen Krampfanfalls. Folgende **Sofortmaßnahmen** sind erforderlich:
- Arzt benachrichtigen
- Patienten beruhigen, ins Bett bringen
- Blutdruck, Puls, Bewusstseinszustand kontrollieren
- Glyceroltrinitrat als Kapsel zum Zerbeißen auf ärztliche Anordnung hin geben. Kann der Patient die Kapsel nicht selbst zerbeißen, wird sie mit einer Kanüle angestochen und unter die Zunge des Patienten ausgedrückt. Das Medikament kann so über die Mundschleimhaut vom Körper aufgenommen werden und schnell wirken. Sinkt der Blutdruck auch nach wiederholter Gabe von Glyceroltrinitrat nicht, wird mit ACE-Hemmern kombiniert.

Spezielle Therapie
- In Abhängigkeit von der Herzfrequenz werden zusätzlich Medikamente gegeben, die den Sympathikus hemmen, z. B. Urapidil (Ebrantil®), Clonidin (Catapresan®) oder Dihydralazin (Nepresol®)
- Bei drohendem Lungenödem Gabe von Diuretika (z. B. Lasix® i.v.)
- Hält der hypertensive Notfall an, muss der Patient auf die Intensivstation verlegt werden.

Bei der **hypertensiven Krise** kommt es auch zu einem bedrohlichen Blutdruckanstieg (> 230/120 mmHg), allerdings treten keine Symptome auf, die auf einen Organschaden hindeuten. Der Blutdruck muss engmaschig kontrolliert werden und innerhalb von 24 Stunden durch die orale Gabe von Antihypertensiva gesenkt werden.

2.4.2 Hypotonie

Eine Hypotonie liegt vor, wenn der systolische Blutdruck ≤ 100–105 mmHg ist. Körperlich gut trainierte Menschen haben häufig einen niedrigen Blutdruck. Von der Hypotonie als Krankheit wird erst gesprochen, wenn der Blutdruck nicht mehr ausreicht, um die Durchblutung von Gehirn, Nieren u.a. Organen aufrecht zu erhalten und Symptome verursacht.

- Systolischer Blutdruck ≤ 105 mmHg
- Krankhaft erst bei unzureichender Organdurchblutung.

Ursachen und Einteilung
Es werden unterschieden:
- **Primäre (essenzielle) Hypotonie:** Die Ursache ist unbekannt; oft sind schlanke, junge Frauen betroffen
- **Sekundäre Hypotonie:** Sie wird durch andere Grundkrankheiten hervorgerufen, wie
  - Kardiovaskuläre Erkrankungen, z.B. Herzinsuffizienz, Aortenstenose
  - Endokrine Störungen, z.B. Nebenniereninsuffizienz, Hypothyreose
  - Hypovolämien, z.B. infolge von Blutungen oder Flüssigkeitsverlusten, Hyponatriämie
  - Medikamentenwirkung, z.B. Psychopharmaka, Antiarrhythmika.

Unterscheidung zwischen primärer und sekundärer Hypotonie.

Von der *chronischen* Hypotonie werden *anfallsartige* hypotone Kreislaufregulationsstörungen unterschieden. Ein Sonderfall ist die **orthostatische Hypotonie:** Beim Aufstehen versackt ein Teil des Blutvolumens in den Beinen. Normalerweise reagiert der Körper darauf mit Vasokonstriktion, was zu einem leichten diastolischen Blutdruckanstieg führt, und mit der Erhöhung der Herzfrequenz. Diese Gegenregulation des Kreislaufs ist bei der orthostatischen Hypotonie ungenügend.

Orthostatische Hypotonie: Blut versackt beim Aufstehen in den Beinen, ohne dass eine Gegenregulation stattfindet.

Symptome
Durch den niedrigen Blutdruck werden alle Organe schlechter durchblutet. Am empfindlichsten reagiert das Gehirn: Der Patient ist unruhig und klagt über Schwindel, Kopfschmerzen, Sehstörungen, Schwarzwerden vor den Augen. Möglicherweise ist er verwirrt oder wird sogar kurzfristig bewusstlos; man spricht dann von einer **Synkope**.

- Schwindel
- Kopfschmerzen
- Sehstörungen
- Evtl. Synkope.

Diagnostik
- Blutdruckmessung: Der systolische Blutdruck liegt bei mehreren Messungen unter 105 mmHg
- SCHELLONG-Test zum Nachweis einer hypotonen Kreislaufstörung: Während der Patient 10 Minuten liegt, werden Puls und Blutdruck gemessen. Dann werden im Stehen Blutdruck und Puls alle 2 Minuten über 10 Minuten bestimmt. Der Test überprüft die Reaktion von Gefäßen und

- RR-Messung
- SCHELLONG-Test
- Ggf. weitere Diagnostik.

Kreislauf auf eine veränderte Drucksituation (Gegenregulation, s. o.)
- Bei Verdacht auf eine Herzerkrankung als Ursache (sekundäre Hypotonie): EKG, Echokardiographie, Röntgen-Thorax
- Bei Verdacht auf andere, z. B. endokrine Ursachen, entsprechende Blutuntersuchungen.

Therapie

❸ Die primäre Hypotonie wird nur behandelt, wenn der Patient Beschwerden angibt. Sind Allgemeinmaßnahmen wie vermehrte Kochsalz- und Flüssigkeitszufuhr, Sport, Wechselduschen, Bürstenmassagen und langsames Aufstehen am Morgen erfolglos, können Dihydroergotamin (z. B. Dihydergot®) oder Sympathomimetika (z. B. Effortil®) gegeben werden. Bei der sekundären Hypotonie muss die Grunderkrankung behandelt werden.

Nur bei Beschwerden
- Allgemeinmaßnahmen
- Dihydroergotamin, Sympathomimetika.

Verhalten bei einer Synkope
- Beine hochlagern, um die Durchblutung des Gehirns zu verbessern
- Blutdruck und Puls überwachen
- Auf ärztliche Anordnung kreislaufstabilisierende Medikamente, z. B. Effortil®.

2.4.3 Schock

Der Schock ist ein lebensbedrohliches Kreislaufversagen, bei dem Gewebe und innere Organe nur noch vermindert durchblutet werden. Auf Grund des Sauerstoffmangels kommt es zur Anhäufung toxischer Stoffwechselprodukte und letztendlich zu schweren Zellschädigungen.

Lebensbedrohliches Kreislaufversagen.

Schockformen

❹ Abhängig von ihren Ursachen werden verschiedene Schockformen unterschieden:
Hypovolämischer Schock: Der Körper verliert größere Blutmengen oder andere Körperflüssigkeiten, z. B. durch starke Blutungen, Verbrennungen, Erbrechen oder Durchfall.
Kardiogener Schock: Die Pumpleistung des Herzens sinkt stark ab, z. B. durch Herzinfarkt, Herzrhythmusstörungen, schwere Herzinsuffizienz, entzündliche Herzerkrankungen, massive Lungenembolie.
Anaphylaktischer Schock: Stellt die schwerste Form einer allergischen Reaktion dar. Die starke Freisetzung von Histamin führt u. a. zur massiven Vasodilatation (Gefäßerweiterung) der Venen mit Blutdruckabfall und Abnahme des Herzzeitvolu-

- Hypovolämischer Schock
- Kardiogener Schock
- Anaphylaktischer Schock
- Septischer Schock.

mens. Auslöser können z. B. bestimmte Medikamente, Röntgenkontrastmittel und Insektenstiche sein.
Septischer Schock: Er tritt bei einer Sepsis (☞ 11.7) auf, wenn Bakterien oder deren Toxine in die Blutbahn gelangen und dort eine ausgeprägte Vasodilatation mit Blutdruckabfall hervorrufen.

Symptome
Den verschiedenen Schockformen ist gemeinsam:
- Der Blutdruck ist niedrig, systolisch meist ≤ 90 mmHg. Daraufhin werden vermehrt Katecholamine ausgeschüttet, die Herzfrequenz steigt an (Tachykardie ≥ 100/Min.), und die Gefäße werden enggestellt. Damit kommt es zur sog. **Zentralisation** des Kreislaufs, mit der der Körper versucht, die Durchblutung der unmittelbar lebenswichtigen Organe Herz und Gehirn zu sichern; dies geht zulasten von Haut, Niere, Muskulatur und Darm
- Der Patient ist unruhig, im weiteren Verlauf nur noch schwer ansprechbar und wird schließlich bewusstlos
- Hände und Füße des Patienten sind auf Grund der Zentralisation meist kaltschweißig und zyanotisch (Ausnahme: septischer Schock).

Besonderheiten
- Hypovolämischer Schock: Der Patient hat Durst, die Schleimhäute sind trocken, Halsvenen kollabiert, Urinausscheidung ≤ 500 ml/Tag
- Kardiogener Schock: Dyspnoe, Orthopnoe, Zyanose; bei der Lungenauskultation fallen Rasselgeräusche auf durch das bei Linksherzinsuffizienz entstehende Lungenödem; als Zeichen der Rechtsherzinsuffizienz finden sich gestaute Halsvenen
- Anaphylaktischer Schock: anfangs Hauterscheinungen wie Quaddeln und Juckreiz, im späteren Stadium Asthma bronchiale (☞ 4.3.2)
- Septischer Schock: Schüttelfrost, Hyperthermie (≥ 38 °C), aber auch Hypothermie (≤ 35,5 °C), Tachypnoe, die Haut ist oft warm und rosig, der Patient meist verwirrt.

Schockindex
Über den Schockindex kann grob abgeschätzt werden, wie schwer ein Schock ist. Er berechnet sich als Quotient aus Herzfrequenz und systolischem Blutdruck. Beim Gesunden beträgt er etwa 0,5. Ist er ≥ 1, besteht akute Schockgefahr.

$$\text{Schockindex} = \frac{\text{Herzfrequenz}}{\text{Blutdruck}_{\text{Systolisch}}}$$

Gemeinsame Symptome:
- Niedriger Blutdruck
- Unruhe
- Desorientiertheit bis hin zur Bewusstlosigkeit
- Kreislaufzentralisation.

- Anamnese
- Suche nach der Ursache.

ZVD: Aussage über Funktion des rechten Herzens. Messung über ZVK vor dem rechten Vorhof.

Diagnostik
Meistens reicht die Anamnese des Patienten (z. B. Unfall, Herzinfarkt, Operation) zusammen mit dem klinischen Bild und den Puls- und Blutdruckwerten aus, um einen Schock zu diagnostizieren. Da es sich meist um ein dramatisches Geschehen handelt, ist schnelles Handeln angezeigt. Damit eine gezielte Therapie eingeleitet werden kann, sind je nach Verdacht bestimmte diagnostische Maßnahmen notwendig:

- Bestimmung der Blutparameter: Blutbild, Gerinnung, Elektrolyte, BGA (☞ 4.1.1)
- Bei Verdacht auf kardiogenen Schock → EKG, Röntgen-Thorax
- Bei Verdacht auf septischen Schock → Blutkulturen, Urinstatus und -kultur, Wund- und Drainageabstriche
- Bei Verdacht auf hypovolämischen Schock → Sonographie und Röntgenaufnahme des Abdomens zur Suche nach Blutungen, Darmverschluss, Entzündungen oder anderen Veränderungen der Bauchorgane
- Messung des zentralvenösen Drucks.

Zentralvenöser Druck
Der zentralvenöse Druck (ZVD) ist der Blutdruck der thorakalen Venen. Dieser gibt Auskunft über die Funktion des rechten Herzens, das Blutvolumen sowie den Venentonus. Gemessen wird er in der V. cava superior vor dem rechten Vorhof. Bei der Messung ist darauf zu achten, dass der Patient flach liegt und der Nullpunkt immer gleich ist (Höhe des rechten Vorhofes = unteres Drittel der Thoraxwand). Sonst kommt es nicht zu vergleichbaren Ergebnissen. Das Schlauchsystem muss luftleer sein. Bei Manipulationen am System und am Dreiwegehahn ist hygienisches Arbeiten oberstes Gebot, da es sich um einen zentralvenösen Katheter handelt und damit die Gefahr der Keimverschleppung besteht. Beim Gesunden beträgt der ZVD 4–10 cmH$_2$O. Werte darunter deuten auf eine Hypovolämie hin, Werte darüber weisen auf eine Hypervolämie oder Rechtsherzinsuffizienz hin (☞ 1.4.1).

Therapie

Allgemeine Therapie
Der Patient im Schock wird intensivmedizinisch betreut, einleitende Therapiemaßnahmen müssen sofort beginnen:

2.4 Kreislauferkrankungen

- Lagerung
  - Patienten flach lagern
  - Beim hypovolämischen Schock Beine anheben zur Autotransfusion
  - Beim kardiogenen Schock Herzbettlagerung: Oberkörper hoch, Beine tief
- Sauerstoffgabe per Nasensonde, ggf. Intubation mit künstlicher Beatmung
- Volumensubstitution *außer beim kardiogenen Schock:* falls venöser Zugang liegt, Infusion sofort aufdrehen. Ansonsten peripher venösen Zugang legen, Blutabnahme (u. a. Blutgruppe und Kreuzblut) vornehmen und sofort mit der Volumensubstitution beginnen: Zu Beginn mit Plasmaexpandern (z. B. Dextran, Hydroxyäthylstärke = HAES), die auf Grund ihres hohen kolloidosmotischen Druckes Flüssigkeit aus dem Extravasalraum in die Gefäße einströmen lassen, anschließend mit isotonen Elektrolytlösungen; bei starkem Blutverlust Erythrozytenkonzentrate
- Ggf. Ausgleich einer metabolischen Azidose (☞ 7.4.2)
- Für die ZVD-Messung und für die Gabe von Katecholaminen zentralvenösen Zugang legen
- Prophylaktische Gabe von Heparin, um einer disseminierten intravasalen Gerinnung (☞ 3.4.2) entgegenzuwirken; Kontrolle der Blutgerinnung und des Antithrombin III
- Blutdruck, Puls, Atmung, Bewusstseinszustand, Diurese, Blutwerte (incl. Blutgasen), Körpertemperatur regelmäßig kontrollieren, um die Wirkung von Infusionstherapie und Medikamenten zu überprüfen.

Spezielle Therapie
Kardiogener Schock: Zur Stabilisierung des Kreislaufs und zur Stärkung der Herzkraft werden Katecholamine wie Dopamin und Dobutamin (Dobutrex®) gegeben. Die Volumengabe muss zurückhaltend erfolgen, um das geschwächte Herz nicht noch weiter zu belasten.
Septischer Schock: Entscheidend ist die rasche Antibiotikatherapie und die Herdsanierung; vorher müssen Blutkulturen abgenommen werden, um die Empfindlichkeit der Erreger zu bestimmen und dann die Antibiotikabehandlung ggf. dementsprechend umzustellen.
Anaphylaktischer Schock: Die weitere Antigenzufuhr muss sofort gestoppt werden, z. B. laufende Transfusion oder Antibiotikalösung abstellen. Zur Kreislaufstabilisierung wird Adrenalin (Suprarenin®) verabreicht, gegen die allergische Reaktion Kortikosteroide (Prednisolon) und Histaminantagonisten (z. B. Clemastin als Tavegil®).

2 Gefäße und Kreislauf

Komplikationen

❻ Die Komplikationen des Schocks erklären sich aus der unzureichenden Durchblutung innerer Organe, die dadurch geschädigt werden:
- Lunge → akutes Lungenversagen (☞ 4.10)
- Niere → akutes Nierenversagen (☞ 7.2.2)
- Gerinnungssystem → DIC (☞ 3.4.2)
- Herz → Herzinsuffizienz (☞ 1.4).

? Übungsfragen

❶ Welche Organe werden in erster Linie durch eine Hypertonie geschädigt?

❷ Wie wird eine Hypertonie therapiert?

❸ Wann wird eine Hypotonie behandelt?

❹ Welche Schockformen werden unterschieden?

❺ Was sagt der Schockindex aus?

❻ Welche Komplikationen können bei einem Schock auftreten?

3 Blut und lymphatisches Gewebe

3.1 Leitsymptome

Zu den Leitsymptomen von Erkrankungen des Blutes und des lymphatischen Gewebes zählen: Abgeschlagenheit, Infektions- und Blutungsneigung sowie Lymphknotenvergrößerungen (☞ 11.1.2).

3.1.1 Abgeschlagenheit

Das Gefühl der Abgeschlagenheit und der abnormen Müdigkeit sind unspezifische Symptome, die Patienten bei vielen Erkrankungen verspüren. Sie treten z. B auf bei Anämie (☞ 3.2.1), malignen Erkrankungen von Knochenmark oder Lymphknoten, Herzinsuffizienz (☞ 1.4), malignen Tumoren (☞ 12), Schilddrüsenfunktionsstörungen (☞ 8.2) und psychischen Erkrankungen wie Depression. Typisch in Kombination mit anderen Beschwerden sind sie für Erkrankungen des Blutes, des Knochenmarks oder der Lymphknoten.

3.1.2 Infektionsneigung

Eine Infektionsneigung entwickelt sich, wenn Patienten zu wenige funktionstüchtige Leukozyten besitzen. Fallen die Granulozyten auf Werte unter 1 000/µl, liegt eine ernsthafte Infektionsgefahr vor (☞ 3.3.1). Infektionen treten dann nicht nur häufiger auf, sondern verlaufen auch schwerer. Hierbei können sonst *apathogene* (nicht krankheitsauslösende) Erreger wie Candida albicans schwere Infektionen mit Sepsis (☞ 11.7) oder ZNS-Beteiligung verursachen. Solche Erreger werden *opportunistisch* genannt, da sie unter bestimmten Bedingungen Krankheitswert besitzen. Dies kann z. B. bei Leukämien und anderen malignen Erkrankungen, unter Zytostatikatherapie und besonders infolge einer HIV-Infektion (☞ 11.2.9) der Fall sein.

Funktionstüchtige Leukozyten ↓
→ Häufigere, schwerere Infektionen auch durch sonst harmlose Erreger.

3.1.3 Blutungsneigung

Viele hämatologische und onkologische Erkrankungen gehen mit einer erhöhten Blutungsneigung einher. In leichten Fällen treten vermehrt Nasenbluten oder »blaue Flecken« auf, in schweren Fällen kann es auch ohne sichtbare äußere Verletzung zu ausgedehnteren Blutungen, z. B. Gehirnblutungen, kommen.

Häufig Nasenbluten und »blaue Flecken«.

Ursachen

Es wird unterschieden zwischen:
Koagulopathie: Die Gerinnungsfaktoren sind verringert oder verändert, z. B. bei Hämophilie (☞ 3.4.1), Vitamin-K-Mangel, schweren Leberschäden, DIC (☞ 3.4.2).
Thrombopenie: Die Thrombozyten sind vermindert oder in ihrer Funktion gestört, z. B. bei Leukämien, idiopathisch thrombozytopenischer Purpura (☞ 3.4.3).
Vasopathie: Die Gefäße sind erkrankt, z. B. bei Purpura-SCHOENLEIN-HENOCH, M. OSLER (☞ 3.4.4).

3.2 Erkrankungen der Erythrozyten

3.2.1 Anämie

> Hb ↓, Erythrozyten ↓, Hämatokrit ↓.

Bei einer Anämie ist die Hämoglobinkonzentration, die Erythrozytenzahl und/oder der Hämatokrit (Anteil der Blutzellen am Blutvolumen) erniedrigt.

Ursachen und Einteilung

> Verschiedene Formen der Anämie:
> - Eisenmangelanämie
> - Megaloblastäre Anämie
> - Renale Anämie
> - Tumoranämie
> - Hämolytische Anämie
> - Blutungsanämie.

❶ Die verschiedenen Formen der Anämie sind entweder durch eine Bildungsstörung, durch einen gesteigerten Abbau (*hämolytische Anämie*) oder durch einen Verlust von Erythrozyten bei Blutungen verursacht.

Bildungsstörung der Erythrozyten

❷ **Eisenmangelanämie:** Mit 80 % der Fälle ist sie die häufigste aller Anämien. Eisenmangel tritt bei chronischen bzw. wiederholten Blutungen mit Verlust von Eisen auf, z. B. bei Blutungen im Verdauungstrakt oder bei verstärkter Menstruation. Bei Schwangeren und Kindern kann es durch den erhöhten Eisenbedarf zur Eisenmangelanämie kommen. Insgesamt sind Frauen von einer Eisenmangelanämie häufiger betroffen als Männer. Auf Grund des Eisenmangels produziert der Organismus weniger Hämoglobin. Es kommt zur sog. *mikrozytären Anämie*, da durch den geringeren Hämoglobingehalt kleinere Erythrozyten gebildet werden.

> Megaloblastäre Anämie durch Mangel an Vit. B_{12} oder Folsäure.

Megaloblastäre Anämie (Riesenzellanämie, *makrozytäre Anämie*): Vitamin B_{12} und Folsäure sind für die Ausreifung der Erythrozyten im Knochenmark erforderlich. Wenn sie nicht in ausreichender Menge vorhanden sind, können sich die Vorläuferzellen der Erythrozyten im Knochenmark nur unzureichend teilen, sodass zu wenige, aber vergrößerte Erythrozyten gebildet werden, die vermehrt Hämoglobin enthalten. Ursache ist meist eine Fehlernährung, z. B. bei Alkoholkranken, oder ein Mangel an intrinsic factor, der für die Resorption von Vitamin B_{12} im Dünndarm notwendig ist. Der intrinsic factor wird

in der Magenschleimhaut gebildet. Nach einer Magenresektion oder bei chronischer Gastritis (☞ 5.3.1) mit Antikörperbildung gegen den intrinsic factor kann es zu einer Sonderform der megaloblastären Anämie kommen, der sog. **perniziösen Anämie**.
Renale Anämie: Bei chronischer Niereninsuffizienz (☞ 7.2.3) wird das für die Bildung der Erythrozyten benötigte *Erythropoetin* in den Nieren vermindert produziert. Folge ist eine Anämie mit normal großen Erythrozyten: *normozytäre Anämie*.
Tumoranämie: Bösartige Tumoren verursachen häufig eine Störung der Eisenverwertung. Dem Organismus steht zwar genügend Eisen zur Verfügung, der Einbau in das Hämoglobin der Erythrozyten ist jedoch beeinträchtigt. Die Folge ist eine *mikrozytäre* oder *normozytäre Anämie*.

Renale Anämie durch Erythropoetin-Mangel.

Tumoranämie durch gestörte Eisenverwertung.

Hämolytische Anämie
Unter einer Hämolyse versteht man den frühzeitigen Abbau oder die Zerstörung zahlreicher Erythrozyten vor Erreichen ihres normalen Lebensalters von etwa 100 Tagen. Dies führt in der Regel zu einer *normozytären Anämie*. Mögliche Ursachen sind:
- Immunreaktionen gegen körpereigene Erythrozyten (z.B. durch Wärme- oder Kälte-Autoantikörper) bzw. gegen transfundierte Erythrozyten → Transfusionszwischenfall!
- Mechanische Zerstörung von Erythrozyten, z.B. durch künstliche Herzklappen
- Angeborene Defekte der Erythrozyten, z.B. bei Sichelzellanämie, Sphärozytose (Kugelzellanämie), Thalassämie (Mittelmeeranämie)
- Toxische Schädigung von Erythrozyten, z.B. durch Insekten-, Schlangen- bzw. Pilzgifte oder infolge einer Urämie
- Infektiöse Schädigung von Erythrozyten, z.B. bei Malaria (☞ 11.6.2).

Blutungsanämie
Starke Blutungen führen zu einem Erythrozytenverlust, den der Organismus nicht schnell genug kompensieren (ausgleichen) kann. Diese Anämie ist zunächst *normozytär*, später auf Grund des Eisenmangels *mikrozytär*.

Symptome
Auf Grund des erniedrigten Hämoglobingehalts und des damit reduzierten Sauerstofftransportes fühlt sich der Patient schwach, ist wenig leistungsfähig und leidet unter Belastungsdyspnoe; Haut und Schleimhäute sind blass. Abhängig von der Anämieform treten auf:
- Eisenmangelanämie → trockene Haut, Einrisse an den Mundwinkeln *(Rhagaden)*, brüchige Haare und Nägel, manchmal Zungenbrennen und Schmerzen beim Schlucken

- Schwäche
- Belastungsdyspnoe
- Blasse Haut und Schleimhäute.

- Perniziöse Anämie → glatte, rote Zunge (»Lackzunge«), Zungenbrennen, neurologische Störungen wie Kribbeln oder Missempfindungen an Händen und Füßen, Gangunsicherheit
- Hämolytische Anämie → Splenomegalie durch den vermehrten Erythrozytenabbau. Ein Ikterus (☞ 6.1.1) tritt auf, wenn die Leber das aus dem Abbau von Hämoglobin vermehrt anfallende Bilirubin nicht mehr ausscheiden kann.

Diagnostik

❸ Ziel der Diagnostik ist es, die Ursache der Anämie zu finden. Maßgebend dafür sind die folgenden Blutwerte, die Normwerte sind Tab. 3.1 zu entnehmen.

Laborwerte
- **Hämoglobingehalt** (Hb), **Erythrozytenzahl** (Erys) und **Hämatokrit** (Hkt): bei mikrozytärer Anämie sind Hb und Hkt stärker erniedrigt als die Erythrozytenzahl; bei makrozytärer Anämie ist umgekehrt die Erythrozytenzahl stärker erniedrigt als Hb und Hkt
- **Retikulozyten** (junge Erythrozyten, die gerade erst aus dem Knochenmark freigesetzt worden sind)
  - ↑ bei einer hämolytischen Anämie und bei vermehrter Blutbildung auf Grund einer erfolgreichen Anämiebehandlung
  - ↓ bei Erythrozytenbildungsstörungen
- **MCV** (Mittleres Zellvolumen eines einzelnen Erythrozyten)
  - ↑ bei megaloblastärer Anämie, z. B. perniziöser Anämie
  - ↓ bei mikrozytärer Anämie, z. B. Eisenmangelanämie
- ❹ **MCH** = HbE (Mittlerer Hämoglobingehalt eines einzelnen Erythrozyten): in der Regel gleichsinnig verändert wie das MCV. Bei Erhöhung liegt eine *hyperchrome* Anämie vor, z. B. bei der perniziösen Anämie; bei Erniedrigung eine *hypochrome* Anämie, wie bei der Eisenmangelanämie
- **Ferritin** (Eiweiß, das Eisen im Körper speichert)
  - ↑ z. B. bei Tumoranämie
  - ↓ bei Eisenmangel
- **Transferrin** (Eiweiß, das Eisen ins Knochenmark transportiert, wo es in Hämoglobin eingebaut wird)
  - kompensatorisch erhöht bei Eisenmangelanämie
  - ↓ bei Tumoranämie
- **Serumeisen**
  - ↓ bei Eisenmangel- und meist auch bei Tumoranämie
  - ↑ z. B. bei hämolytischer und perniziöser Anämie
- **LDH** und **indirektes Bilirubin:** ↑ bei hämolytischer Anämie.

- Blutbild
- Verschiedene Blutwerte
- Blutausstrich
- SCHILLING-Test.

3.2 Erkrankungen der Erythrozyten

Blutausstrich und SCHILLING-Test

Im Blutausstrich zeigen sich u.U. Formveränderungen der Erythrozyten, z.B. Sichelform der Erythrozyten bei der Sichelzellanämie, fragmentierte Erythrozyten bei künstlichen Herzklappen. Eine Resorptionsstörung für Vitamin B_{12}, und damit eine perniziöse Anämie, wird über den SCHILLING-Test nachgewiesen. Bei diesem Test wird mit Hilfe von radioaktiv markiertem Vitamin B_{12} dessen Ausscheidung im Sammelurin und damit auch die Resorptionsrate überprüft.

Parameter	Normwerte
Hämoglobin (Hb)	♂ 140–180 g/l ♀ 120–160 g/l
Erythrozyten (Erys)	♂ 4,5–6,0/pl ♀ 4,2–5,5/pl
Hämatokrit (Hkt)	♂ 42–52% ♀ 36–46%
Mittleres korpuskuläres Volumen (MCV)	80–96 fl
Mittleres korpuskuläres Hämoglobin (MCH)	27–33 pg
Retikulozyten	0,8–2,5% der Erys
Ferritin	♂ 15–400 ng/ml ♀ 10–200 ng/ml
Transferrin	♂ 210–340 mg/dl ♀ 200–310 mg/dl

Tab. 3.1 Wichtige Parameter des roten Blutbildes.

Therapie

- Eisenmangelanämie: Die Blutungsquelle muss gesucht und ggf. beseitigt werden. Bei Bedarf Gabe von Eisenpräparaten oral (ferro sanol®, Eryfer®), nur in Ausnahmefällen i.m. oder i.v. Nebenwirkungen sind bei oraler Gabe Magen-Darm-Beschwerden
- Megaloblastäre Anämie: Je nach Ursache werden entweder Folsäuretabletten (Folsan®) verabreicht oder Vitamin B_{12} alle drei Monate i.m. gespritzt
- Renale Anämie: Substitution von Erythropoetin (z.B. Erypo®) dreimal wöchentlich i.v. oder s.c.
- Tumoranämie: ggf. Gabe von Erythrozytenkonzentraten
- Hämolytische Anämie: Bei einigen erblichen Formveränderungen der Erythrozyten wie z.B. der Sichelzellanämie, wird die Milz entfernt, weil sie die veränderten Erythrozy-

- Angina-pectoris-Anfälle
- Verwirrtheit.

ten zu schnell abbaut. Sind Autoantikörper die Ursache der Hämolyse, können Kortikosteroide oder Immunsuppressiva gegeben werden.

Komplikationen
Der Sauerstofftransport ist in manchen Fällen so stark eingeschränkt, dass auf Grund des Sauerstoffmangels des Herzens Angina-pectoris-Anfälle (☞ 1.2) oder auf Grund des Sauerstoffmangels des Gehirns Verwirrtheit auftreten können.

Pflege
Bei der Gabe von Eisenpräparaten ist Folgendes zu beachten:
- Eisenpräparate sollten auf nüchternen Magen eingenommen werden, da ihre Aufnahme so am effektivsten ist. Wenn Magen-Darm-Beschwerden (z. B. Übelkeit) auftreten, müssen sie zu den Mahlzeiten gegeben werden
- Da Vitamin C die Resorption des Eisens verbessert, sollten die Präparate z. B. mit Orangensaft eingenommen werden
- Eisenpräparate färben den Stuhl schwarz. Damit sich der Patient nicht beunruhigt, wird er darüber informiert.

Erythrozyten ↑, Hb ↑, Hämatokrit ↑.

Ursachen:
- O_2-Mangel
  - → Erythropoetin ↑
  - → Bildung von Erythrozyten ↑
- Polycythaemia vera
- Paraneoplastisches Syndrom.

3.2.2 Polyglobulie

Ist die Erythrozytenzahl mit entsprechendem Anstieg von Hämoglobin und Hämatokrit bei normalem Plasmavolumen erhöht, liegt eine Polyglobulie vor.

❺ Mögliche Ursachen sind:
- Sauerstoffmangel mit kompensatorisch gesteigerter Erythropoetinproduktion in den Nieren und nachfolgendem Anstieg der Erythrozytenzahl, z. B. bei Aufenthalt in großer Höhe, Lungenerkrankungen mit niedrigem arteriellen Sauerstoffpartialdruck (pO_2) und Herzerkrankungen mit Rechts-Links-Shunt (☞ 1.9.1)
- **Polycythaemia vera:** maligne Erkrankung, bei der die Blutbildung, vor allem die Erythropoese, exzessiv gesteigert ist
- Paraneoplastisches Syndrom (☞ 4.7): unphysiologische Bildung von Erythropoetin oder ähnlichen Substanzen, die die Blutzellbildung im Knochenmark steigern.

Symptome
- Gerötetes Gesicht und Extremitäten
- Kreislaufbeschwerden wie Schwindel, Kopfschmerzen, Ohrensausen, Sehstörungen
- Hypertonie
- Blutungsneigung
- Thromboseneigung (durch erhöhte Viskosität des Blutes).

Therapie
Die Grunderkrankung muss behandelt werden. Aderlässe von ca. 500 ml senken den Hämatokritwert auf unter 45 %.

- Behandlung der Grunderkrankung
- Aderlass
- Ziel: Hämatokrit ≤ 45 %.

Übungsfragen

1. Welche Anämieformen unterscheidet man?
2. Welches sind die Ursachen einer Eisenmangelanämie?
3. Welche Blutparameter werden für die Diagnose einer Anämie bestimmt?
4. Wodurch ist eine hypochrome Anämie gekennzeichnet?
5. Welche Ursachen für eine Polyglobulie kennen Sie?

3.3 Erkrankungen der Leukozyten

3.3.1 Leukozytose und Leukopenie

Leukozytose
Ist die Gesamtleukozytenzahl im Blut auf Werte über 10 000/µl bzw. 10/nl erhöht, spricht man von einer Leukozytose. Sie gilt als unspezifisches Symptom bei vielen verschiedenen Erkrankungen bzw. Belastungen des Organismus:
- Infektionen, vor allem durch Bakterien und Pilze, mit Vermehrung der Granulozyten. Virusinfekte hingegen verursachen oft eine relative Vermehrung der Lymphozyten bei normaler oder sogar erniedrigter Gesamtleukozytenzahl
- Chronische nicht-infektiöse Entzündungen
- Bösartige Erkrankungen des blutbildenden Systems, z. B. chronische Leukämien (☞ 3.3.2)
- Stresssituationen (z. B. durch Verletzung, Verbrennung, Infarkt, Schock), Schwangerschaft.

Leukozytose: Leukozyten ≥ 10 000/ml.

Leukopenie
Eine Leukopenie besteht bei einer Gesamtleukozytenzahl im Blut von unter 4 000/µl bzw. 4/nl. Auch diesem Befund können zahlreiche verschiedene Ursachen zu Grunde liegen:
- Knochenmarkschädigung durch Medikamente, z. B. Zytostatika (☞ 12.4.3), oder ionisierende Strahlen (☞ 12.4.4)
- Bestimmte Blutkrankheiten, z. B. perniziöse Anämie (☞ 3.2.1)
- Viele Virusinfektionen und einzelne bakterielle Infekte, wie Typhus und Brucellose
- Gesteigerter Abbau von Blutzellen häufig mit Milzvergrößerung *(Hypersplenismus)*.

Leukopenie: Leukozyten ≤ 4 000/ml.

Behandelt werden muss bei Leukozytosen und Leukopenien in jedem Fall die Grunderkrankung.

Von der Leukopenie abzugrenzen ist die lebensbedrohliche **Agranulozytose** mit Absinken der Leukozytenzahl im Blut unter 1000/µl und der Granulozytenzahl unter 500/µl. Sie wird in der Regel durch eine medikamentöse Knochenmarkschädigung verursacht, die entweder toxisch (z. B. durch Zytostatika) oder allergisch bedingt ist (z. B. Novalgin®). Frühzeichen sind Fieber und häufig eine geschwürige Mandelentzündung. Das auslösende Medikament muss sofort abgesetzt werden. Wenn der Patient die akute Phase überlebt, erholt sich die Granulozytenbildung meist innerhalb einer Woche.

> Agranulozytose:
> - Leukozyten ≤ 1000/ml
> - Granulozyten ≤ 500/ml.
> Ausgelöst durch Medikamente.

3.3.2 Leukämien

❶ Leukämien sind bösartige Erkrankungen der Leukozyten, bei denen sich diese Zellen im Knochenmark oder auch im lymphatischen Gewebe unkontrolliert vermehren.

> Bösartige Erkrankung der Leukozyten.

Ursachen und Einteilung

❷ Abhängig von ihrem *Krankheitsverlauf* ohne Therapie werden die Leukämien in akute und chronische Formen eingeteilt:
Akute Leukämien verlaufen unbehandelt innerhalb von einigen Wochen tödlich. Durch eine effektive Therapie können aber in einem Teil der Fälle Heilungen erzielt werden. Histologisch sind sie durch sehr unreife Tumorzellen gekennzeichnet.
Chronische Leukämien führen erst nach mehreren Jahren zum Tode, lassen sich jedoch nur selten vollständig heilen. Histologisch sind sie durch reifere Zellen gekennzeichnet.

> Akute Leukämie: Ohne Therapie innerhalb von Wochen tödlich, Heilung möglich.
>
> Chronische Leukämie: Chronischer Verlauf, Heilung sehr selten.

Abhängig vom *Zelltyp* unterscheidet man lymphatische Leukämien (Entartung von Vorstufen der Lymphozyten) und myeloische Leukämien (Entartung von Vorstufen anderer Blutzellen im Knochenmark).

Akute lymphatische Leukämie (ALL) und **akute myeloische Leukämie** (AML): Eine einzelne Zelle im Knochenmark entartet bösartig und vermehrt sich sehr schnell. Ihre Abkömmlinge verdrängen die gesunden Zellen der Blutbildung und gelangen als funktionsuntüchtige Zellen ins Blut. Die ALL betrifft häufig Kinder, während die AML meist bei Erwachsenen auftritt. Risikofaktoren für die Entstehung sind radioaktive Strahlen, Zytostatika (vor allem für die AML), Benzol und einige Erbkrankheiten, z. B. das Down-Syndrom.

> Lymphatische Leukämie: Vorstufen der Lymphozyten sind entartet.
>
> Myeloische Leukämien: Vorstufen anderer Blutzellen sind entartet.

Chronisch myeloische Leukämie (CML): Eine einzelne Stammzelle entartet maligne, woraufhin Granulozyten und ihre Vorstufen exzessiv produziert werden. Risikofaktoren sind radioaktive Strahlung und Benzol. Bei fast allen Patienten findet sich eine erworbene Veränderung des Chromosoms 22, das sog. Philadelphia-Chromosom.

Chronisch lymphatische Leukämie (CLL): Massenhaft funktionsuntüchtige B-Lymphozyten werden im Knochenmark gebildet (in seltenen Fällen auch T-Lymphozyten) und dann ins Blut ausgeschwemmt. Die CLL ist die häufigste Leukämieform.

Symptome

Akute Leukämien

- Frühsymptome: Abgeschlagenheit, Fieber, Nachtschweiß (treten meist plötzlich auf)
- Symptome auf Grund der Verdrängung der gesunden Zellen durch die malignen Zellen im Knochenmark:
  - Granulozytopenie → häufige Infekte, insbesondere Soor (☞ 11.4.1)
  - Anämie → Blässe, Dyspnoe, Müdigkeit
  - Thrombozytopenie → Blutungen
- Bei 30 % der Betroffenen treten Lymphknotenschwellung, manchmal Milzvergrößerung *(Splenomegalie)* und Lebervergrößerung *(Hepatomegalie)* auf.

- Plötzlicher Beginn
- Infektionen, Blässe, Müdigkeit, Blutungen
- Ggf. vergrößerte Lymphknoten.

Chronisch myeloische Leukämie

Die CML verläuft in drei Krankheitsphasen:
1. **Chronisch stabile Phase:** schleichender Beginn mit Allgemeinsymptomen, Leukozytose und Splenomegalie.
2. **Akzelerationsphase:** Übergangsphase, in der zusätzlich Fieber, eine Anämie und meist eine Thrombozytose auftreten.
3. **Blastenschub:** Die bösartig veränderten Granulozytenvorstufen (Vorstufen = Blasten) werden massiv ins Blut ausgeschwemmt. Meist versterben die Patienten innerhalb kurzer Zeit.

3 Krankheitsphasen.

Chronisch lymphatische Leukämie

Bei 70 % der Patienten wird eine CLL zufällig diagnostiziert. Es bestehen meist über lange Zeit keine Beschwerden. Im Verlauf der Erkrankung treten dann folgende Symptome auf:
- Lymphknotenschwellung, manchmal Splenomegalie und/oder Hepatomegalie
- Hauterscheinungen wie Juckreiz *(Pruritus)*, Ekzeme, Herpes zoster (☞ 11.2.2), Mykosen, Hautblutungen.

Häufig Zufallsbefund, da lange symptomlos.

Diagnostik

Im Blut können – mit Ausnahme der CLL – Vorstufen der Leukozyten nachgewiesen werden. Die Gesamtleukozytenzahl ist bei den chronischen Leukämien erhöht. Bei den akuten Leukämien ist sie unterschiedlich und deshalb diagnostisch ohne Bedeutung. In der Regel sind die Erythrozyten vermindert. Die Thrombozytenzahl kann erniedrigt oder erhöht sein; im letzteren Fall sind die Thrombozyten meist funktionsuntüchtig.

- Labor: Leukozytenvorstufen, Leuko- und Thrombozyten ↑/↓, Erythrozyten meist ↓
- Knochenmarkpunktion.

Tab. 3.2 Überblick über das Differenzialblutbild.

Unter dem Mikroskop kann die Verteilung der Leukozyten im Blut ausgezählt werden. Dieses sog. **Differenzialblutbild** setzt sich beim Gesunden wie folgt zusammen:

	Abb.	Normbereich
Leukozyten gesamt		4–10/nl (= 4 000–10 000/µl)
Lymphozyten		1–4,8/µl (20–50% der Leukos)
Stabkernige neutrophile Granulozyten		0,1–0,5/µl (3–5% der Leukos)
Segmentkernige neutrophile Granulozyten		2–6,5/µl (50–70% der Leukos)
Eosinophile Granulozyten		≤ 0,45/µl (2–4% der Leukos)
Basophile Granulozyten		≤ 0,2/µl (≤ 0,5% der Leukos)
Monozyten		0,8/µl (ca. 4% der Leukos)

Die weitere Diagnose einer Leukämie wird anhand einer **Knochenmarkpunktion** gesichert: In örtlicher Betäubung wird mit einer Stahlnadel (YAMSHIDI-Stanznadel oder Knochenmarkpunktionsnadel nach WESTERAMNN-JENSEN) das Brustbein *(Sternalpunktion)* oder der Beckenkamm *(Beckenkammpunktion)* punktiert, und Knochenmark durch Ansaugen entnommen. Die so gewonnenen Zellen werden unter dem Mikroskop untersucht, um bösartig veränderte Zellformen nachzuweisen.

- Zytostatika
- Immuntherapie bei CML.

Therapie

Die akuten Leukämien und die CLL werden chemotherapeutisch mit verschiedenen Zytostatika behandelt (☞ 12.4.3). Bei den akuten Leukämien erfolgt die Chemotherapie möglichst frühzeitig und hochdosiert mit dem Ziel einer Heilung; bei der CLL hingegen wird sie spät und schonend zur Bekämpfung der Krankheitsprogression eingesetzt.

Bei der CML wird zunächst eine Immuntherapie (☞ 12.4.5) mit α-Interferon angewandt.

3.3 Erkrankungen der Leukozyten

Knochenmarktransplantation
Bei Patienten unter 50 Jahren mit passendem Spender kommt eine Knochenmarktransplantation (KMT) in Betracht. Nur dadurch lässt sich eine Heilung der chronischen Leukämien erreichen. Der Patient erhält eine aggressive Chemotherapie und wird anschließend am ganzen Körper bestrahlt, um sämtliche maligne entarteten Knochenmarkzellen zu zerstören und gleichzeitig eine Immunsuppression zu erreichen. Anschließend wird dem Patienten Knochenmark von einem entsprechenden Spender übertragen. Diese Knochenmarkzellen sollen dann die Blutbildung übernehmen.

Knochenmarktransplantation → evtl. Heilung von chronischen Formen:
- Knochenmarkzellen werden chemotherapeutisch zerstört
- Übertragung von Spender-Knochenmark
- Aufenthalt in Sterilbetteinheit.

Komplikationen der KMT
- Toxische Nebenwirkungen der Chemotherapie (☞ 12.4.3)
- Infektionen, vor allem in der drei Wochen nach der Transplantation andauernden zellfreien/-armen Phase: In der Zeit, bis das gespendete Knochenmark Leukozyten zur Infektabwehr in ausreichender Menge produziert, ist der Patient sämtlichen Krankheitserregern schutzlos ausgeliefert. Er muss daher in einer *Sterilbetteinheit* behandelt werden. In diesem sterilen Raum herrscht ein höherer Druck als außerhalb, sodass beim Öffnen der Tür keine Keime eindringen können. Nahrung und alle Gegenstände, die mit dem Patienten in Berührung kommen (z. B. auch Briefe von Angehörigen), werden sterilisiert. Wenn trotz aller Vorsichtsmaßnahmen Infektionen auftreten, überlebt der Patient sie oftmals nicht
- Abstoßungsreaktionen, die tödlich enden können.

Komplikationen von Leukämien
- Infektionen: Die Infektabwehr des Patienten ist herabgesetzt, weil die maligne entarteten Leukozyten in der Regel nicht funktionstüchtig sind
- Blutungen treten auf, wenn die Zahl der Thrombozyten stark erniedrigt ist
- Durchblutungsstörungen: Bei massiver Leukozytose, insbesondere bei der CML, können leukämische Thromben auftreten, die z. B. Infarkte in Milz oder Retina verursachen.

Prognose
Unter den akuten Leukämien hat die ALL des Kindesalters die beste Prognose; eine Heilung lässt sich hierbei in ca. 70% der Fälle erreichen. Einen recht günstigen Verlauf nimmt meist auch die CLL, wobei die Überlebenszeit jedoch stark variabel ist und vom jeweiligen Stadium der Erkrankung abhängt. Bei der CML leben unter Therapie mit α-Interferon nach 5 Jahren noch etwa 60% der Patienten.

3.3.3 Maligne Lymphome

Bösartige Erkrankungen des lymphatischen Systems.

Maligne Lymphome sind bösartige Erkrankungen des lymphatischen Systems. Dazu gehören Lymphbahnen, Lymphknoten, Milz, Thymus, lymphatische Gewebe des Darmes sowie der lymphatische Rachenring.

Ursachen und Einteilung

Unterscheidung M. HODGKIN-, NON-HODGKIN-Lymphome (niedrig- oder hochmaligne).

❸ Es werden unterschieden:
M. HODGKIN *(Lymphogranulomatose):* Anfangs ist eine Lymphknotenregion bösartig verändert, im fortgeschrittenen Stadium breitet sich die Erkrankung auf weitere Lymphknotenstationen aus und befällt schießlich auch andere Organe. Die Ursache ist unbekannt, möglicherweise sind Viren an der Entstehung beteiligt.

Non-HODGKIN-Lymphome (NHL) sind maligne Lymphome, die von den T- oder B-Lymphozyten ausgehen und sich histologisch vom M. HODGKIN unterscheiden. Es werden *niedrigmaligne* (gering bösartige) von *hochmalignen* (sehr bösartigen) NHL unterschieden. Als ursächliche Faktoren kommt neben einer genetischen Veranlagung auch eine Immunsuppression in Frage. Zu den niedrigmalignen NHL zählen u.a.:

- **Plasmozytom** *(Multiples Myelom):* Eine Plasmazelle (B-Zelle) entartet maligne. Ihre Abkömmlinge produzieren Antikörper eines einzigen Typs *(monoklonale Antikörper,* IgG, IgA oder IgD), zerstören Knochengewebe und verdrängen die normale Blutbildung im Knochenmark. Es treten Osteolysen (Knochendefekte) in Schädelknochen (sog. Schrotschuss- oder Lochschädel), Rippen, Becken u.a. Knochen auf. Die Patienten haben Knochenschmerzen und neigen zu Spontanfrakturen
- Auch die CLL zählt zu den niedrig-malignen Lymphomen. Insgesamt treten 30% der NHL leukämisch auf
- Es gibt eine Vielzahl weiterer seltener NHL; vor allem bei AIDS-Patienten treten NHL erheblich häufiger auf.

❹ Symptome

M. HODGKIN

- Allgemeinsymptome wie Schwäche, Fieber, Nachtschweiß, ungewollter Gewichtsverlust, die als sog. **B-Symptome** zusammengefasst werden
- Lymphknotenschwellung: meistens stammnahe Lymphknoten am Hals, in den Achseln oder Leisten, ferner Lymphknoten des Mediastinums oder des Abdomens
- Evtl. Splenomegalie, evtl. Hepatomegalie
- Im fortgeschrittenen Stadium können Haut, Leber, Lunge, Knochenmark, Knochen, Pleura oder Milz befallen sein.

3.3 Erkrankungen der Leukozyten

Non-HODGKIN-Lymphome
- Allgemeinsymptome (B-Symptome: Gewichtsverlust, Fieber, Nachtschweiß)
- Primäre Lymphknotenschwellung *(primär nodaler Befall)*
- Statt der Lymphknoten können auch andere Organe – meist der Magen-Darm-Trakt – zuerst betroffen sein *(primär extranodaler Befall)*. Wesentlich häufiger als beim M. HODGKIN sind Hautmanifestationen, die bei bestimmten Lymphomformen (z. B. der Mycosis fungoides) das klinische Bild beherrschen
- Im Verlauf werden weitere Lymphknotenstationen befallen
- Bei 50% der Patienten ist das Knochenmark betroffen mit nachfolgender Anämie, Leuko- und Thrombopenie.

Diagnostik
Durch histologische Untersuchung vergrößerter Lymphknoten wird die Art des Lymphoms bestimmt. Damit lassen sich Therapie und Prognose des Patienten einschätzen.

Der Ausbreitungsgrad des Lymphoms und damit das Stadium der Erkrankung müssen ermittelt werden (Tab. 3.3), da das therapeutische Vorgehen entscheidend davon abhängt. Dazu werden folgende Untersuchungen durchgeführt:
- Differenzialblutbild: Zeigt eine veränderte Zusammensetzung der Leukozyten und ihrer Vorstufen
- Röntgen und Computertomographie (CT) des Thorax, um Raumforderungen, Tumoren oder Metastasen erkennen zu können
- Sonographie und CT des Abdomens: Es zeigen sich ggf. vergrößerte Lymphknoten, Spleno- und Hepatomegalie

- Differenzialblutbild
- Rö und CT, Skelettszintigraphie
- Beckenkammpunktion
- Lymphknotenbiopsien.

Stadium	Befallener Körperabschnitt
I (IA/IB)	Einzelne Lk-Region oder einzelner extranodaler Herd
II (IIA/IIB)	Zwei oder mehr Lk-Regionen auf der gleichen Zwerchfellseite oder lokalisierte extranodale Herde mit Befall einer oder mehrerer Lk-Regionen auf der gleichen Zwerchfellseite
III (IIIA/IIIB)	Lk-Regionen auf beiden Zwerchfellseiten oder lokalisierte extranodale Herde und Lk auf beiden Zwerchfellseiten
IV	Diffuser Befall eines oder mehrerer extralymphatischer Organ mit oder ohne Lk-befall

Tab. 3.3 Stadieneinteilung (Staging) des M. HODGKIN.

A: ohne Allgemeinsymptome
B: mit mindestens einem der B-Symptome (Gewichtsverlust, Fieber oder Nachtschweiß)

- **Skelettszintigrafie:** Dem Patienten wird intravenös ein radioaktives Medikament gespritzt, das sich besonders an Stellen im Skelett mit erhöhter Stoffwechselaktivität, z. B. in Metastasen, anreichert. Mit einer speziellen Kamera kann die von dem Medikament ausgehende Strahlung registriert werden
- Beckenkammpunktion (☞ 3.3.2)
- Leberbiopsie oder Probelaparotomie (Bauchschnitt) zur Lymphknotenentnahme.

Therapie

❺ Je nach Stadium kommen verschiedene Polychemotherapien kombiniert mit Strahlentherapie (☞ 12.2.4) zur Anwendung. Kann das Lymphom nach dieser Therapie nicht mehr nachgewiesen werden, liegt eine **Remission** vor (☞ 12.2.1). Das bedeutet jedoch nicht, dass der Patient geheilt ist. Der Tumor kann jederzeit erneut aufflackern. Deshalb sind regelmäßige Verlaufskontrollen wichtig. Tritt ein **Rezidiv** (☞ 12.2.1) auf, muss aggressiv mit Chemotherapeutika behandelt werden. Bei Patienten ≤ 50 Jahre kommt eine Knochenmarktransplantation in Betracht.

? Übungsfragen

❶ Was ist eine Leukämie?

❷ Wie werden Leukämien eingeteilt?

❸ Wie wird ein M. Hodgkin von Non-Hodgkin-Lymphomen unterschieden?

❹ Was sind Symptome maligner Lymphome?

❺ Wie werden maligne Lymphome therapiert?

3.4 Hämorrhagische Diathesen

❶ Bei einer hämorrhagischen Diathese liegt eine krankhaft erhöhte Blutungsneigung vor. Die Blutungen sind dabei entweder zu lang, zu stark oder treten bereits bei kleinsten Verletzungen auf. Abhängig von der Ursache werden die verschiedenen Formen unterschieden:
- Liegt eine Thrombozytenschädigung zu Grunde, wird von **Thrombozytopathie** gesprochen; ein Thrombozytenmangel (≤ 150 000/µl) wird als **Thrombozytopenie** bezeichnet (☞ 3.4.3)
- Sind die Ursache krankhafte Gefäße, wird von **Vasopathien** (*Vaskulopathien*) gesprochen (☞ 3.4.4)
- Sind ein Mangel oder eine Funktionsstörung der Gerinnungsfaktoren die Ursache, liegt eine **Koagulopathie** vor.

Bei 2/3 aller hämorrhagischen Diathesen liegt eine Thrombozytopathie vor.

- Strahlentherapie
- Chemotherapie.

Erhöhte Blutungsneigung:
- Vasopathie: Gefäße sind geschädigt
- Thrombozytopathie: Thrombozyten sind geschädigt
- Koagulopathie: Gerinnungsfaktoren sind erniedrigt oder geschädigt.

3.4 Hämorrhagische Diathesen

Diagnostik
Die jeweiligen Schritte der Blutgerinnung werden über folgende Gerinnungsparameter überprüft:
Thrombozytenzählung: normal 150 000–450 000/μl.
Blutungszeit: die Zeit bis der Thrombozytenthrombus gebildet ist; Dauer ca. 2–4 Minuten.
Quick-Test *(Thromboplastinzeit, Prothrombinzeit):* überprüft das exogene (extrinsic) Gerinnungssystem, demnach die Funktionstüchtigkeit der Faktoren I, II, V, VII und X. Normalwert: 70–100%. Der Quick-Wert hängt vom verwendeten Reagenz ab, sodass Quick-Werte aus verschiedenen Laboren nur schlecht miteinander verglichen werden können. Daher wird zunehmend die *International normalized ratio*, **INR**, bestimmt, bei der die Unterschiede durch einen entsprechenden Korrekturfaktor ausgeglichen werden. Normalwert: 1,0.
Partielle Thromboplastinzeit (PTT), mit der das endogene (intrinsic) Gerinnungssystem der Blutgerinnung getestet wird und damit die Faktoren I, II, V, VIII, IX, X, XI und XII. Normalwert: 30–40 Sekunden.
Thrombinzeit *(Plasmathrombinzeit, PTZ):* Die Dauer der Gerinnungszeit wird gemessen, vor allem zur Kontrolle einer Heparintherapie. Normalwert: 17–24 Sekunden.

> Einzelne Schritte der Gerinnung werden überprüft.

Gerinnungssystem
Das Gerinnungssystem umfasst drei Stufen (☞ Abb. 3.1):
1. Gefäßreaktion im Sinne einer Vasokonstriktion
2. Blutstillung, durch Anlagerung von Thrombozyten und Bildung eines weißen Thrombozytenpfropfes
3. Aktivierung der Gerinnungskaskade mit dem Endprodukt eines organisierten Thrombus.

> 3 Stufen der Gerinnung.

Abb. 3.1
Übersicht über das Gerinnungssystem.
[V229]

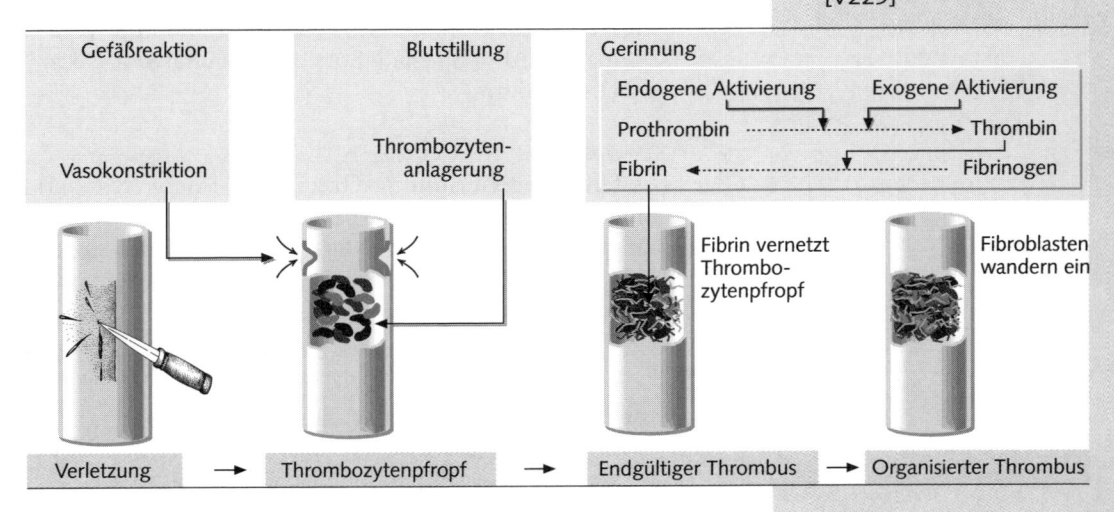

3.4.1 Hämophilie

Die Hämophilie (Bluterkrankheit) ist eine vererbte Koagulopathie, bei der der Gerinnungsfaktor VIII oder IX fehlt bzw. vermindert ist.

Vererbte Koagulopathie.

Ursachen und Einteilung

Die Hämophilie wird X-chromosomal-rezessiv vererbt. Dies bedeutet, dass Frauen, da sie *zwei* X-Chromosomen besitzen, klinisch in der Regel nicht betroffen sind, die Erkrankung jedoch übertragen können. Da Männer nur über *ein* X-Chromosom verfügen, erkranken sie immer, wenn ein defektes X-Chromosom vorliegt. Bei 30 % der Erkrankten liegt eine sporadische Mutation des X-Chromosoms vor. Zwei Formen der Hämophilie werden unterschieden:
- **Hämophilie A** (85 %): Mangel an Gerinnungsfaktor VIII
- **Hämophilie B** (15 %): Mangel an Gerinnungsfaktor IX.

Die Ausprägung der Hämophilie ist unterschiedlich schwer, da sie davon abhängt, wie hoch die Konzentration der vorhandenen Gerinnungsfaktoren ist.

- X-chromosomal-rezessiv.
- Hämophilie A: Gerinnungsfaktor VIII ↓
- Hämophilie B: Gerinnungsfaktor IX ↓.

Symptome

❷ Schwere Hämophilieformen machen sich hauptsächlich – auch ohne vorherige Verletzung – durch Blutungen in Gelenke oder Muskeln bemerkbar. Leichtere Hämophilieformen werden meist erst anlässlich einer Operation oder Zahnentfernung erkannt, wenn es zu starken Nachblutungen kommt.
Der Patient muss sich vor Verletzungen schützen, z. B. auch beim Zähneputzen.

Blutungen, insbesondere Muskel- und Gelenkblutungen.

Diagnostik

Häufig sind mehrere männliche Familienangehörige erkrankt. Die **Partielle Thromboplastinzeit** (PTT) ist auf ≥ 40 Sek. verlängert. Um die Hämophilie A von der Hämophilie B zu unterscheiden, wird in Speziallabors die Aktivität von Faktor VIII und IX bestimmt.

- Partielle Thromboplastinzeit ≥ 40 Sek.
- Aktivität des Faktors VIII bzw. IX ↓.

Therapie

Die fehlenden Gerinnungsfaktoren VIII oder IX werden bei einer schweren Hämophilie permanent substituiert, d.h. regelmäßig i.v. gespritzt. Bei leichteren Formen werden sie lediglich im Bedarfsfall, z. B. bei spontanen Blutungen oder vor Operationen, verabreicht.

Substitution von Gerinnungsfaktor VIII bzw. IX.

Merke

> Medikamente, die die Blutungsneigung erhöhen (z. B. Heparin, Acetylsalicylsäure als Aspirin®), dürfen nicht gegeben werden. Auch i.m.-Injektionen sind kontraindiziert!

Komplikationen

- Schwere Arthrosen (☞ 10.2.2) durch wiederholte Blutungen in die Gelenke *(Hämarthros)*
- Da die Faktorenkonzentrate früher ausschließlich aus Blutplasma hergestellt wurden, haben sich viele Patienten mit Hepatitis- oder HI-Viren infiziert. Solche Infektionen sind heute nahezu ausgeschlossen, da die Präparate gereinigt und virusinaktiviert sind.

Prophylaxe

Durch genetische Untersuchungen von Familienangehörigen Hämophiler können weibliche Überträgerinnen der Krankheit entdeckt werden. Auf diese Weise lässt sich das Risiko für die Geburt eines erkrankten Kindes abschätzen.

Genetische Beratung von Familienangehörigen.

3.4.2 Disseminierte intravasale Gerinnung

Eine disseminierte intravasale Gerinnung (DIC) bzw. **Verbrauchskoagulopathie** kommt zu Stande durch die überschießende Aktivierung des Gerinnungssystems innerhalb der Blutgefäße mit Ausbildung zahlreicher kleiner Blutgerinnsel *(Mikrothromben)*. Dadurch werden Gerinnungsfaktoren und Thrombozyten verbraucht, und im weiteren Verlauf tritt eine hämorrhagische Diathese mit der Gefahr von massiven Blutungen auf. Sekundär entwickelt sich meist auch eine Hyperfibrinolyse (gesteigerte Auflösung von Fibrin).

Aktivierung des Gerinnungssystems mit Bildung von Mikrothromben, später massive Blutungen durch Verbrauch von Gerinnungsfaktoren.

Ursachen

❸ Die übermäßige Aktivierung der Blutgerinnung kann hervorgerufen werden durch einen schweren Schock, eine Sepsis, geburtshilfliche Komplikationen sowie durch Operationen an Organen mit hoher Gerinnungsaktivität wie Lunge, Pankreas oder Prostata.

- Schock
- Sepsis
- Geburtshilfliche Komplikationen
- OPs an Lunge, Pankreas, Prostata.

Symptome

Im Frühstadium ist eine DIC sehr schwer zu diagnostizieren. Im weiteren Verlauf treten dann die typischen Zeichen einer hämorrhagischen Diathese auf: punktförmige und flächenhafte Hautblutungen, Magen-Darm-Blutungen, Nieren- oder Gehirnblutungen. Gleichzeitig kann es durch Mikrothromben und der damit verbundenen schlechten Organdurchblutung zum Organversagen kommen.

- Verschiedene Blutungen
- Mikrothromben
- Organversagen.

Diagnostik

Die Patienten müssen auf der Intensivstation engmaschig überwacht werden. Da die Blutgerinnung erst zu stark und dann zu schwach ist, verändern sich die Ergebnisse der Blutgerinnungstests innerhalb kurzer Zeit und können zeitweise sogar normal

Häufige Kontrolle des Gerinnungsstatus.

ausfallen. Häufig kontrolliert werden müssen deshalb: Thrombozyten, partielle Thromboplastinzeit, Quick-Wert/INR, Antithrombin III, Fibrinogen, Fibrin(ogen)spaltprodukte.

Therapie

Am wichtigsten ist die Therapie der auslösenden Grunderkrankung. Um eine DIC bei gefährdeten Patienten zu verhindern, wird prophylaktisch Heparin gespritzt (verhindert die Bildung von Mikrothromben im frühen Stadium). Bei einer manifesten DIC erhält der Patient Antithrombin III und ggf. FFP (fresh frozen plasma = Frischplasma). Heparin muss abgesetzt werden. Normalisieren sich die Gerinnungswerte, wird wieder Heparin gespritzt. Dies wirkt einer überschießenden Blutgerinnung entgegen, die durch die beim Heilungsprozess gesteigerte Nachbildung von Gerinnungsfaktoren auftreten kann.

- Therapie der Grunderkrankung
- Prophylaktisch Heparin
- Antithrombin III, Frischplasma
- Bei Besserung Heparin.

3.4.3 Thrombozytär bedingte hämorrhagische Diathesen

Thrombozyten werden im Knochenmark gebildet und bereits nach etwa 10 Tagen in der Milz abgebaut. Veränderungen der Thrombozyten sind für 2/3 aller hämorrhagischen Diathesen verantwortlich.

Thrombozytenstörungen sind für $^2/_3$ aller krankhaften Blutungsneigungen verantwortlich.

Ursachen und Einteilung

❹ Eine **Thrombopenie** liegt vor, wenn die Thrombozytenzahl auf ≤ 150 000/µl vermindert ist. Mögliche Ursachen sind:
- Verringerte Produktion von Thrombozyten im Knochenmark, z. B. infolge von Bestrahlung, Zytostatikagabe oder Knochenmarkerkrankungen wie Leukämie
- Beschleunigter Abbau von Thrombozyten in der Milz, z. B. bei einem Hypersplenismus
- Vermehrter Verbrauch von Thrombozyten im peripheren Blut, z. B. bei DIC oder durch Autoantikörper wie bei der idiopathischen thrombozytopenischen Purpura (M. WERLHOF) und bei Lupus erythematodes (☞ 10.4.1)
- Medikamentennebenwirkungen in Form einer toxischen Knochenmarkschädigung bzw. einer allergischen Thrombozytenzerstörung, verursacht z. B. durch Heparin (selten), Cotrimoxazol u. a.

Thrombopenie: Thrombozyten ≤ 150 000/ml.

Bei einer **Thrombozytopathie** liegt eine Funktionsstörung der Thrombozyten vor, die entweder selten vererbt oder häufiger erworben ist, z. B. durch Medikamente wie Acetylsalicylsäure oder Dextran, Nierenversagen mit Urämie oder bestimmte Knochenmarkerkrankungen, z. B. Plasmozytom (☞ 3.3.3).

Thrombozytopathie: Funktionsstörung der Thrombozyten.

Merke

> Von einer Thrombozytopathie ist eine **Thrombozytose** zu unterscheiden, bei der zu viele Thrombozyten im peripheren Blut zirkulieren. Dadurch besteht die Gefahr von Thrombosebildung mit nachfolgender Lungenembolie.

Thrombozytose: Thrombozyten im peripheren Blut ↑.

Symptome

Zu spontanen Blutungen kommt es meist erst, wenn die Zahl der funktionstüchtigen Thrombozyten auf ≤ 30 000/µl erniedrigt ist. Dann zeigen sich z.B. petechiale (punktförmige) Hautblutungen, Nasenbluten, starke Blutungen aus kleinsten Verletzungen oder eine verstärkte Menstruation.

Spontane Blutungen, wenn Thrombozyten ≤ 30 000/µl.

Diagnostik

- Thrombozytenzählung: Die Anzahl der Thrombozyten sagt allerdings nichts über ihre Funktionstüchtigkeit aus
- Blutungszeit: Bei einer Thrombozytenstörung oder einer gefäßbedingten Blutungsneigung ist sie verlängert, nicht jedoch bei einer Koagulopathie
- Weiterhin muss die Ursache der Thrombozytenveränderung ermittelt werden.

- Thrombozytenzählung
- Blutungszeit
- Ursache klären.

Therapie

Die Behandlung besteht in der Therapie der Grunderkrankung und dem Meiden aller auslösenden Medikamente. Wenn dies nicht möglich ist, müssen Thrombozyten in Form von Thrombozytenkonzentraten substituiert werden.
Bei der idiopathischen thrombozytopenischen Purpura werden Kortikosteroide oder Immunglobuline gegeben. Ist diese Therapie erfolglos, wird die Milz operativ entfernt *(Splenektomie)*. Letzte Möglichkeit ist die Verordnung von Immunsuppressiva.

- Therapie der Grunderkrankung
- Thrombozytensubstitution.

3.4.4 Vaskulär verursachte hämorrhagische Diathesen

Zu vaskulär bedingten hämorrhagischen Diathesen kommt es durch Schädigung der Blutgefäße, den sog. Vaskulopathien oder Vasopathien, die entweder vererbt oder erworben sind.

Schädigung der Blutgefäße.

M. Osler

Es handelt sich um eine autosomal-dominante Erbkrankheit. Typisch sind punktförmige Gefäßerweiterungen *(Teleangiektasien)* an Lippen, Mund- und Nasenschleimhaut, im Magen-Darm-Trakt und in den Atemwegen; es kommt gehäuft zu Nasenbluten, gastrointestinalen Blutungen und Hämoptoe (Bluthusten).

Teleangiektasien an Lippen, Mund-, Nasenschleimhaut, im Magen-Darm-Trakt, in den Atemwegen → Blutungen.

Purpura Schoenlein-Henoch

Diese erworbene Vaskulitis (☞ 2.3.2) kommt insbesondere bei Kindern vor. Sie tritt oft nach einem Infekt auf und äußert sich mit Fieber, Gelenk- und Bauchschmerzen. Typisch ist ein Hautausschlag mit kleinsten Einblutungen, sog. **Petechien**, besonders an den Streckseiten der Beine. Häufig treten gastrointestinale Blutungen und eine Glomerulonephritis mit Makrohämaturie (☞ 7.1.2) auf. Die Therapie ist symptomatisch. Meist heilt die Erkrankung von selbst aus.

Vaskulitis nach einem Infekt, v.a. bei Kindern:
- *Fieber, Gelenk- und Bauchschmerzen*
- *Petechien*
- *Magen-Darm-Blutungen*
- *Glomerulonephritis.*

Vitamin-C-Mangel

Ein extremer Mangel an Vitamin C ruft bei Erwachsenen **Skorbut** hervor, der zu einer erhöhten Kapillarbrüchigkeit führt. Folge sind Blutungs- und Infektneigung sowie Zahnausfall. Skorbut trat früher häufig bei Seefahrern auf, die unzureichend mit Vitamin-C-haltigen Nahrungsmitteln versorgt waren.

Skorbut mit Kapillarbrüchigkeit → Blutungs- und Infektneigung.

3.5 Amyloidose

Bei der systemischen Amyloidose bilden Plasmazellen (Vorläufer: B-Zellen) ein Protein, das Amyloid, welches sich im Interstitium verschiedener Organe ablagert. Die betroffenen Organe sind vergrößert und verhärtet.

Ablagerung von Amyloid im Interstitium von Organen.

Ursachen und Einteilung

❺ Häufig liegt der Amyloidose eine andere Erkrankung zu Grunde. Je nach Ursache und Struktur des Amyloids werden verschiedene Formen unterschieden:
- Immunglobulin-assoziierte Amyloidose, z. B. bei Plasmozytom
- Reaktive Amyloidose, z. B. bei chronisch-entzündlichen Erkrankungen wie Tuberkulose, rheumatoider Arthritis, M. Crohn, Colitis ulcerosa
- Familiäre Amyloidose, autosomal-dominant vererbt.

Verschiedene Formen:

Häufig betroffen sind Magen-Darm-Trakt, Niere, Herz und peripheres Nervensystem. Seltener betroffen sind Leber, Milz oder Nebennieren.

Symptome
Falls die Amyloidose durch eine andere Grunderkrankung ausgelöst wurde, liegen Symptome dieser Erkrankung vor. Im Übrigen sind die Beschwerden abhängig von den befallenen Organen:
- Niere → Nephrotisches Syndrom (☞ 7.2.1), Niereninsuffizienz (☞ 7.2.3)
- Herz → Herzinsuffizienz (☞ 1.4)
- Magen-Darm-Trakt → Malabsorption (☞ 5.4.1)
- Nervensystem → Polyneuropathie
- Leber und Milz → Hepatosplenomegalie.

Abhängig von befallenen Organen.

Diagnostik
Aus einem betroffenen Organ wird Gewebe entnommen. Das Amyloid kann darin mit verschiedenen Techniken nachgewiesen werden, z. B durch eine spezielle Färbung mit Kongorot.

Gewebebiopsie mit Nachweis von Amyloid.

Therapie
Die Grunderkrankung muss behandelt werden. Die weitere Therapie richtet sich nach den jeweiligen Organmanifestationen.

? Übungsfragen
1. Was ist eine hämorrhagische Diathese?
2. Was sind Symptome eines Hämophiliekranken?
3. Wie entsteht eine disseminierte intravasale Gerinnung?
4. Welche Ursachen gibt es für eine thrombozytär bedingte hämorrhagische Diathese?
5. Wodurch wird eine Amyloidose verursacht?

4 Bronchien und Lunge

4.1 Leitsymptome

Bei Erkrankungen der Bronchien oder der Lunge treten Dyspnoe und Zyanose infolge des Sauerstoffmangels sowie Husten mit Auswurf auf.

4.1.1 Dyspnoe

Unterscheidung von Dyspnoe, Orthopnoe, Tachypnoe und Bradypnoe.

Dyspnoe (Atemnot) ist das Gefühl, nicht genug Luft zu bekommen. Patienten mit schwerer Dyspnoe leiden oft unter Todesangst. Als **Orthopnoe** wird eine schwere Atemnot bezeichnet, bei der der Patient sich aufsetzen muss, um die Atemhilfsmuskulatur am besten zu nutzen. Hiervon zu unterscheiden ist die **Tachypnoe**, eine beschleunigte Atmung, sowie die **Bradypnoe**, eine verlangsamte Atmung, z. B. bei Hirndruck.

Einteilung

Tab. 4.1 Vier Schweregrade der Dyspnoe.

Grad I	Atemnot bei größerer körperlicher Anstrengung (z. B. Treppensteigen)
Grad II	Atemnot bei langsamen Gehen in der Ebene
Grad III	Atemnot bei leichten Tätigkeiten (z. B. An- und Auskleiden)
Grad IV	Atemnot in Ruhe (Ruhedyspnoe)

Ursachen

❶ Eine Dyspnoe kann sehr verschiedene Ursachen haben:
- Lungenerkrankungen, z. B. Asthma bronchiale, Pleuraerguss, Pneumothorax
- Herzerkrankungen, z. B. Linksherzinsuffizienz (☞ 1.4), Lungenödem
- Einengungen der Trachea, z. B. durch Tumor
- Rippenfrakturen, Thoraxdeformitäten (z. B. Skoliose)
- Anämie (☞ 3.2.1)
- Enzephalitis (Hirnentzündung)
- Psychische Ursachen: Hyperventilationstetanie (☞ 7.4.1) bei Angst, Aufregung.

Blutgasanalyse

❷ In der Blutgasanalyse (BGA) werden der Sauerstoff (O_2)- und Kohlendioxid (CO_2)-Gehalt sowie der pH-Wert (☞ 7.4) und die Zusammensetzung der Puffersubstanzen im arteriellen Blut des Patienten bestimmt. So können das Ausmaß der Dyspnoe festgestellt, die Ursache eingegrenzt und über weitere Therapiemaßnahmen, z. B. die Sauerstoffgabe, entschieden werden.

Auf Grund der Ergebnisse einer BGA werden zwei Stadien der Ateminsuffizienz unterschieden:
- Respiratorische **Partialinsuffizienz**: Sauerstoff-Partialdruck (pO_2) im Blut ist vermindert und der Patient zyanotisch
- Respiratorische **Globalinsuffizienz**: Sauerstoff-Partialdruck im Blut ist vermindert, Kohlendioxid-Partialdruck (pCO_2) erhöht, es liegt eine respiratorische Azidose (☞ 7.4.2) vor.

> BGA: Bestimmung von O_2, CO_2, pH-Wert und Puffersubstanzen im arteriellen Blut.

> Unterscheidung von respiratorischer Partial- und Globalinsuffizienz.

Sauerstoffgabe

❸ Bevor Sauerstoff verabreicht wird, sollte eine BGA durchgeführt worden sein. Liegt eine respiratorische Partialinsuffizienz vor, ist die Sauerstoffgabe komplikationslos. Bei der respiratorischen Globalinsuffizienz, wie sie z. B. bei einer chronischen Bronchitis (☞ 4.3.1) vorliegen kann, ist dagegen die Steuerung des Atemantriebes verändert: Die Atmung wird einzig durch den Sauerstoffmangel geregelt, da der Organismus an den erhöhten pCO_2 gewöhnt ist. Wird diesen Patienten unkontrolliert Sauerstoff verabreicht, fällt der letzte Atemantrieb aus, und die Patienten geraten in Lebensgefahr. Hier darf die Sauerstoffzufuhr daher nur unter BGA-Kontrolle erfolgen.

4.1.2 Zyanose

❷ Zyanose (Blausucht) ist die bläuliche Verfärbung von Haut und Schleimhäuten auf Grund eines Sauerstoffdefizits im Blut. Sie ist zuerst an Lippen und Nägeln erkennbar.

> O_2-Defizit im Blut.

Ursachen und Einteilung

Das Hämoglobin in den Erythrozyten transportiert Sauerstoff von der Lunge in die Peripherie des Organismus und von dort Kohlendioxid zurück zur Lunge. Eine zu geringe Beladung des Hämoglobins mit Sauerstoff ruft eine Zyanose hervor.

Zu unterscheiden sind:

Zentrale Zyanose

Das *arterielle Blut* ist mit zu wenig Sauerstoff beladen. Am häufigsten bei Lungenerkrankungen, bei denen der Gasaustausch in der Lunge (Sauerstoff gegen Kohlendioxid) behindert ist.

> Zentral:
> ↓ O_2-Beladung des arteriellen Blutes.

Eine weitere Ursache sind Kurzschlussverbindungen (Shunts) zwischen venösem und arteriellem Blut, z. B. bei bestimmten Herzfehlern (☞ 1.9). Im Laufe einer chronisch zentralen Zyanose kommt es bei den Patienten zur Verdickung der Finger- und Zehenendglieder, sog. Trommelschlegelfinger und -zehen.

Periphere Zyanose

Peripher:
↓ O_2-Beladung des venösen Blutes.

Das *venöse* Blut ist mit zu wenig Sauerstoff beladen auf Grund eines verlangsamten Blutflusses, z. B. bei Schock, Herzinsuffizienz oder Kälte (»blaugefrorene Finger«). Da das Blut länger in der Körperperipherie verweilt, wird entsprechend von den Zellen mehr Sauerstoff aufgenommen.

4.1.3 Husten und Sputum

Ausgelöst durch Reizung der Atemwegsschleimhäute.

Husten wird durch Reizung der Schleimhäute von Trachea oder Bronchien ausgelöst. Sinn des Hustens ist, Sputum aus den unteren Atemwegen, also aus Lunge, Bronchien, Trachea und Kehlkopf, in den Rachen oder Mund zu befördern.

Ursachen und Einteilung

❹ Der Reiz kann von außen auf die Schleimhaut einwirken, z. B. Fremdkörper, Zigarettenrauch, Bronchialsekret, oder durch eine veränderte Schleimhaut hervorgerufen werden, z. B. bei Asthma bronchiale oder einem Tumor. Husten kann entweder produktiv oder unproduktiv sein:

Unterscheidung produktiver und unproduktiver Husten.

Produktiver Husten: Mit einem Hustenstoß wird Sputum in die oberen Luftwege befördert. Bei größerer Sekretmenge kommt es zu Auswurf.
Unproduktiver Husten: Ein trockener Reizhusten, den die Patienten als besonders belastend empfinden, da er häufig von Brustschmerzen begleitet ist und den Schlaf stört.

Sputum weist auf die mögliche Ursache hin.

Das Aussehen des **Sputums** kann auf seine Ursache hinweisen:
- Glasig und zäh → Asthma bronchiale
- Größere Mengen weißlichen Sputums (vor allem morgens als »Raucherhusten«) → chronische Bronchitis
- Gelb-grün → bakterielle Infektion, z. B. Pneumonie
- Schaumig und hellrot → akutes Lungenödem (☞ 1.4.2)
- Blutig *(Hämoptyse)* oder als größere Blutmenge *(Hämoptoe,* Bluthusten) → Lungentuberkulose oder Bronchialkarzinom.

? Übungsfragen

❶ Welche Erkrankungen können zu Dyspnoe führen?
❷ Wie wird ein Sauerstoffdefizit am Patienten erkannt?
❸ Was muss vor der Sauerstoffgabe beachtet werden?
❹ Wie unterscheiden sich produktiver und unproduktiver Husten?

4.2 Infektiöse Erkrankungen der Atmungsorgane

4.2.1 Influenza

Die Influenza (Grippe) wird durch Infektion mit **Myxoviren** (Influenzavirus Typ A, B oder C) hervorgerufen und ist gekennzeichnet durch vorübergehende Schädigung der Atemwegsschleimhaut. Der Erkrankungsgipfel liegt im Winter; periodisch treten größere Epidemien auf.

Von einer Influenza zu unterscheiden ist die **Erkältung** *(Rhinitis)*, die durch viele verschiedene Viren wie Rhino-, Echo- oder Adenoviren verursacht wird. Eine Erkältung verläuft meist leichter (nur Schnupfen, Niesen, Halsbrennen) als eine Grippe und erfordert beim ansonsten Gesunden keine spezielle ärztliche Therapie.

- Infektion mit Myxoviren
- Erkrankungsgipfel im Winter

Ursachen

Influenzaviren werden meistens durch Tröpfchen beim Husten und Niesen übertragen. Die Influenzaviren sind genetisch variabel, d.h. sie verändern sich ständig. Daher kann ein Patient, der auf Grund einer Infektion oder einer Schutzimpfung bereits Antikörper gebildet hat, trotzdem mehrmals – sogar in kurzen Zeitabständen – an einer Influenza erkranken.

Mehrmaliges Erkranken möglich durch Veränderungen des Virusgenoms.

Symptome

Typischerweise tritt nach einer Inkubationszeit von 1–3 Tagen plötzlich Fieber mit starkem Krankheitsgefühl auf. Es kommen Husten, Halsschmerzen, Schnupfen, Kopf- und Gliederschmerzen hinzu. Bei 80% der Patienten verläuft eine Influenza allerdings ohne bzw. mit nur leichten Symptomen.

- Fieber, Hals-, Kopf-, Gliederschmerzen, Husten, Schnupfen
- Bei 80% symptomlos.

Diagnostik

Meist besteht eine Rötung der Rachenschleimhaut (Laryngo-Tracheo-Bronchitis), und BSG und CRP sind erhöht, ggf. liegt eine Leukopenie vor. Das Virus oder Virusantigene sind evtl. im Rachenspülwasser nachweisbar.

Therapie

In den ersten 24 bis 48 Stunden sind bei Influenza A und B Neuraminidasehemmer (z.B. Zanamivir als Relenza®) wirksam. Die weitere Behandlung erfolgt symptomatisch:
- Bei Fieber reichlich Flüssigkeitszufuhr
- Bei behinderter Nasenatmung Nasentropfen zum Abschwellen der Schleimhaut
- Fiebersenkung und Schmerzmittelgabe, z.B. mit Paracetamol-ratiopharm®

- Bei verschleimten Atemwegen Inhalationen mit 0,9 %iger Kochsalzlösung, evtl. zusätzlich schleimlösende Mittel wie Mucosolvan®
- Bei quälendem Reizhusten hustendämpfende Medikamente
- Bei Verdacht auf bakterielle Superinfektion Antibiotika.

Komplikationen

Besonders bei abwehrgeschwächten Patienten, älteren Menschen und Patienten mit chronischen Atemwegserkrankungen können sich Pneumonien (☞ 4.2.3) entwickeln. Sie entstehen meist durch Superinfektion mit Bakterien, z. B. Staphylokokken. Bei Ausbreitung der Bakterien kann es zu einer Mittelohrentzündung *(Otitis media)* oder einer Nasennebenhöhlen-Entzündung *(Sinusitis)* kommen. Gefürchtet sind eine Myokarditis (☞ 1.6.2) und der Befall des Nervensystems mit Meningitis (Hirnhautentzündung) bzw. Enzephalitis (Gehirnentzündung).

Pneumonie
Mittelohrentzündung
Nasennebenhöhlenentzündung
Myokarditis
Meningitis, Enzephalitis.

Prophylaxe

❶ Da die Viren durch Tröpfcheninfektion übertragen werden, sollte man von Grippekranken Abstand halten und Menschenansammlungen besonders im Winter meiden. Bei älteren und chronisch lungenkranken Patienten empfiehlt sich eine Impfung gegen Influenza. Um einen Schutz gegen die jeweils »aktuellen« Influenzaviren zu erreichen, muss die Impfung jedes Jahr im Herbst erneuert werden.

Relativer Schutz durch jährliche Schutzimpfung im Herbst.

Pflege

Wichtig ist die regelmäßige Pneumonieprophylaxe durch Atemübungen, Vibrationsbehandlung und Inhalationen (☞ 4.2.3, Pflege). Bei bettlägerigen Patienten ist auch an eine Thromboseprophylaxe (☞ 2.1.3) zu denken.

4.2.2 Akute Bronchitis

Bei der akuten Bronchitis ist die Bronchialschleimhaut entzündet. Ist zusätzlich die Trachea betroffen, liegt eine *Tracheobronchitis* vor.

Entzündung der Bronchialschleimhaut.

Ursachen

Eine akute Bronchitis wird meistens durch Viren wie Myxoviren, RS-Viren oder Adenoviren hervorgerufen, weniger häufig durch Bakterien wie Pneumokokken oder Hämophilus influenzae. Weiterhin tritt sie im Rahmen anderer Erkrankungen wie Keuchhusten (☞ 11.3.4) oder Masern (☞ 11.2.5) auf. Seltene Ursachen sind Pilze und Reizstoffe (Stäube, Gase).

- Viren
- Selten Bakterien und Pilze
- Andere Grunderkrankungen wie Masern, Keuchhusten.

Symptome
❷ Kennzeichnend sind Erkältungssymptome mit Reizhusten und Brustschmerzen. Der Auswurf ist gering und zäh. Das Fieber steigt selten über 39 °C. Es treten Kopf-, Glieder- und Muskelschmerzen auf.

Erkältungssymptome mit Kopf-, Glieder- und Muskelschmerzen.

Diagnostik
Die Diagnose wird anhand der klinischen Symptome gestellt. Bei der Lungenauskultation fallen über der Lunge brummende und giemende Rasselgeräusche auf. Die BSG ist gering erhöht, es kann eine leichte Leukopenie oder auch eine Leukozytose bestehen. Grünlich-gelbes Sputum weist auf eine bakterielle (Super-)Infektion hin.

- Lungenauskultation
- BSG ↑, Leukozyten ↓ / ↑.

Therapie
❸ Die Therapie der akuten Bronchitis erfolgt symptomatisch: Mukolytika verflüssigen das Bronchialsekret. Hustenstillende Medikamente dürfen nur bei quälendem Reizhusten eingesetzt werden, da sie das Abhusten des infektiösen Sekretes behindern. Antibiotika sind nur bei Zeichen einer bakteriellen Infektion, bei sehr hartnäckiger Bronchitis oder bei Verdacht auf eine Pneumonie indiziert.

Symptomatische Therapie.

Komplikationen
Hauptkomplikation einer akuten Bronchitis ist eine Pneumonie. Auf eine viral bedingte Bronchitis kann sich eine bakterielle Infektion als sog. Sekundärinfektion aufpfropfen. Selten, aber gefährlich ist eine *Bronchiolitis* (Entzündung der kleinsten Bronchialverzweigungen) mit Verschluss von Bronchiolen. Gefährdet sind vor allem kleine Kinder.

- Pneumonie
- Selten Bronchiolitis.

4.2.3 Pneumonie
Die Pneumonie ist eine Entzündung des Lungengewebes. In den Industrieländern stellt sie die häufigste Todesursache unter den Infektionskrankheiten dar.

Lungenentzündung.

Ursachen und Einteilung
Pneumonien werden u.a. nach ihrer Ursache oder nach dem befallenen Lungenabschnitt eingeteilt. Völlig gesunde Menschen erkranken selten an einer Pneumonie. Gefährdet sind hauptsächlich Patienten, deren Immunabwehr durch eine andere Erkrankung oder hohes Alter geschwächt ist.

Unterschiedliche Einteilungen möglich:
- Nach der Ursache: infektiöse und nicht-infektiöse Pneumonie.

Einteilung nach der Ursache

❹ Hierbei werden infektiöse von nicht-infektiösen Pneumonien unterschieden.
- Krankheitserreger:
  - Bakterien, z. B. Pneumokokken (Streptococcus pneumoniae), Hämophilus influenzae, Klebsiellen, Enterobacter, Legionellen
  - Viren, z. B. RS-Viren, Adenovirus, Parainfluenzaviren, Influenzaviren Typ A und B
  - Pilze
  - Parasiten wie Protozoen (☞ 11.6) und Würmer
- Chemische Schädigung, z. B. durch Aspiration von Mageninhalt *(Aspirationspneumonie),* verschiedene Reizgase
- Physikalische Schädigung, z. B. durch Strahlen oder Fremdkörper in den Bronchien
- Kreislaufstörungen, z. B. Lungeninfarkt mit nachfolgender Infarktpneumonie.

- Nach dem anatomischen Abschnitt:
  - Lobär-
  - Broncho-
  - Interstitielle
  - Pleuropneumonie.

Einteilung nach der Anatomie

Die Bezeichnung richtet sich jeweils nach der betroffenen Struktur:
- **Lobärpneumonie:** Ein Lungen*lappen* ist betroffen, meist durch bakterielle Infektion
- **Bronchopneumonie:** Betroffen sind die kleinen Bronchien und die umgebenden Alveolen. Anfangs bestehen einzelne kleine Herde, die später zusammenfließen können
- **Interstitielle Pneumonie:** Betroffen ist das Lungengerüst und weniger der Alveolarraum. Sie tritt häufig bei immungeschwächten Patienten auf und wird meist durch Viren verursacht
- **Pleuropneumonie:** Zusätzlich zur Lunge ist auch die Pleura entzündet.

- Nach dem Vorliegen von Vorerkrankungen: primäre und sekundäre Pneumonien

Je nachdem, ob die Pneumonie ohne oder mit Vorerkrankungen des Patienten (Asthma, Immunschwäche) auftritt, werden **primäre** von **sekundären Pneumonien** unterschieden. Eine weitere Einteilung erfolgt nach dem Auftreten der Symptome in **typische** und **atypische Pneumonien**.

Symptome

Typische Pneumonie

- Nach den Symptomen: typische und atypische Pneumonien.

❺ Sie wird meist durch Pneumokokken verursacht und ist gekennzeichnet durch:
- Schnellen Krankheitsbeginn mit Schüttelfrost und hohem Fieber
- Husten mit grünlich-gelbem Auswurf, der durch Blutbeimengungen auch rot-braun gefärbt sein kann
- Atemnot und Tachypnoe
- Atemabhängige Schmerzen bei begleitender Pleuritis.

Atypische Pneumonien

❺ Hierunter versteht man Pneumonien, deren Krankheitsbild von dem einer typischen Pneumonie abweicht. Sie werden vor allem durch Viren, Legionellen, Mykoplasmen oder Chlamydien hervorgerufen. Kennzeichnend sind:
- Langsamer Beginn
- Kopf- und Muskelschmerzen, meist nur leichtes Fieber
- Trockener Reizhusten mit wenig Auswurf.

Diagnostik
- Lungenauskultation: Rasselgeräusche, Bronchialatmen (verstärktes, hauchendes Atemgeräusch, klingt wie »ch«); bei einer atypischen Pneumonie oft nur geringer Auskultationsbefund
- Röntgen-Thorax: Verschattung des betroffenen Lungenbezirks
- Laborbefund: CRP ↑, BSG ↑; bei typischer Pneumonie Leukozytose mit Verringerung der eosinophilen Granulozyten und der Lymphozyten, ansonsten normale oder erniedrigte Leukozytenzahl
- ❻ Erregernachweis im Sputum durch Bronchoskopie (evtl. durch Bronchiallavage) und in Blutkulturen
- Bei Tuberkuloseverdacht Tuberkulintest (☞ 4.2.4) und weitere spezielle Diagnostik.

- Lungenauskultation
- Rö-Thorax
- Laborbefund.

Therapie

Allgemeinmaßnahmen
- Körperliche Schonung; wichtig u.a., um den Sauerstoffbedarf zu begrenzen
- Schleimlösende Medikamente und reichlich Flüssigkeitszufuhr
- Hustendämpfende Medikamente nur bei quälendem Reizhusten
- Atemgymnastik, Inhalationstherapie (s.u.).

Symptomatisch und abhängig vom Erreger medikamtös.

Medikamentöse Therapie
Zu Hause erworbene Pneumonien sprechen meist gut auf Antibiotika an. Eine stationäre Behandlung ist in der Regel nicht erforderlich. Im Gegensatz dazu ist eine im Krankenhaus erworbene Pneumonie *(nosokomiale Pneumonie)* häufig unempfindlich gegen viele Antibiotika.
- Zu Hause erworbene bakterielle Pneumonie: Penizillin oder Makrolid-Antibiotika
- Atypische Pneumonie: Makrolid-Antibiotika, Gyrasehemmer oder Tetrazyklin
- Nosokomiale Pneumonie: je nach Erreger Cephalosporine, Acylaminopenizillin (Amoxicillin®) Gyrasehemmer und Clindmycin, häufig in Kombination

- Pilzpneumonie: Antimykotika
- Virale Pneumonie: Eine spezifische Therapie mit Virostatika ist nur in einem ganz frühen Stadium Erfolg versprechend. Antibiotika sind wirkungslos.

Komplikationen

- Ateminsuffizienz
- Lungenabszesse
- Pleurabeteiligung
- Streuung der Erreger.

- Bei schwerem Verlauf kann die Pneumonie zu einer Ateminsuffizienz mit zunehmender Dyspnoe führen. In der Blutgasanalyse zeigt sich ein niedriger pO_2 und evtl. ein Anstieg des pCO_2. Die Patienten benötigen dann Sauerstoff, ggf. müssen sie intubiert und beatmet werden
- Die eitrige Einschmelzung von Lungengewebe führt zu Lungenabszessen
- Eine Begleitpleuritis kann mit einem Pleuraerguss oder einem Pleuraempyem (Eiteransammlung im Pleuraspalt) einhergehen
- Weitere Komplikationen entstehen bei Streuung der Erreger: Otitis media, Meningitis, Hirnabszess, Endokarditis.

Pflege

Die Atemfunktion und damit der Heilungsverlauf einer Pneumonie können durch folgende pflegerische Maßnahmen positiv beeinflusst werden:

- Atemübungen
- Lagerung
- Physikalische Anwendungen.

Lagerung

- Atemerleichternde Positionen sind z. B. Oberkörperhochlagerung und Kutschersitz (mit aufgestützten Armen zur bestmöglichen Ausnutzung der Atemhilfsmuskulatur)
- Verschiedene Lagerungen, wie die Dreh-Dehn-Lage, vergrößern die Atemfläche und helfen, das infektiöse Sekret zu mobilisieren und abzuhusten.

Atemübungen

Atemübungen (tiefes Ein- und Ausatmen, Lippenbremse, Atemtrainer wie Triflow®, Mediflow®) verbessern die Belüftung der Lungenabschnitte und die Sekretlösung. Nach den Übungen muss der Patient gezielt zum Abhusten aufgefordert werden, um das gelöste Sekret abhusten zu können.

Physikalische Therapie

- Vibrationen des Brustkorbes, z. B. durch ein Vibrax®-Vibrationsgerät oder durch Abklopfen, Abklatschen und Hackung unterstützen die Sekretlösung
- Inhalationen mit 0,9%iger Kochsalzlösung und evtl. zusätzlich schleimlösenden Medikamenten wie Mucosolvan®.

4.2.4 Tuberkulose

Die Tuberkulose (Tbc, »Schwindsucht«) ist eine Infektionskrankheit, die durch das **Mycobacterium tuberculosis** hervorgerufen wird. Am häufigsten ist die Lunge betroffen, aber auch andere Organe können erkranken.

Infektion durch Mycobacterium tuberculosis.

Ursachen und Einteilung

Mykobakterien werden durch Tröpfcheninfektion von Mensch zu Mensch übertragen. In den Industrieländern hat die Tbc stark abgenommen, in den Entwicklungsländern gehört sie jedoch zu den häufigsten Infektionskrankheiten. Besonders gefährdet sind AIDS-Kranke, Drogenabhängige, Alkoholiker, Obdachlose, Immigranten und ältere Menschen. Begünstigend wirken auch Medikamente, die die Immunabwehr schwächen wie Kortikosteroide in höherer Dosierung und Zytostatika. Die Inkubationszeit beträgt 4–12 Wochen. Eine aktive Tuberkulose und Todesfälle durch Tbc sind meldepflichtig!

- Tröpfcheninfektion
- Besondere Gefährdung bei Immunschwäche.

❼ Zwei Formen der Tbc werden unterschieden:
Primärtuberkulose: Der erste Kontakt mit dem Mykobakterium verläuft für den Patienten häufig unbemerkt. Die Bakterien kapseln sich jedoch – meist in der Lunge – ab (sog. Primärkomplex) und können so zum Ausgangspunkt einer erneuten Infektion werden.
Postprimäre Tuberkulose: Bakterien, die sich während der Primärtuberkulose im Organismus abgekapselt haben, werden reaktiviert und lassen die Erkrankung erneut aufflackern. Sie tritt meist auf, wenn der Patient abwehrgeschwächt ist.

2 Formen.

Symptome

Primärtuberkulose
Meist verläuft die Primärtuberkulose für den Patienten unbemerkt oder mit unspezifischen Symptomen wie Husten, leichtem Fieber und Schwäche. Typisch sind aber auch:
- Pleuritis exsudativa (☞ 4.11.2)
- Starke Anschwellung der Lymphknoten des Lungenhilus bei Hiluslymphknoten-Tbc
- Minimal lesions *(engl.: kleinste Läsionen):* Vom Primärkomplex ausgehend können Tuberkelbakterien in andere Organe streuen und sich dort abkapseln. Das ist vorerst harmlos; die Erreger können jedoch von hier Ausgangspunkt einer postprimären Tuberkulose werden
- Miliartuberkulose: Wenn die Tuberkelbakterien über den Organismus streuen und der Patient abwehrgeschwächt ist, kann es zu schweren tuberkulösen Entzündungen der Lunge und anderer Organe mit dicht gesäten, kleinen Entzündungsherden *(milium* = Hirsekorn) kommen.

Primärtuberkulose verläuft meist unbemerkt.

- Reaktivierung abgekapselter Tuberkelbakterien
- 85% Lunge, 15% andere Organe
- Schleichender Beginn.

Postprimäre Tuberkulose
In 85% der Fälle betrifft eine Reaktivierung der Tuberkelbakterien die Lunge, in 15% werden durch Aktivierung alter minimal lesions auch andere Organe befallen, vor allem Urogenitaltrakt, Knochen, Gelenke und Lymphknoten.

Auch die postprimäre Lungen-Tbc verläuft für den Patienten anfangs häufig unbemerkt. Mögliche Zeichen sind Leistungsabfall, Müdigkeit, Gewichtsverlust, subfebrile Temperaturen, Nachtschweiß und chronischer Husten mit zunehmendem Auswurf.

Offene Tbc: Tuberkelbakterien haben Anschluss nach außen → infektiös.

Offene und geschlossene Tuberkulose
Bei einer offenen Tuberkulose sind in Sputum, Urin oder Magensaft Tuberkelbakterien nachweisbar. Dies bedeutet, dass die Bakterien Anschluss nach außen haben und der Patient damit ansteckend ist. Bei der geschlossenen Tbc ist das nicht der Fall.

Diagnostik

- Rö-Thorax → Suche nach Primärkomplex bzw. älteren Kavernen
- Tuberkulintest
- Mehrmalige bakteriologische Untersuchung.

- ❽ **Röntgen-Thorax mit Durchleuchtung:** Ein typischer tuberkulöser **Primärkomplex** besteht aus einem umschriebenen Lungeninfiltrat und vergrößerten Lymphknoten am Hilus. In späteren Stadien einer Lungentuberkulose entwickeln sich oft **Kavernen** (umschriebene Hohlräume durch Gewebseinschmelzung)
- **Tuberkulintest:** Tuberkuloprotein wird an der Ellenbeuge intrakutan gespritzt oder mit einem Stempel (Tine-Test®) eingebracht. So wird die immunologische Spätreaktion des Organismus auf das Tuberkuloprotein getestet. Der Test wird nach 72 Stunden abgelesen. Ein positives Ergebnis kann frühestens 5–6 Wochen nach erfolgter Primärinfektion erwartet werden. Bei positiver Reaktion tritt eine Schwellung von mindestens 6 mm Durchmesser auf. Dies beweist lediglich einen stattgefundenen Kontakt des Immunsystems mit Tuberkelbakterien (durch Infektion oder Impfung), nicht aber eine aktive Tbc-Erkrankung. Bei negativem Test ist das Vorliegen einer Tbc unwahrscheinlich
- Mehrmalige bakteriologische Untersuchung von Sputum, Bronchialsekret (→ bronchoalveoläre Lavage), Magennüchternsaft, Urin (bei Verdacht auf Tbc des Urogenitaltraktes).

Merke
»Eine Tuberkulose hört man nicht, die sieht man!«

Therapie

Jede aktive Tbc muss behandelt werden, zu Anfang meist stationär. Bei offener Tbc müssen die Patienten isoliert werden. Die Patienten sollen auf Alkohol und Nikotin verzichten. Die medikamentöse Behandlung erfolgt mit einer Viererkombination aus **Tuberkulostatika** (= gegen Mykobakterien wirksame Chemotherapeutika) über zwei Monate und anschließend mit einer Zweierkombination über weitere vier Monate. In Tab. 4.2 sind die üblichen Tuberkulostatika zusammengefasst. Die Einnahme der Medikamente muss gut überwacht werden, da sich bei unregelmäßiger Einnahme schnell Resistenzen entwickeln. Auf Grund der Nebenwirkungen müssen Leber- und Nierenwerte engmaschig überwacht werden. Wichtig sind zudem augenärztliche und HNO-ärztliche Kontroll**untersuchungen**.

- Gabe von Tuberkulostatika
- Gefahr der Resistenzentwicklung bei unregelmäßiger Einnahme
- Kontrolle bzgl. Medikamentennebenwirkungen.

Tab. 4.2
Überblick über die wichtigsten Tuberkulostatika.

Substanz Abkürzung	Handelsname Beispiel	Wichtigste Nebenwirkungen	Besonderheiten
Isoniazid (INH)	Isozid®	Hepatotoxisch, sensible Polyneuropathie	Alkoholverbot, Leberenzymkontrollen
Rifampicin (RMP)	Rifa®	Hepatotoxisch	»Pille« evtl. unwirksam
Ethambutol (EMP)	Myambutol®	Optikusneuritis bis zur Erblindung	Regelmäßige Sehtests
Pyrazinamid (PZA)	Pyrazinamid® Lederle	Harnsäureanstieg, hepato- und nephrotoxisch	Zusätzliche Gabe von Allopurinol, Leberenzymkontrollen
Streptomycin (SM)	Strepto-Fatol®	Nephro- und ototoxisch	Regelmäßige Gehörkontrollen, Reservepräparat

Komplikationen

Bei der Lungen-Tbc kann es zur Lungenblutung kommen. Diese wird nach Möglichkeit bronchoskopisch gestillt. Weiterhin kann ein Pneumothorax (Luftansammlung im Pleuraraum mit Kollaps der Lunge) auftreten. Für den Patienten besteht insbesondere bei einer geschwächten Abwehrlage die Gefahr der Erregerstreuung mit nachfolgender Sepsis.

- Lungenblutung
- Pneumothorax
- Sepsis.

Prophylaxe

Personen, die in Länder mit erhöhter Infektionsgefahr reisen, können mit der BCG-Impfung geimpft werden. Dies trifft ebenso zu für Pflegepersonal mit Kontakt zu Tbc-Kranken oder ansteckungsgefährdete Neugeborene. Der Impfschutz besteht für 5–10 Jahre. Bei besonders gefährdeten Patienten (mit

BCG-Impfung.

Abwehrschwäche, unter Immunsuppression oder AIDS-Erkrankte) kann eine Chemoprophylaxe mit Isoniazid erwogen werden.

? Übungsfragen

1. Wie können Influenzaviren übertragen werden, und wie kann man sich vor einer Ansteckung schützen?
2. Was sind die Krankheitssymptome einer akuten Bronchitis?
3. Wie wird die akute Bronchitis behandelt?
4. Nennen Sie Ursachen einer Pneumonie!
5. Wie unterscheidet sich eine typische Pneumonie von einer atypischen Pneumonie?
6. Welche Untersuchungen nutzt man, um den Erreger einer Pneumonie zu identifizieren?
7. Was ist der Unterschied zwischen einer primären und einer postprimären Tuberkulose?
8. Wie wird eine Tbc diagnostiziert?

4.3 Chronisch obstruktive Lungenerkrankungen

4.3.1 Chronische Bronchitis und Lungenemphysem

Laut Definition der Weltgesundheitsorganisation (WHO) besteht eine chronische Bronchitis, wenn in zwei aufeinander folgenden Jahren Husten und Auswurf während mindestens drei Monaten pro Jahr vorliegen.

In 2 aufeinander folgenden Jahren Auswurf für mind. 3 Monate pro Jahr.

Ursachen

1. Eine chronische Bronchitis entwickelt sich durch Schädigung der Bronchialschleimhaut über einen längeren Zeitraum. Wichtigster Risikofaktor ist das Inhalieren von Tabakrauch (auch Passivrauchen). 90% aller Patienten mit chronischer Bronchitits sind Raucher! Eine geringere Rolle spielen Allergien, häufige bronchopulmonale Infekte, Schadstoffe in der Luft (Ozon, Schwefeldioxid, Stickoxide), feucht-kalte Witterung und die individuelle Empfindlichkeit des Bronchialsystems.

- Tabakrauch
- Allergien
- Bronchopulmonale Infekte
- Luftverschmutzung
- Feucht-kalte Witterung
- Individuelle Empfindlichkeit

Symptome

Die Symptome sind von dem Schweregrad der chronischen Bronchitis abhängig:

Chronisch nicht-obstruktive Bronchitis: »Raucherhusten« mit schleimig-weißem Auswurf, der von den Patienten häufig nicht sehr ernst genommen wird. Dieses Stadium ist noch reversibel.

Chronisch obstruktive Bronchitis: Husten mit zähem Auswurf, der sich nur schwer abhusten lässt. Dieser bildet den Nährboden für wiederkehrende bronchopulmonale Infekte, die die Bronchitis weiter verschlechtern. Die Bronchien verengen sich, es kommt zur *Obstruktion*. Dadurch kann der Patient die eingeatmete Luft nur erschwert ausatmen. Bei Anstrengung tritt anfallsweise Atemnot auf.

> Unterscheidung zwischen chronisch nicht-obstruktiver und chronisch obstruktiver Bronchitis.

Obstruktives Lungenemphysem

Eine jahrelang bestehende chronisch obstruktive Bronchitis führt oft zu einem Lungenemphysem (Lungenüberblähung). Die Patienten leiden bei leichter Belastung und oft sogar in Ruhe unter Atemnot. Sie sind zyanotisch, im Blut reichert sich Kohlendioxid an. Auf Grund des erhöhten Widerstandes in den Lungengefäßen tritt eine Rechtsherzinsuffizienz mit Cor pulmonale (☞ 4.9) auf.

Ursache eines Lungenemphysems ist die Überdehnung des Lungengewebes bei chronisch obstruktiver Bronchitis oder Asthma, ferner kann es nach operativer Entfernung eines Lungenanteils durch die Ausdehnung des noch verbliebenen Lungengewebes zum Überdehnungsemphysem kommen. Ein Lungenemphysem kann jedoch auch als Alterserscheinung auftreten, da das Lungengewebe im Laufe der Zeit an Elastizität verliert *(primär atrophisches Emphysem)*.

Folge der genannten Ursachen ist eine irreversible Erweiterung der Alveolen, die mit der Zerstörung von Alveolarwänden und -septen einhergeht. Dadurch bilden sich Emphysemblasen, die Gasaustauschfläche der Lunge ist reduziert, und das Totraumvolumen vergrößert sich (Abb. 4.1). Das bedeutet, dass die Sauerstoffaufnahme und die Kohlendioxidabgabe in der Lunge verringert sind.

> Irreversible Erweiterung der Alveolen durch:
> - Chronisch obstruktive Bronchitis
> - Asthma
> - Lungenresektion
> - Verlust an Elastizität.

Diagnostik

Die chronische Bronchitis ist eine Ausschlussdiagnose. Es muss immer sichergestellt sein, dass die unspezifische Symptomatik mit Husten und Auswurf nicht durch ein Bronchialkarzinom hervorgerufen wird.

- Lungenauskultation: Oft schon ohne Stethoskop sind auf Grund der Bronchialverengung pfeifende und brummende Rasselgeräusche zu hören. Bei stark ausgeprägtem Lungenemphysem werden die Atemgeräusche sehr leise

> - Auskultation
> - Rö-Thorax
> - BGA
> - Lungenfunktionsprüfung.

- Fassthorax: Auf Grund der großen Restluftmenge in der Lunge verändert sich mit der Zeit die Form des Brustkorbes, der dann wie ein Fass aussieht
- Röntgen-Thorax: Wichtig zum Ausschluss anderer Lungenerkrankungen, insbesondere eines Bronchialkarzinoms. Ein Lungenemphysem ist auf dem Röntgenbild erkennbar
- BGA: Je nach Schweregrad der Erkrankung zeigt sich eine respiratorische Partial- oder Globalinsuffizienz (☞ 4.1.1)
- Lungenfunktionsdiagnostik.

Abb. 4.1 Lungen- und Atemvolumina eines Erwachsenen. [A400]

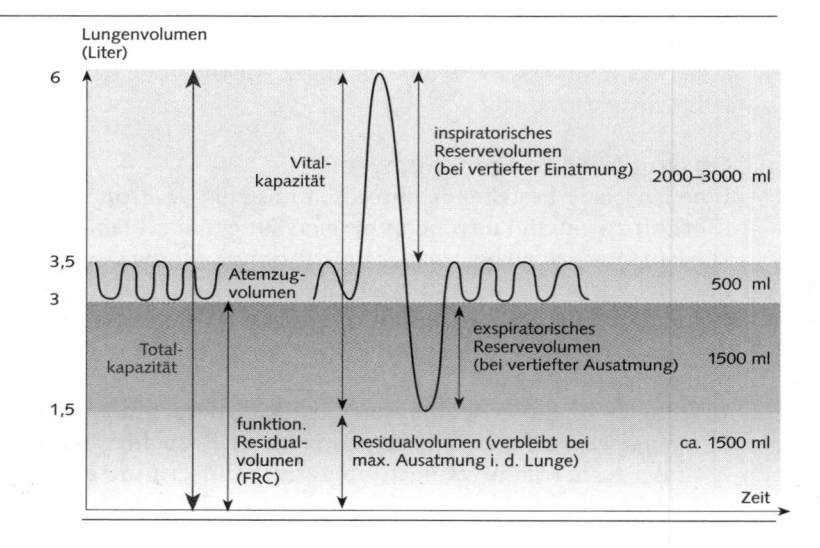

Lungenfunktionsdiagnostik

Bei der Diagnostik von obstruktiven Lungenerkrankungen spielt die Lungenfunktionsprüfung eine wichtige Rolle. Sie umfasst mehrere Untersuchungen, deren Ergebnisse eine Aussage über die Leistungsfähigkeit der Lunge (u. a. Ventilation und Compliance) erlauben. Um die Lungenvolumina (☞ Abb. 4.1) und deren Veränderungen zu beurteilen, bedient man sich der *Spirometrie:* Der Patient atmet durch einen Schlauch aus einem geschlossenen System Luft ein und aus. Dabei werden die Volumenveränderungen innerhalb der Lunge aufgezeichnet. Grundsätzlich sind folgende Störungen der Lungenfunktion zu unterscheiden:

Obstruktive Lungenfunktionsstörung: Die Atemwege sind eingeengt und stellen daher einen erhöhten Widerstand dar, z.B. bei Schleimhautschwellung, Bronchospasmus und Sekretvermehrung (Asthma bronchiale, Bronchitis), selten durch einen Fremdkörper in den Atemwegen. Die sog. *Einsekundenkapazität* FEV_1 (maximales Luftvolumen, das nach tiefer Einatmung innerhalb einer Sekunde ausgeatmet werden kann) ist erniedrigt.

Unterscheide:
- Obstruktive Lungenfunktionsstörung
- Restriktive Lungenfunktionsstörung.

4.3 Chronisch obstruktive Lungenerkrankungen

> **Restriktive Lungenfunktionsstörung** (Ventilationsstörung): Die Lunge kann sich nicht ausreichend entfalten, Vitalkapazität und Compliance (Maß für die Dehnbarkeit der Lunge) sind erniedrigt, z. B. bei einer Lungenfibrose (☞ 4.5) oder bei eingeschränkter Beweglichkeit des Thorax, z. B. durch eine Skoliose (Wirbelsäulenverbiegung).

Therapie

Allgemeinmaßnahmen

Die Patienten müssen auf das Rauchen verzichten. Eine nichtobstruktive Bronchitis kann sich dann noch zurückbilden. Es sollten atemgymnastische Übungen durchgeführt werden.
Bei schwerer Ateminsuffizienz erhalten die Patienten eine Sauerstoff-Dauertherapie, bei der sie nachts und bei Bedarf auch tagsüber Sauerstoff einatmen können. So können leichtere körperliche Anstrengungen, z. B. Umhergehen in der Wohnung, ohne schwere Atemnot bewältigt werden. Die nächtliche Sauerstoff-Therapie entlastet das rechte Herz; so kann eine Rechtsherzinsuffizienz *(Cor pulmonale)* hinausgezögert werden.

- Nikotinverzicht
- O_2-Dauertherapie
- Atemgymnastik.

Medikamentöse Therapie

Atemwegsinfekte müssen je nach Erreger konsequent mit einem Breitbandantibiotikum behandelt werden. Zusätzlich werden schleimlösende Medikamente gegeben. Die Patienten sollen viel trinken. Die eigentliche Obstruktion der Atemwege wird in drei Stufen therapiert:

Stufe 1: kurzwirkende $β_2$-Sympathomimetika als Dosieraerosol (Salbutamol als Sultanol®, Terbutalin als Bricanyl®) bei Bedarf. Sie führen zu einer Erschlaffung der Bronchialmuskulatur und erweitern so die Bronchien. *Nebenwirkungen:* Tachykardie, Herzrhythmusstörungen, Angina pectoris. Die Sympathomimetika werden versuchsweise mit Parasympatholytika (Ipratropiumbromid als Atrovent®) kombiniert, die über eine Hemmung des Parasympathikus die Bronchien erweitern. *Nebenwirkung:* Mundtrockenheit.
Stufe 2: zusätzlich lang wirksame $β_2$-Sympathomimetika (z. B. Formoterol als Foradil®).
Stufe 3: zusätzlich Kortikosteroide, anfangs in Tablettenform, bei Besserung als Dosieraerosol.

- Atemwegsinfekte therapieren
- Schleimlösende Medikamente
- 3-Stufentherapie.

Komplikationen

- Eitrige Bronchitiden, Pneumonie
- Lungenabszess
- ❷ **Bronchiektasen:** Durch die chronische Entzündung weiten sich die Bronchien irreversibel. In ihnen sammelt sich Sekret, welches schwer abgehustet werden kann und zu wiederkehrenden Infekten führt. Nach Möglichkeit werden Bronchiektasen operativ entfernt

Bronchiektasen
→ Bronchien weiten sich irreversibel.

- Ateminsuffizienz: Werden die Patienten ateminsuffizient, müssen sie im Extremfall beatmet werden. Die Problematik besteht in der Entwöhnung vom Beatmungsgerät. Oft treten während einer langen Beatmungszeit zusätzliche Komplikationen auf, an denen der Patient verstirbt.

Pflege

Verwendung eines Dosieraerosols

❸ Die Patienten müssen für den richtigen Gebrauch eines vom Arzt verordneten Dosieraerosols sorgfältig angeleitet werden, da sich der Verbrauch des Medikamentes so erheblich reduzieren lässt:
- Dosieraerosol schütteln
- Schutzkappe vom Mundstück abnehmen
- Ausatmen
- Mundstück mit den Lippen fest umschließen (Medikamentenpatrone zeigt nach oben), Kopf nach hinten neigen
- Zu Beginn eines langsamen, langen Atemzuges auf die Patrone drücken, dabei wird das Medikament freigesetzt
- Luft anhalten und bis fünf zählen
- Langsam durch die Nase ausatmen.

4.3.2 Asthma bronchiale

Anfallsweise Atemwegsobstruktion mit Dyspnoe und verlängerter Exspiration.

Asthma bronchiale (kurz: Asthma) ist eine Atemwegsobstruktion, die anfallsweise zu Dyspnoe mit erschwerter und verlängerter Exspiration führt. Sie ist oft von Hustenattacken begleitet. 4–5% der Bevölkerung sind betroffen.

Ursachen und Einteilung

❹ Eine erblich bedingte Veranlagung mit einer Überempfindlichkeit der Bronchien spielt beim Auftreten von Asthma eine Rolle. Die bronchiale Obstruktion beim Asthma wird hervorgerufen durch Verkrampfung der Bronchialmuskulatur *(Bronchospasmus)*, Schleimhautschwellung und Sekretion eines zähen Schleimes.

3 Formen:

Es werden drei Formen unterschieden:

Allergisches Asthma (extrinsic Asthma, 10%) wird durch Umweltallergene wie Blütenpollen, Tierhaare, Hausstaubmilben oder Mehl ausgelöst. Asthma bei einer Pollenallergie kann auf bestimmte Jahreszeiten beschränkt sein.

Nichtallergisches Asthma (intrinsic Asthma, 10%) wird hervorgerufen durch:
- Infektionen, am häufigsten

- Anstrengung, besonders bei Kindern
- Chemische oder physikalische Irritationen, z. B. Staub, kalte Luft.

Mischformen aus allergischem und nichtallergischem Asthma (80%).

Symptome
- Leitsymptom ist die anfallsweise auftretende Dyspnoe mit einem *Stridor* (pfeifendes Atemgeräusch) während der verlängerten Ausatemphase verbunden mit Erstickungsangst. Der Patient sitzt aufrecht und stützt seine Arme auf, um die Atemhilfsmuskulatur einzusetzen. Damit können der M. sternocleidomastoideus und die Schultergürtelmuskeln beim Einatmen sowie die Bauchmuskulatur beim Ausatmen besser genutzt werden
- Quälender Hustenreiz, durch den sich der Patient in einen Anfall hinein hustet
- Zähes, glasiges Sputum wird am Ende des Anfalls abgehustet.

- Exspiratorischer Stridor
- Glasiges Sputum
- Hustenreiz.

Diagnostik
Bei bestehendem Asthma werden folgende Untersuchungen durchgeführt:
- Lungenauskultation: giemende und brummende Atemgeräusche; ist die Lunge auf Grund der erschwerten Ausatmung überbläht, kann unter Umständen kaum etwas gehört werden (silent chest)
- Röntgen-Thorax: überblähte Lunge, das Zwerchfell ist nach unten verlagert
- Lungenfunktion:
  - Die Einsekundenkapazität ist verringert. Nach Anwendung eines bronchienerweiternden Dosieraerosols wird sie erneut bestimmt, um zu prüfen, ob eine bestehende Obstruktion reversibel oder irreversibel ist (**Broncholysetest**)
  - Die Vitalkapazität (☞ Abb. 4.1) ist bei verlegten Bronchien erniedrigt
  - Das Residualvolumen (☞ Abb. 4.1) ist erhöht, wenn nicht genügend Luft ausgeatmet werden kann
- Labor: bei allergischem Asthma Immunglobulin E ↑; bei Infekten Leukozyten ↑, BSG ↑
- Sputum: wenig, zäh, glasig, bei Infekten grünlich-gelb
- BGA: Während eines Asthmaanfalls werden je nach Schweregrad der Ateminsuffizienz drei Stadien unterschieden: Hyperventilation, respiratorische Partialinsuffizienz, respiratorische Globalinsuffizienz.

- Lungenauskultation
- Rö-Thorax
- Lungenfunktion
- Sputum
- BGA
- Allergietest.

Allergisches Asthma

Bei Verdacht auf allergisches Asthma muss der Patient sorgfältig nach auslösenden Faktoren befragt werden und folgende Tests werden durchgeführt:
- **Hauttest** (Pricktest), bei dem intrakutan die verdächtigen Allergene, Wasser als Negativkontrolle und Histamin als Positivkontrolle gespritzt werden. Nach 15–20 Minuten wird der Durchmesser der entstandenen Quaddeln gemessen und mit den Kontrollen verglichen. Entsteht eine Quaddel in vergleichbarer Größe wie die Histaminquaddel, ist dieses Allergen vermutlich Asthmaauslöser
- **Inhalativer Allergenprovokationstest:** Das Allergen wird an den Schleimhäuten der Bronchien getestet und geprüft, ob es einen schwachen Asthmaanfall bzw. eine Atemwegsobstruktion auslöst.

Merke

> Hauttest und inhalativer Allergenprovokationstest können im Extremfall einen anaphylaktischen Schock (☞ 2.4.3) auslösen, daher immer Notfallmedikamente bereithalten.

Therapie

Medikamentöse Therapie

Die Therapie des Asthmas erfolgt je nach Schweregrad der Erkrankung in vier Stufen:

Dauertherapie in 4 Stufen.

Stufe 1: kurzwirkende β_2-Symathomimetika (z. B. Fenoterol als Berotec®) bei Bedarf, eine Dauermedikation erfolgt nicht.
Stufe 2: zusätzlich inhalative Kortikosteroide (z. B. Budenosid als Pulmicort®) als Dauermedikation.
Stufe 3: zusätzlich Theophyllin und langwirkende β_2-Sympathomimetika (z. B. Formoterol als Foradil®).
Stufe 4: zusätzlich oral Kortikosteroide.
Parasympatholytika sind bei Asthma weniger wirksam als bei chronischer Bronchitis. Auf jeder Stufe der Therapie können zusätzlich schleimlösende Medikamente verordnet werden.

Prophylaktische Maßnahmen

- Auslösendes Allergen meiden
- Infektbehandlung.

Beim allergischen Asthma sollte versucht werden, das auslösende Allergen zu meiden, z. B. durch Berufswechsel, Verzicht auf Haustiere, Wohnungssanierung bei Milben, tägliches Staubsaugen und häufigen Wechsel der Bettwäsche. Bronchopulmonale Infekte müssen konsequent behandelt werden. Medikamente, die einen Asthmaanfall auslösen können wie Acetylsalicylsäure und β-Blocker, sind zu vermeiden.

4.3 Chronisch obstruktive Lungenerkrankungen

Therapie eines akuten Asthma-Anfalls und Status asthmaticus
- ❺ Die Therapie erfolgt auf der Intensivstation: Überwachung von Herz-, Kreislauf- und Lungenfunktion, Wasser- und Elektrolythaushalt
- Patienten aufsetzen mit nach vorn abgestützten Armen (Kutschersitz) für den optimalen Einsatz der Atemhilfsmuskulatur
- Patienten beruhigen, keine Gabe von Sedativa, da diese den Atemantrieb vermindern
- β_2-Sympathomimetika als Dosieraerosol und Theophyllin i.v., um die Bronchien zu erweitern
- Kortikosteroide i.v. (Decortin®), um der entzündlichen Schwellung der Bronchien entgegenzuwirken
- Bronchialsekret absaugen
- Sauerstoffgabe per Nasensonde (je nach Schweregrad 2–4 l/Min.), bei zunehmender Ateminsuffizienz und drohender Erschöpfung des Patienten Intubation und Beatmung auf der Intensivstation, Blutgase kontrollieren
- **Status asthmaticus:** Schwerer Asthma-Anfall, der trotz Behandlung länger als 6–12 Stunden anhält. Lebensbedrohliches Geschehen!

Komplikationen
- Obstruktives Lungenemphysem (☞ 4.3.1)
- Pulmonale Hypertonie mit Cor pulmonale (☞ 4.9).

Prophylaxe
Bei Patienten mit allergischem Asthma, die ≤ 50 Jahre alt sind und nicht länger als 5 Jahre Beschwerden haben, kann eine **Hyposensibilisierung** im asthmafreien Intervall versucht werden. Dafür wird das Allergen subkutan in kleinsten Dosen gespritzt, die im Verlauf der Therapie langsam gesteigert werden. So lässt sich evtl. eine Toleranz gegenüber dem entsprechenden Allergen erzeugen. Diese Therapie dauert mindestens drei Jahre und zeigt bei einer Pollen- oder Insektengiftallergie gute Erfolge.

> Hyposensibilisierung bei allergischem Asthma.

Pflege
Im akuten Asthma-Anfall soll der Patient über die Lippenbremse ruhig ausatmen, um der Bronchokonstriktion entgegenzuwirken.
Der Patient wird angeleitet, ein Peak-flow-Messgerät zu verwenden. In dieses Gerät, das einem Blasrohr ähnelt, bläst der Patient hinein, und der Ausatmungsstrom bei kräftiger Exspiration wird gemessen. Sinkt dieser Wert, ist das ein frühes Anzeichen für eine Verschlechterung des Asthmas. So kann die

4 Bronchien und Lunge

Therapie umgestellt werden, bevor der Patient durch schwerere Symptome beeinträchtigt wird.

? Übungsfragen

1. Was kann eine chronische Bronchitis verursachen?
2. Was sind Bronchiektasen?
3. Wie muss der Patient sein Dosieraerosol benutzen?
4. Welche Formen des Asthmas gibt es?
5. Wie wird ein Asthma-Anfall therapiert?

4.4 Sarkoidose

Systemerkrankung mit Ausbildung von Granulomen, bevorzugt in Lunge und Lymphknoten.

① Die Sarkoidose (M. BOECK, sprich: »buhk«) ist eine Systemerkrankung mit Ausbildung entzündlicher Knötchen, sog. **Granulome**, die im gesamten Körper auftreten können. Am häufigsten sind Lunge und Lymphknoten betroffen.

Ursachen und Einteilung

Röntgenologisch 4 Stadien:

Die Ursachen der Sarkoidose sind unbekannt. Nach dem Röntgenbefund der Lunge wird die pulmonale Sarkoidose in vier Schweregrade eingeteilt:
I. Lymphknotenvergrößerung an beiden Lungenhili, reversibles Stadium
II. Zusätzlicher Lungenbefall
III. Lungenbefall ohne Beteiligung der Lymphknoten
IV. Lungenfibrose mit irreversibler Lungenfunktionsstörung.

Symptome und Komplikationen

Zu unterscheiden ist die akute von der chronischen Sarkoidose. Die **akute Sarkoidose**, das sog. LÖFGREN-Syndrom, ist gekennzeichnet durch eine Arthritis (☞ 10.3) meist des Sprunggelenkes, ein Erythema nodosum (rot-blaue, schmerzhafte Knoten meist an der Streckseite der Unterschenkel) und vergrößerte Lymphknoten am Lungenhilus.

Akute Sarkoidose:
- Arthritis
- Erythema nodosum
- Lymphknotenvergrößerung am Lungenhilus.

Chronische Sarkoidose:
- Anfangs häufig keine Beschwerden
- Entwicklung bis zur Lungenfibrose möglich.

Eine **chronische Sarkoidose** ist weitaus häufiger als die akute Form und zeigt im Frühstadium oft keine Beschwerden. Die Diagnose wird meist zufällig bei einer Röntgenkontrolle der Lunge gestellt. Bei stärkerem Lungenbefall setzen Reizhusten und Atemnot ein bis hin zu Symptomen und Komplikationen einer Lungenfibrose (☞ 4.5).

Je nach befallenem Organ treten unterschiedliche Symptome auf:
- Haut (25%) → Erythema nodosum, bläulich-rote Papeln und Flecken

- Augen (25%) → Iridozyklitis (Entzündung der Regenbogenhaut), Tränendrüsenbefall
- Zentrales Nervensystem → Lähmung von Hirnnerven, z. B. des N. facialis (VII. Hirnnerv)
- Andere Organe wie Lymphknoten, Leber, Milz, Myokard und Skelettmuskulatur können betroffen sein.

Diagnostik
- Röntgen-Thorax: Lymphknotenvergrößerung bzw. fleckige oder streifige Lungeninfiltrate
- Lungenfunktion: evtl. Zeichen einer restriktiven Lungenfunktionsstörung (☞ 4.3.1). Diese führt zu einer Verringerung der Lungenvolumina, da die Dehnungsfähigkeit der Lunge vermindert und der Gasaustausch behindert ist (Diffusionskapazität ↓)
- Labor: IgG ↑, Hyperkalziämie, BSG ↑ bei akuter Verlaufsform
- **Bronchoskopie**
  - Die Luftwege werden meist in Lokalanästhesie mit einem flexiblen Endoskop (*Bronchoskop*) betrachtet; dabei werden Gewebebiopsien entnommen. Bei der Sarkoidose lassen sich meist die typischen Granulome in der Biopsie nachweisen
  - Bronchoalveoläre Lavage während einer Bronchoskopie: Die Bronchien werden dabei mit physiologischer Kochsalzlösung gespült. In dem so gewonnenen Material können z. B. Erreger bei einer Infektion nachgewiesen werden oder maligne Zellen bei einem Tumor. Bei der Sarkoidose zeigen sich typische Entzündungszellen in der Spülflüssigkeit.

- Rö-Thorax
- Lungenfunktion
- Bronchoskopie.

Therapie und Verlauf
❷ Eine Sarkoidose ist oft nicht behandlungs-, aber immer kontrollbedürftig. Die Sarkoidose vom Schweregrad I und das LÖFGREN-Syndrom bessern sich in 70–90% der Fälle auch ohne spezielle Therapie. Ab Stadium II bzw. bei Befall extrapulmonaler Organe werden Kortikosteroide eingesetzt.

- Oft nicht behandlungs-, aber kontrollbedürftig
- Ab Stadium II: Kortikosteroide.

4.5 Lungenfibrose

Eine Lungenfibrose entsteht durch bindegewebigen Umbau des Lungengerüsts. Dadurch verringert sich sowohl die Dehnungsfähigkeit der Lunge während der Atmung als auch die Durchlässigkeit der Alveolarwände für Sauerstoff und Kohlendioxid.

Bindegewebiger Umbau des Lungengerüstes.

4 Bronchien und Lunge

- Vielfältige Ursachen
- 50% idiopathisch.

Ursachen
Die Ursachen der Lungenfibrose sind vielfältig:
- Infektionen: z. B. mit Pneumocystis carinii, Viren
- ❸ Einatmung verschiedener Schadstoffe:
  - Anorganische Stäube führen zu einer **Pneumokoniose** (Staublungenerkrankung), z. B. Quarzstaub → Silikose; Asbeststaub → Asbestose
  - Organische Stäube führen zu einer **exogen-allergischen Alveolitis**, z. B. schimmeliges Heu → Farmerlunge; Klimaanlagen → »Befeuchterlunge«; Vogelexkremente, Federnstaub → Vogelhalterlunge
- Medikamente, z. B. Bleomycin, Busulfan
- Ionisierende Strahlen
- Kreislaufbedingte Lungenschäden bei chronischer Stauungslunge bei Linksherzinsuffizienz (☞ 1.4), akutes Lungenversagen (☞ 4.10)
- Systemerkrankungen wie Kollagenosen (☞ 10.4), Vaskulitiden (☞ 2.3), rheumatoide Arthritis (☞ 10.3.1), Sarkoidose, Mukoviszidose.

Bei 50 % aller Lungenfibrosen bleibt die Ursache unbekannt, sie werden **idiopathische Lungenfibrosen** genannt.

Symptome

- Trockener Reizhusten
- Zunehmende Dyspnoe.

Die Patienten haben ein allgemeines Krankheitsgefühl und trockenen Reizhusten. Anfangs tritt Atemnot nur bei Belastung auf, später auch in Ruhe, da zu wenig Sauerstoff aus den Alveolen ins Blut gelangt. Die Patienten atmen rasch und oberflächlich.

Diagnostik
- Auskultation: Knistergeräusche sind während der Einatmung zu hören
- Lungenfunktion: Vitalkapazität und totale Lungenkapazität werden kleiner, da die Lunge sich nur noch vermindert ausdehnen kann; es liegt eine sog. **restriktive Lungenfunktionsstörung** (☞ 4.3.1) vor. Die Diffusionskapazität ist erniedrigt

Lungenfunktion: Restriktive Lungenfunktionsstörung.

- Röntgen-Thorax: Je nach Ursache der Lungenfibrose zeigen sich im Röntgenbild verschiedene Veränderungen: kleine runde oder lineare Fleckschatten, wabige Lungenstruktur, Lungenschrumpfung, hoch stehendes Zwerchfell.

Therapie

- Therapie der Grunderkrankung
- Kortikosteroide, evtl. Immunsuppressiva
- O_2-Dauertherapie.

Wichtig ist die Behandlung der Grundkrankheit, z. B. durch antiinfektiöse Therapie, Absetzen auslösender Medikamente, Meiden von Gefahrenstoffen (am Arbeitsplatz, z. B. durch Atemschutzmaßnahmen, zu denen der Arbeitgeber gesetzlich verpflichtet ist), aber auch durch Berufswechsel bzw. Umschulung. Schwere Formen oder idiopathische Lungenfibrosen werden mit Kortikosteroiden und evtl. Immunsuppressiva behandelt, bei schwerer Atemnot wird Sauerstoff verabreicht (Sauerstoff-Dauertherapie).

Merke

> Die Pneumokoniosen und die exogen-allergische Alveolitis sind meldepflichtige Berufskrankheiten, die häufig zur Invalidität des Patienten führen.

Komplikationen

❹ Im fortgeschrittenen Stadium tritt eine respiratorische Insuffizienz mit Zyanose auf. Die chronische Hypoxie führt zu sog. Trommelschlegelfingern mit Uhrglasnägeln. Die Einengung der Lungenstrombahn bedeutet eine Belastung des rechten Herzens, die zum Cor pulmonale (☞ 4.9) führen kann. Bei der Silikose kommt es vermehrt zu bronchopulmonalen Infekten und in 10 % der Fälle zu einer Lungentuberkulose, der sog. Silikotuberkulose. Bei der Asbestose treten gehäuft Bronchialkarzinome, Mesotheliome (bösartige Tumoren der serösen Häute, d.h. von Pleura, Peritoneum oder selten Perikard) und Karzinome des Kehlkopfes auf.

- Cor pulmonale
- Silikose: Silikotuberkulose
- Asbestose: Bronchialkarzinom, Mesotheliom.

4.6 Mukoviszidose

Die Mukoviszidose ist die häufigste erbliche Stoffwechselerkrankung in Mitteleuropa. Sie wird autosomal-rezessiv vererbt und betrifft etwa jedes 2 000ste Neugeborene. Die mittlere Lebenserwartung der Erkrankten liegt für Frauen bei 25 Jahren, für Männer bei 30 Jahren.

Häufigste autosomal-rezessiv vererbte Stoffwechselerkrankung.

Ursachen

Auf Grund eines Gendefektes enthalten die Epithelzellmembranen funktionsgestörte Chloridkanäle. Die Folge ist, dass alle exokrinen Drüsen (Pankreas, Dünndarmdrüsen, Bronchialdrüsen, Gallenwege, Gonaden, Schweißdrüsen) große Mengen eines abnorm zähen Sekretes produzieren.

Exokrine Drüsen produzieren extrem zähes Sekret.

❺ Symptome

- Bronchien und Lunge: häufige Infektionen, da der Schleim einen idealen Nährboden für Krankheitserreger bildet; chronischer Husten, obstruktives Lungenemphysem, pulmonale Hypertonie, Ateminsuffizienz. Bei 10 % der Patienten tritt ein Pneumothorax auf
- Pankreas: exokrine Pankreasinsuffizienz, d.h. mangelnde Sekretion von Verdauungsenzymen mit Durchfällen und Fettstühlen *(Steatorrhoe* ☞ 5.4.1)

- Häufige Infektionen
- Exokrine Pankreasinsuffizienz
- Mekoniumileus
- Biliäre Zirrhose.

- Darm: bei 10% der Betroffenen Mekoniumileus nach der Geburt (Darmverschluss durch den ersten zähen Stuhlgang des Kindes); Rektumprolaps (Vorfall des Mastdarmes)
- Leber und Gallenwege: biliäre Zirrhose (☞ 6.2.3) bei 10% der erwachsenen Patienten
- Gedeihstörungen bei Kindern.

Diagnostik

Bei den Erkrankten ist der Chloridgehalt des Körperschweißes nachweisbar erhöht. Als **Screeningtest** wird mit Hilfe des BM-Testes bei allen Neugeborenen das Mekonium auf seinen Albumingehalt untersucht. Der Trypsinspiegel im Serum ist im späteren Krankheitsverlauf erniedrigt. Weiterhin kann das defekte Gen nachgewiesen werden.

- Chloridgehalt im Schweiß ↑
- Albumingehalt im Mekonium ↑
- Trypsin im Serum ↓
- Gennachweis.

Therapie

Die Therapie richtet sich nach den bestehenden Symptomen und sollte in spezialisierten Zentren erfolgen: Infekte des Bronchialsystems müssen dem Erreger entsprechend behandelt werden. Bei Pankreasinsuffizienz werden Verdauungsenzyme und fettlösliche Vitamine substituiert, bei biliärer Zirrhose wird Ursodeoxycholsäure gegeben.

Neben der medikamentösen Therapie ist es wichtig, dass die Patienten schon früh spezielle Atem- und Inhalationstechniken lernen, damit sie möglichst viel infektiöses Bronchialsekret abhusten können. Im Säuglingsalter werden bestimmte Lagerungsdrainagen und Klopfmassagen angewandt. So kann die Entwicklung schwerer Lungenschäden hinausgezögert werden. Im Endstadium der Erkrankung ist eine Lungentransplantation in Erwägung zu ziehen.

- Therapie von Atemwegsinfekten, Pankreasinsuffizienz, biliärer Zirrhose
- Spezielle Atem- und Inhalationstechniken
- Lungentransplantation.

Prophylaxe

Eltern können sich bezüglich ihres Risikos, ein an Mukoviszidose erkranktes Kind zu bekommen, in einer genetischen Beratung informieren. Sind beide Elternteile Träger des defekten Gens, so hat ihr Kind ein statistisches Erkrankungsrisiko von 1:4.

Genetische Beratung.

? Übungsfragen

❶ Welche Organe sind bei der Sarkoidose häufig befallen?

❷ Wie verläuft die Sarkoidose bei den meisten Patienten?

❸ Was ist eine Silikose, eine Asbestose, eine exogen-allergische Alveolitis?

❹ Worin bestehen die Komplikationen der Lungenfibrose?

❺ Welche Organe sind bei Mukoviszidosekranken fast immer betroffen, und zu welchen Störungen kommt es?

4.7 Bronchialkarzinom

Das Bronchialkarzinom ist ein bösartiger Tumor der Bronchien, der meist vom Epithel der Bronchialschleimhaut ausgeht. In Deutschland ist es bei Männern die häufigste zum Tode führende Krebserkrankung (☞ Abb. 12.1), bei Frauen nimmt die Häufigkeit zu.

Ausgehend vom Epithel der Bronchialschleimhaut.

Ursachen und Einteilung

❶ 85% aller Bronchialkarzinome sind auf das Inhalieren von Zigarettenrauch (auch passiv) zurückzuführen. Eine zahlenmäßig untergeordnete Rolle spielt die Inhalation bestimmter Arbeitsstoffe (z. B. Asbest, Chrom) oder von Luftschadstoffen (Ruß, Stäube). Personen, bei denen ein Elternteil an einem Bronchialkarzinom erkrankt ist, haben ein 2–3fach höheres Risiko, selbst zu erkranken.
Je nach *Zellart* des Karzinoms werden unterschieden: kleinzelliges Bronchialkarzinom (25%), Plattenepithelkarzinom (40%), Adenokarzinom (25%), großzelliges Bronchialkarzinom (10%).

- Zigarettenrauch, auch passiv
- Arbeitsstoffe wie Asbest, Chrom
- Genetische Veranlagung.

Unterscheidung verschiedener Karzinomarten.

Symptome

❷ Ein Bronchialkarzinom macht sich meist erst spät bemerkbar. Anfangs kommt es zu Husten, Atemnot und Thoraxschmerzen, später auch zu Hämoptysen. Wie bei jeder bösartigen Tumorerkrankung treten im fortgeschrittenen Stadium Leistungsabfall, Gewichtsabnahme, Fieber und Nachtschweiß auf. Der Tumor kann den N. recurrens und den N. phrenicus (Zwerchfellnerv) infiltrieren und so zu Heiserkeit bzw. Zwerchfelllähmung mit -hochstand führen.
Paraneoplastisches Syndrom: Wie andere Tumoren auch, können Bronchialkarzinome hormonähnliche Stoffe mit entsprechenden Wirkungen produzieren: Eine ACTH-Produktion z. B. führt zum Cushing-Syndrom (☞ 8.4.1), Freisetzung von Parathormon-ähnlichen Substanzen zur Hyperkalzämie (☞ 8.3.1). Weitere Symptome eines paraneoplastischen Syndroms sind Thrombozytose mit Thromboseneigung (☞ 2.1.3) sowie Neuro- und Myopathie.

Symptome zeigen sich oft erst spät:
- Husten, Atemnot
- Thoraxschmerzen
- Hämoptysen
- Gewicht ↓, Fieber, Nachtschweiß
- Heiserkeit, Zwerchfelllähmung
- Paraneoplastisches Syndrom.

Merke

> Bei Rauchern ≥ 40 Jahre sollte man bei unspezifischen Lungensymptomen immer auch an ein Bronchialkarzinom denken. Jeder Husten, der trotz Therapie länger als vier Wochen andauert, wiederholte Pneumonien, Asthma und Bronchitis mit kurzer Krankheitsdauer müssen definitiv abgeklärt werden.

- Rö-Thorax, CT
- Bronchoskopie mit Biopsie, Sputum
- Tumormarker
- Lungenfunktion
- Suche nach Metastasen.

Abb. 4.2
Mögliche Befunde im Röntgen-Thorax bei einem Bronchialkarzinom. [L215]

Diagnostik

- Röntgen-Thorax in zwei Ebenen: Hinter jeder Lungenverschattung kann sich ein Bronchialkarzinom verstecken (☞ Abb. 4.2)
- CT, um die genaue Lage und Ausbreitung des Tumors zu bestimmen und vergrößerte mediastinale Lymphknoten zu entdecken
- Sputumuntersuchung auf Tumorzellen
- Bronchoskopie mit Biopsie des verdächtigen Gewebes und bronchoalveolärer Lavage. Kann die Tumorart so nicht bestimmt werden, muss eine Biopsie von außen durch die Brustwand *(Thorakotomie)* vorgenommen werden
- Suche nach Fernmetastasen, z. B. durch Sonographie des Abdomens, Schädel-CT, Skelettszintigraphie
- Präoperative Lungenfunktionsprüfung, um abschätzen zu können, ob bei dem Patienten eine Lungenteilresektion möglich ist. Bei einer schlechten Lungenfunktion kann nicht operiert werden
- Bestimmung folgender Tumormarker zur Verlaufskontrolle: NSE (Neuronspezifische Enolase), SCC (squamous cell carcinoma antigen), CEA (Carcinoembryonales Antigen), CYFRA 21–1.

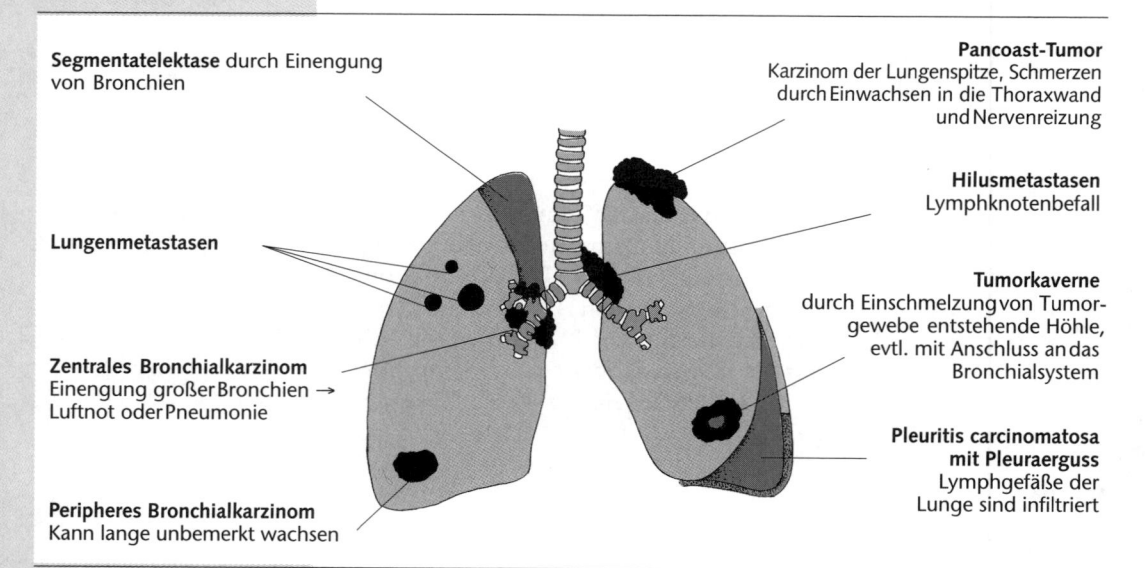

Segmentatelektase durch Einengung von Bronchien

Lungenmetastasen

Zentrales Bronchialkarzinom
Einengung großer Bronchien → Luftnot oder Pneumonie

Peripheres Bronchialkarzinom
Kann lange unbemerkt wachsen

Pancoast-Tumor
Karzinom der Lungenspitze, Schmerzen durch Einwachsen in die Thoraxwand und Nervenreizung

Hilusmetastasen
Lymphknotenbefall

Tumorkaverne
durch Einschmelzung von Tumorgewebe entstehende Höhle, evtl. mit Anschluss an das Bronchialsystem

Pleuritis carcinomatosa mit Pleuraerguss
Lymphgefäße der Lunge sind infiltriert

Therapie und Prognose

Wenn der Tumor noch nicht zu weit fortgeschritten ist und keine Metastasen vorliegen, ist eine Operation angezeigt: Dabei wird meistens entweder ein Lungenlappen *(Lobektomie)* oder eine Lungenhälfte *(Pneumektomie)* entfernt. Allerdings sind 2/3 der Patienten bei Diagnosestellung bereits inoperabel. Dann erfolgt eine Strahlen-, Laser- und/oder Chemotherapie, um den Tumor zu verkleinern bzw. in seinem Wachstum zu stoppen und so die Lebenserwartung und -qualität der Patienten zu verbessern. Bei einem kleinzelligen Bronchialkarzinom stellt die Chemotherapie (☞ 12.4.3) das zentrale Behandlungsverfahren dar; oft wird sie mit einer Strahlentherapie kombiniert.

Im fortgeschrittenen Stadium werden außerdem Analgetika, hustendämpfende Medikamente u.a. unterstützende Medikamente eingesetzt. Bei Knochenmetastasen werden Biphosphonate gegeben.

Die **Prognose** der Patienten hängt von Diagnosezeitpunkt und Tumortyp ab. Insgesamt ist sie schlecht: Die 5-Jahresüberlebensrate aller Patienten zusammen beträgt nur 5%.

Abhängig von Karzinomtyp und Erkrankungsstadium:
- *OP*
- *Strahlen-, Laser-, Chemotherapie*
- *Analgetika, hustendämpfende Medikamente.*

Komplikationen

Regionäre lymphogene Metastasen treten frühzeitig auf, hämatogene Metastasen finden sich meist in Leber, Gehirn, Nebennieren und Skelett (Wirbelsäule).

- Atelektasen: Bronchien oder Bronchiolen werden durch den Tumor eingeengt. Wenn das zu versorgende Lungengewebe nicht mehr belüftet wird, fällt es zusammen
- Pleuritis carcinomatosa: Ein Tumorbefall der Pleura geht oft von Lymphgefäßen der Lunge aus. Er führt zu einer chronischen Entzündung, häufig mit Pleuraerguss.

4.8 Lungenembolie

Ein plötzlicher Verschluss einer Lungenarterie durch Material (z.B. Thrombus, Luft, Fett), das mit dem Blutstrom in eine Lungenarterie geschwemmt wurde, verursacht eine Lungenembolie.

Verschluss einer Lungenarterie.

Ursachen

In der überwiegenden Mehrzahl der Fälle handelt es sich bei dem eingeschwemmten Material um einen Thrombus. Voraussetzung für eine solche *Thrombembolie* ist eine venöse Thrombose (☞ 2.1.3). Ein Blutgerinnsel reißt sich von der Thrombose los und wird mit dem Blut zum rechten Herzen und von dort in die Lunge gespült. Der Thrombus stammt in 60% der Fälle aus den Venen der unteren Extremitäten, in 30% aus den Beckenvenen und in 10% aus den Venen der oberen Extremitäten, des Kopfes oder aus dem rechten Herz.

Meistens durch Thrombembolie ausgelöst.

Verschiedene Risikofaktoren.

❸ Risikofaktoren für das Auftreten einer Lungenembolie sind:
- Bettlägerigkeit
- Zustand nach Operation
- Schwangerschaft und postpartale Periode, Therapie mit Östrogenen (Antibabypille)
- Varizen (Krampfadern) der Beine
- Adipositas
- Gerinnungsstörungen.

Embolien können aber auch durch Gewebeteile, Fett (aus den großen Röhrenknochen, z. B. nach einer Fraktur) oder Luft (z. B. aus defekten Infusionspumpen) bedingt sein.

Symptome

Je größer das Lungenareal ist, das durch die verschlossene Lungenarterie versorgt wird, desto schwerer ist die Symptomatik des Patienten. Kleinere Lungenembolien werden auf Grund ihrer geringen Symptome häufig übersehen, sind jedoch trotzdem gefährlich, da sie oft Vorboten größerer Embolien sind.

Tab. 4.3 Schweregradeinteilung der Lungenembolie anhand ihrer Symptome und Befunde.

	I (klein)	II (submassiv)	III (massiv)	IV (fulminant)
Ausdehnung der Gefäßverschlüsse	Periphere Äste	Segmentarterien	Pulmonalarterienast	Pulmonalarterienhauptstamm oder mehrere Lappenarterien
Klinik	Leichte Dyspnoe Thoraxschmerz	Akute Dyspnoe, Thoraxschmerz, Tachypnoe	Akute schwere Dyspnoe, Thoraxschmerz, Zyanose, Unruhe, Synkope	Dyspnoe, Schocksymptomatik, drohender Herz-Kreislauf-Stillstand
Blutdruck	Normal	Leicht erniedrigt	Stark erniedrigt	Schock

- BGA
- Rö-Thorax
- EKG
- Ventilations-Perfusionsszintigraphie
- Angiographie.

Diagnostik
- BGA: Da in einem Teil der Lunge kein Gasaustausch mehr stattfindet, ist der Sauerstoffgehalt des Blutes erniedrigt. Diesen Sauerstoffmangel versucht der Organismus durch Hyperventilation auszugleichen. Dadurch wird Kohlendioxid verstärkt abgeatmet, und die Kohlendioxid-Konzentration im Blut sinkt: $pO_2 \downarrow$, $pCO_2 \downarrow$ (respiratorische Alkalose ☞ 7.4.1)
- Röntgen-Thorax ist häufig normal, kann jedoch z. B. durch eine Aufhellungszone hinter dem Gefäßverschluss auf eine Lungenembolie hinweisen
- EKG: verändert durch die Rechtsherzbelastung

- Ventilations-Perfusionsszintigraphie
  - Intravenös wird eine radioaktive Substanz gespritzt (*Perfusionsszintigraphie*), die sich in den durchbluteten Lungengefäßen absetzt. Nicht durchblutete Lungenbezirke stellen sich nicht dar und können so identifiziert werden
  - Bei der *Ventilationsszintigraphie* wird mit Hilfe eines radioaktiv markierten Gases die räumliche Verteilung der Lungenbelüftung dargestellt; diese ist bei der Lungenembolie zunächst nicht gestört. Die Kombination beider Verfahren ermöglicht die Unterscheidung einer Lungenembolie von anderen Erkrankungen, bei denen die Durchblutung eines Lungenabschnitts sekundär infolge einer mangelnden Ventilation verringert ist (z.B. Atelektase ☞ 4.7)
- Pulmonalisangiographie oder digitale Subtraktionsangiographie (☞ 2.2.1), bei der die Lungengefäße mittels Röntgenkontrastmittel dargestellt werden. Eine Lungenembolie lässt sich so sicher nachweisen. Diese Untersuchung sollte jedoch nur durchgeführt werden, wenn sich daraus Konsequenzen für die weitere Therapie ergeben.

Therapie

Eine Lungenembolie stellt ein bedrohliches Krankheitsbild dar, deshalb muss schnell gehandelt werden.
- Patienten halbsitzend lagern und beruhigen, evtl. Beruhigungsmittel (z.B. Valium®)
- Sauerstoffgabe nasal (2–6 l/Min.); ggf. Intubation
- Antikoagulation: 5 000–10 000 IE Heparin im Bolus, danach 400–500 IE/kg Körpergewicht über 24 Stunden infundieren. Nach 7–10 Tagen Therapie auf Cumarine (Marcumar®) umstellen, um zu verhindern, dass sich der Embolus durch Anlagerung weiteren thrombotischen Materials vergrößert
- Bei ausgedehnten Lungenembolien wird versucht, den Embolus und die verursachende Thrombose mittels Urokinase, Streptokinase, rt-PA (rekombinanter tissue Plasminogenaktivator) oder APSAC (azetylierter Plasminogen-Streptokinase-Aktivator-Komplex) aufzulösen (Lysetherapie ☞ 1.3.2)
- Ggf. Schmerzmittelgabe, z.B. Fentanyl®
- Ggf. Embolektomie mittels Katheter (selten).

Nach einer Lungenembolie erhalten die Patienten für 6–12 Monate orale Antikoagulantien (Marcumar®); bei sich wiederholenden Lungenembolien ist eine lebenslange Antikoagulation erforderlich.

- Abhängig vom Schweregrad
- Antikoagulation
- Ggf. Lysetherapie
- Embolektomie des Thrombus.

Merke

> Keine i. m.-Injektionen geben, da eine Lysetherapie dann auf Grund der Blutungsgefahr kontraindiziert ist.

❹ Komplikationen

- Lungeninfarkt: Wird der Embolus nicht rechtzeitig aufgelöst, so stirbt der betroffene Lungenanteil ab, da er nur noch über kleine Bronchialarterien durchblutet wird und diese Versorgung besonders bei Linksherzinsuffizienz oft nicht ausreicht
- Pleuritis, Pleuraerguss
- Akutes Cor pulmonale: Da der Embolus eine Lungenarterie verschließt, muss das rechte Herz einen größeren Druck aufbringen, um das Blut gegen diesen Widerstand durch die verkleinerte Lungenstrombahn zu befördern
- Weitere Embolien (ohne Antikoagulation des Patienten in 30 % der Fälle). 70 % aller zum Tode führenden Embolien treten in Schüben auf.

Pflege

Nach einer Operation werden die Patienten früh mobilisiert, um eine Phlebothrombose und damit die Gefahr einer Lungenembolie zu vermeiden. Sind die Patienten über diesen Zusammenhang informiert, erhöht sich ihr Verständnis für das Tragen der Anti-Thrombose-Strümpfe sowie die Motivation für selbstständige Mobilisation (z. B. Beingymnastik im Bett).

Prophylaxe:
- Rasche Mobilisation nach OPs
- Anti-Thrombose-strümpfe, Krankengymnastik
- Regelmäßige Heparingabe.

4.9 Cor pulmonale

Ist der Widerstand im Lungenkreislauf erhöht, muss das rechte Herz einen größeren Druck für die Lungendurchblutung aufbringen. Die daraus entstehende Rechtsherzhypertrophie bzw. -insuffizienz wird als Cor pulmonale bezeichnet.

Erhöhter Widerstand im Lungenkreislauf → Rechtsherzhypertrophie bzw. -insuffizienz.

Ursachen

❺ Ein Cor pulmonale kann chronisch oder akut auftreten. Zu einem **akuten Cor pulmonale** kommt es bei einer Lungenembolie oder einem Asthma-Anfall. Ein **chronisches Cor pulmonale** entwickelt sich langfristig bei pulmonaler Hypertonie (Blutdruck in der A. pulmonalis ≥ 20 mmHg). Ursache können restriktive und obstruktive Ventilationsstörungen (☞ 4.3.1), Vaskulitiden (☞ 2.3), Kollagenosen (☞ 10.4), wiederholte Lungenembolien sowie die Einnahme von Appetitzüglern, Amphetaminen und »Crack« sein.

Akutes Cor pulmonale: Lungenembolie, Asthma-Anfall.
Chronisches Cor pulmonale: pulmonale Hypertonie.

Symptome und Diagnostik

Zu Beginn der Erkrankung sind die Symptome sehr gering ausgeprägt: Rasche Ermüdbarkeit, Atemnot, Schwindel, Zyanose und Brustschmerzen. Dekompensiert die Erkrankung, treten Zeichen der Rechtsherzinsuffizienz (☞ 1.4.1) auf.
Hypertrophie und Dilatation des rechten Herzens lassen sich im EKG und der Echokardiographie nachweisen. Im Röntgen-Thorax zeigen sich Veränderungen der Lungenstruktur. Bei der Katheteruntersuchung des rechten Herzens kann ein erhöhter Druck im Lungenkreislauf gemessen werden.

- Atemnot
- Zyanose
- Rechtsherzinsuffizienz.

Therapie

Die Therapie des Cor pulmonale richtet sich nach der auslösenden Grunderkrankung. Es wird versucht, den erhöhten pulmonalen Druck durch die Inhalation von Prostazyklin-Analoga (Iloprost als Ilomedin®) zu senken. Bei chronischer Hypoxie sollte eine Sauerstoff-Langzeittherapie durchgeführt werden. Eine bestehende Herzinsuffizienz muss medikamentös therapiert werden (☞ 1.4.2).

- Therapie der Grunderkrankung
- Prostazyklin-Analoga
- O_2-Dauertherapie.

4.10 Akutes Lungenversagen

Das akute Lungenversagen (ARDS, acute respiratory distress syndrome, Schocklunge) tritt bei vorher lungengesunden Personen durch unterschiedliche Schädigungen der Lunge auf.

Ursachen und Entstehung

❻ Das Lungengewebe kann direkt geschädigt werden, z. B. durch Aspiration von Mageninhalt oder Inhalation von toxischen Gasen wie Stickstoffdioxid (NO_2) oder Rauchgasen. Weitere Ursachen sind Sepsis, Polytrauma (lebensbedrohliche Verletzung mehrerer Organe, z. B. durch Verkehrsunfall), Verbrennung, Schock, DIC (☞ 3.4.2) sowie Massentransfusion.
Alle Ursachen bewirken, dass die Kapillarwände des Lungengewebes durchlässiger werden und so Flüssigkeit ins Lungengewebe und die Alveolen übertritt. Damit liegt ein Lungenödem vor. Wenig später bildet sich eine Lungenfibrose, wodurch der Gasaustausch schwer behindert wird.

- Einatmung toxischer Gase
- Sepsis
- Polytrauma
- Verbrennung
- Schock
- DIC, Massentransfusion.

Symptome

Anfangs fällt eine Hypoxie (pO_2 ↓) mit Hyperventilation und respiratorischer Alkalose (☞ 7.4.1) auf. Bei Fortschreiten der Erkrankung entwickelt sich eine zunehmende Dyspnoe mit Globalinsuffizienz (pO_2 ↓, pCO_2 ↑) und respiratorischer Azidose (☞ 7.4.2). Die Symptome können sich innerhalb weniger Stunden bis mehrerer Tage ausbilden.

- Anfangs: pO_2 ↓, Hyperventilation, respiratorische Alkalose
- Später: pO_2 ↓, CO_2 ↑, respiratorische Azidose.

- BGA
- Rö-Thorax
- Lungenfunktion.

Intensivmedizinisches Krankheitsbild:
- Schockbekämpfung
- Therapie der Grunderkrankung
- Beatmung
- Antibiotika.

4 Bronchien und Lunge

Diagnostik
- **❼** BGA: Je nach Schwere des Krankheitsbildes zeigt sich anfangs eine Hypoxämie ($pO_2 \downarrow$) und später eine zusätzliche Hyperkapnie ($pCO_2 \uparrow$).
- Röntgen-Thorax: zu Beginn der Erkrankung normal, dann typisches Bild eines Lungenödems mit beidseitig diffuser Verschattung (»weiße Lunge«)
- Lungenfunktion: verminderte Diffusionskapazität und Vitalkapazität.

Therapie
Die Patienten müssen so schnell wie möglich auf der Intensivstation behandelt werden, um ihre Überlebenschancen zu erhöhen. Schock und auslösende Erkrankung müssen therapiert werden. Problematisch ist die ausreichende Versorgung mit Sauerstoff: Dafür wird der Patient mit einer besonderen Technik beatmet, bei der durch erhöhten Beatmungsdruck der Gasaustausch verbessert wird. Weitere künstliche Beatmungsverfahren, z. B. extrakorporale Verfahren des Gasaustausches, befinden sich in der klinischen Erprobung. Antibiotika werden hochdosiert verabreicht, da eine zusätzliche Pneumonie meist nicht überlebt wird.

? Übungsfragen

❶ Was ist der Hauptrisikofaktor für ein Bronchialkarzinom?

❷ Wie macht sich ein Bronchialkarzinom bemerkbar?

❸ Welche Patienten sind besonders gefährdet, eine Lungenembolie zu bekommen?

❹ Nennen Sie Komplikationen, die nach einer Lungenembolie auftreten können!

❺ Wodurch wird ein akutes, wodurch ein chronisches Cor pulmonale verursacht?

❻ Wodurch kann ein akutes Lungenversagen verursacht werden?

❼ Wie sieht der Befund der Blutgasanalyse beim akuten Lungenversagen aus?

4.11 Erkrankungen der Pleura

4.11.1 Pleuraerguss

Ein Pleuraerguss (Pleura = Brustfell) ist eine Flüssigkeitsansammlung im Pleuraspalt.

Ursachen und Einteilung

❶ Ursachen können bösartige Tumoren (60%), z.B. metastasierendes Mammakarzinom, Bronchialkarzinom, Infektionen (30%), z.B. Tuberkulose, Pneumonie, dekompensierte Herzinsuffizienz, Pankreatitis sowie Kollagenosen sein.

❷ Je nach Zusammensetzung der Flüssigkeit im Pleuraspalt wird zwischen Transsudat und Exsudat unterschieden:
Transsudat: Die Ergussflüssigkeit tritt aus den Kapillaren aus, z.B. auf Grund einer Lungenstauung bei Linksherzinsuffizienz. Sie ist serös, enthält kaum Eiweiß, wenig Zellen oder Bakterien.
Exsudat: Die Ergussflüssigkeit wird von dem umliegenden Gewebe produziert. Sie ist serös, eitrig, fibrinös oder blutig und enthält größere Mengen Eiweiß. Je nach Ursache des Ergusses können auch Bakterien, Blutbestandteile, Cholesterin oder Tumorzellen in der Flüssigkeit nachgewiesen werden.

Symptome

Die Flüssigkeit in der Pleurahöhle kann das Lungengewebe verdrängen. Je nach Flüssigkeitsmenge (wenige Milliliter bis mehrere Liter) treten in unterschiedlicher Stärke Atemnot und Druckgefühl in der Brust auf.

Diagnostik

- Lungenauskultation: abgeschwächtes Atemgeräusch über dem Pleuraerguss
- Röntgen-Thorax: Ab etwa 300 ml ist der Erguss zu erkennen; durch die Flüssigkeitsansammlung erscheinen die Zwerchfellkuppeln abgeflacht
- Sonographie: Ab ca. 50 ml ist der Erguss nachweisbar
- Pleurapunktion: Unter örtlicher Betäubung wird unter sterilen Bedingungen der Pleuraerguss punktiert und Flüssigkeit entnommen *(Probepunktion)*. Diese wird chemisch, bakteriologisch und zytologisch untersucht, um die Ursache zu klären. Behindert der Erguss die Atmung, werden größere Mengen Flüssigkeit abgelassen.

Merke

> Ein Pleuraerguss wird aus diagnostischen Gründen punktiert. Ein blutiger Pleuraerguss gilt solange als tumorverdächtig, bis das Gegenteil bewiesen ist.

Therapie

Im Vordergrund steht die Therapie der auslösenden Grunderkrankung. Bei ständig wiederkehrenden Pleuraergüssen wird mit einer speziellen Technik, der sog. Pleurodese, das Rippenfell mit dem Lungenfell verklebt, um die Ergussbildung zu verhindern.

- Therapie der Grunderkrankung
- Pleurodese.

4.11.2 Pleuritis

Die Pleuritis ist eine Entzündung der Pleura.

Ursachen und Einteilung

Eine Pleuritis entsteht meist sekundär als Folge einer anderen Lungenerkrankung, z. B. einer Tuberkulose, einer Pneumonie oder eines Tumors von Lunge oder Pleura. Aber auch eine Urämie, ein Lungen- oder Herzinfarkt, eine Pankreatitis oder Kollagenosen können eine Pleuritis hervorrufen. Unterschieden wird die trockene **Pleuritis sicca** von der feuchten **Pleuritis exsudativa**; bei Letzterer gibt die entzündete Pleura Flüssigkeit in die Pleurahöhle ab, sodass ein Pleuraerguss entsteht. Die trockene Form geht meistens in die feuchte über.

Entzündung der Pleura.

Meist sekundär als Folge anderer Erkrankungen.

Pleuritis sicca: ohne Pleuraerguss.
Pleuritis exsudativa: mit Pleuraerguss.

Symptome

❸ Die Pleuritis sicca verursacht stechende Schmerzen bei der Atmung. Deshalb versucht der Patient, möglichst flach zu atmen (Schonatmung). Tritt ein Pleuraerguss auf, lassen die Schmerzen häufig nach. Verdrängt der Pleuraerguss das Lungengewebe, hat der Patient Atemnot.

- Schmerzen beim Atmen
- Atemnot.

Diagnostik

- Lungenauskultation: Reibegeräusche beim Atmen, die wie Lederknarren klingen. Bei einem Pleuraerguss sind die Atemgeräusche abgeschwächt oder aufgehoben
- Blut: BSG ↑, CRP ↑, Leukozytose
- Röntgen-Thorax: Zwerchfellhochstand, Verschattung bei Pleuraerguss
- Punktion eines Pleuraergusses und Untersuchung der Ergussflüssigkeit.

- Lungenauskultation
- BSG ↑, CRP ↑, Leukozytose
- Rö-Thorax
- Pleurapunktion.

Therapie

Die auslösende Grundkrankheit muss behandelt werden. Wenn der Patient auf Grund der Schmerzen flach atmet, besteht die Gefahr einer zusätzlichen Pneumonie. Dann müssen Schmerzmittel gegeben werden, um dem Patienten das Durchatmen zu erleichtern.

- Therapie der Grunderkrankung
- Analgetika.

Pflege

Pflegerisch steht die Pneumonieprophylaxe mit Atemübungen (☞ 4.2.3) im Vordergrund. Der Patient sollte möglichst auf der gesunden Lungenseite liegen, um die Ausdehnung und Belüftung der erkrankten Seite zu fördern.

Übungsfragen

❶ Wodurch kann ein Pleuraerguss verursacht werden?

❷ Was ist der Unterschied zwischen Transsudat und Exsudat?

❸ Welche Krankheitssymptome hat ein Patient mit einer Pleuritis?

5 Magen-Darm-Trakt

5.1 Leitsymptome

5.1.1 Dysphagie

Schluckbeschwerden.

Bei der Dysphagie (Schluckstörung) hat der Patient das Gefühl, beim Schlucken ein Hindernis überwinden zu müssen. Häufig klagt er über ein Druckgefühl hinter dem Sternum, erbricht oder verschluckt sich.

Ursachen
- Einengung des Ösophagus durch Ösophaguskarzinom, verschluckte Fremdkörper, Ösophagusdivertikel, vergrößerte Nachbarorgane, z. B. Schilddrüse
- Achalasie (☞ 5.2.4), Sklerodermie (☞ 10.4.2)
- Refluxösophagitis
- Lähmung von Schlundmuskeln, z. B. nach ischämischem Insult (Schlaganfall).

Merke

> Schluckstörungen sind immer ein Alarmsymptom, das abgeklärt werden muss. Bei Patienten über 45 Jahre sind sie zu 40% durch ein Ösophaguskarzinom bedingt.

Komplikationen

Aspirationspneumonie.

Die Gefahr der Dysphagie besteht in der Aspiration (Einatmen von Fremdkörpern oder Flüssigkeit) von Nahrung, wenn sich der Patient verschluckt. Damit gelangt Speise in Trachea und Lunge. Können die Speisen durch Husten nicht wieder nach oben befördert werden – insbesondere bei Patienten mit gestörtem Schluckreflex – rufen sie eine Aspirationspneumonie (☞ 4.2.3) hervor.

5.1.2 Übelkeit und Erbrechen

- Nahrungsbrei wird retrograd durch den Mund entleert
- Evtl. Dehydratation und Elektrolytverschiebungen

Übelkeit und Erbrechen *(Emesis)* gehören zu den typischen Symptomen gastroenterologischer Erkrankungen. Beim Erbrechen ziehen sich Magen- und Bauchmuskulatur sowie das Zwerchfell unwillkürlich zusammen, und der Nahrungsbrei wird retrograd (rückläufig) durch den Mund entleert. Durch starkes Erbrechen verliert der Körper Flüssigkeit und Elektrolyte. Die Folge sind Dehydratation (☞ 7.5.1) und Elektrolytverschiebungen. Besonders gefährdet sind Kinder und alte Menschen, da sie über geringere Flüssigkeitsreserven verfügen. Blutiges Erbrechen wird als *Hämatemesis* bezeichnet und kommt u.a. bei oberen gastrointestinalen Blutungen (☞ 5.3.2) und Blutungen aus dem Nasen-Rachen-Raum vor.

→ Gefahr v.a. für Kinder und alte Menschen.

Ursachen
Die Ursachen sind sehr vielfältig. Neben einer Reizung der Magenschleimhaut kann auch die Reizung des zentralen Brechzentrums im Gehirn Erbrechen auslösen.
- Erkrankungen des Magen-Darm-Traktes
- Infektionen durch Bakterien oder Viren
- Medikamente, z.B. Eisentabletten, Zytostatika, Antibiotika
- Vergiftungen, z.B. mit Alkohol
- Neurologische Erkrankungen, z.B. Hirnhautentzündung, Hirndruck
- Stoffwechselentgleisungen, z.B. bei Diabetes mellitus
- Frühschwangerschaft
- Psychisch bei Angst oder Aufregung.

Pflege
Erbricht ein Patient, muss er vor Aspiration geschützt werden. Deshalb sollte der Patient sofort aufgesetzt werden und den Kopf nach vorne beugen; bettlägerige Patienten werden auf die Seite gedreht. Zahnprothesen sollten entfernt werden. Bei häufigerem Erbrechen stehen Nierenschale und Papiertücher zwar in Griff-, nicht aber in Sichtweite des Patienten: Manchmal genügt allein der Anblick, um erneutes Erbrechen auszulösen.

Patient beim Erbrechen vor Aspiration schützen.

5.1.3 Abdominalschmerzen

Abdominalschmerzen werden durch verschiedene Erkrankungen von Bauchorganen, seltener durch Krankheiten anderer Organsysteme hervorgerufen.

Ursachen
Die Schmerzbeschreibung des Patienten bei Abdominalbeschwerden gibt wichtige Hinweise auf die Grunderkrankung:
- Zunehmende Schmerzen: Appendizitis, Cholangitis, Cholezystitis, Pankreatitis
- Kolikartig (an- und abschwellende Schmerzen durch abwechselnde Kontraktion und Erschlaffung der glatten Muskulatur von Hohlorganen), z.B. bei eingeklemmten Gallen- oder Harnsteinen, aber auch bei entzündlichen Darmerkrankungen mit Durchfall
- Ausstrahlende Schmerzen, z.B. in die rechte Schulter bei Cholezystitis, in den Rücken bei Pankreatitis, in die Schamlippen/Hoden bei Harnsteinen.

Art des Schmerzes gibt Hinweis auf die Ursache.

Solange keine Diagnose besteht:
- Patienten nüchtern lassen
- Keine Analgetika oder Spasmolytika.

Pflege

Solange die Ursache der Schmerzen nicht bekannt ist, bleibt der Patient nüchtern, damit ggf. invasive Maßnahmen wie Endoskopie und Operation durchgeführt werden können. Es dürfen keine schmerzstillenden *(Analgetika)* oder krampflösenden Medikamente *(Spasmolytika)* gegeben werden, weil Art und Verlauf des Schmerzes für die Diagnosefindung wichtig sind. Dem Patienten wird das Vorgehen erklärt; die Mitteilung, dass es sich um Routinemaßnahmen handelt, wirkt häufig beruhigend. Bei der Krankenbeobachtung achten die Pflegenden besonders auf Vitalzeichen, Schmerzen und Ausscheidungen (Erbrochenes, Urin, Stuhl).

5.1.4 Obstipation

≤ 3 Stuhlgänge/Woche.

Obstipation (Verstopfung) ist eine verzögerte Darmentleerung, die durch eine geringe Stuhlfrequenz (weniger als drei Stuhlgänge in der Woche) mit hartem Stuhl und mangelndem Defäkationsreiz gekennzeichnet ist.

Ursachen
- Bei etwa 10 % der Bevölkerung: faserarme Kost, geringe Flüssigkeitsaufnahme, mangelnde Bewegung und ein unterdrückter Defäkationsreiz
- Medikamente, z. B. Antidepressiva, Opiate, aluminiumhaltige Antazida, Laxantienabusus (Missbrauch von Abführmitteln, s. u.)
- Elektrolytstörungen, z. B. Hypokaliämie (☞ 7.5.3), oft Folge eines Laxantienabusus
- Schmerzhafte Hämorrhoiden, Analfissur, die zu einer unwillkürlichen Unterdrückung des Defäkationsreizes führen
- Einengung des Darmlumens, z. B. durch ein Kolonkarzinom oder -adenom, Verwachsungen *(Briden)*, Fremdkörper
- Neurologische Erkrankungen, z. B. PARKINSON-Syndrom, Multiple Sklerose
- Hypothyreose (☞ 8.2.3).

Merke

Laxantien führen zu einem Gewöhnungseffekt. Der Patient benötigt immer mehr und immer stärker wirksame Abführmitel. Diese rufen als Nebenwirkung eine Hypokaliämie hervor, die die Obstipation langfristig weiter verschlechtert (Teufelskreis = *Circulus vitiosus*).

Pflege

Obstipationsprophylaxe
- Mindestens 1,5–2 l Mineralwasser oder Tee (keinen Kaffee oder schwarzen Tee) täglich trinken. Ältere Menschen müssen meist zum Trinken angehalten werden, da ihr Durstgefühl vermindert ist
- Ballaststoffreiche Ernährung in Form von Früchten, Gemüse, Vollkornbrot, Salat
- Meiden von obstipierenden Nahrungsmitteln wie Schokolade, Weißbrot, schwarzer Tee, Rotwein
- Körperliche Betätigung
- Bei Stuhldrang sofort eine Toilette aufsuchen, Stuhldrang nicht unterdrücken
- Die Einnahme von Laxantien sollte auf wenige Ausnahmen beschränkt sein, z. B. wenn der Patient nicht pressen darf (wie nach Herzinfarkt oder bestimmten Operationen) zur Darmreinigung vor Darmspiegelungen oder anderen Eingriffen.

- Ausreichende Trinkmenge 1,5–2 l / Tag
- Ballaststoffreiche Ernährung
- Bewegung.

5.1.5 Diarrhoe

Bei der Diarrhoe (Durchfall) kommt es zu mehr als drei Stuhlentleerungen pro Tag, der Stuhlgang ist flüssig und die Stuhlmenge vermehrt (≥ 250 g/Tag). Eine starke Diarrhoe führt zu einem Flüssigkeits- und Elektrolytverlust, der besonders für Kinder und ältere Menschen bedrohlich werden kann.

≥ 3 Stuhlgänge/Tag, Stuhl flüssig, Stuhlmenge ↑.

Ursachen
- Infektionen des Magen-Darm-Traktes durch Viren, Bakterien, seltener durch Würmer oder Protozoen (z. B. Amöben) sowie Lebensmittelvergiftungen (☞ 11.3.12)
- Nebenwirkung von Medikamenten wie Antibiotika, Zytostatika, Laxantien
- Nahrungsmittelallergie (häufig in Kombination mit Hauterscheinungen wie Urtikaria)
- Entzündliche Darmerkrankungen: Morbus CROHN, Colitis ulcerosa, Divertikulitis
- Kolonkarzinom, -adenom (Alarmzeichen: Diarrhoe im Wechsel mit Obstipation)
- Pankreasinsuffizienz mit ungenügender Sekretion von Verdauungsenzymen
- Hormonelle Störungen: Hyperthyreose, Gastrinom (☞ 6.4.3)
- Autonome Neuropathie (Schädigung des vegetativen Nervensystems), z. B. bei Diabetes mellitus
- Reizdarm-Syndrom bei psychischen Einflüssen, z. B. Angst, Nervosität (häufig, aber nur als Ausschlussdiagnose akzeptabel).

- Akute Durchfälle: meist infektiös
- Chronische Durchfälle: meist nichtinfektiös.

Merke

> Während akute Durchfälle meist infektiös bzw. durch eine Lebensmittelvergiftung bedingt sind, haben chronische Durchfälle (Dauer länger als ein Monat) meist nicht-infektiöse Ursachen.

Pflege

Das Aussehen des Stuhlgangs gibt Hinweise auf die Grunderkrankung und auf den Krankheitsverlauf. Auffällig veränderter Stuhl wird dem Arzt gezeigt, damit er weitere Untersuchungen veranlassen kann.

5.1.6 Blut im Stuhl

Die Ursachen von Blut im Stuhl decken sich mit denen von Blutungen im Gastrointestinaltrakt. Im Vordergrund stehen: Magen- und Duodenalulzera, Karzinome, entzündliche Darmerkrankungen, Divertikel, Hämorrhoiden.

Einteilung

Je nach Ort der Blutung unterschiedliches Aussehen.

- Bei Blutungen im oberen Gastrointestinaltrakt tritt **Teerstuhl** auf. Dieser schwarze, glänzende und klebrige Stuhl entsteht durch Abbau von Hämoglobin im Darm. Bei träger Darmpassage können auch Blutungen aus dem unteren Dünndarm oder oberen Dickdarm Teerstuhl verursachen.
- Rote **Blutauflagerungen** auf dem Stuhl stammen in der Regel aus dem Rektum oder dem Analkanal, kommen aber auch bei massiven Blutungen im oberen Gastrointestinaltrakt mit schneller Darmpassage vor. Hellrote spritzende Blutungen sind meist durch Hämorrhoiden verursacht
- **Blutiger Durchfall** wird häufig bei entzündlichen Darmerkrankungen beobachtet
- Bei leichten Blutungen ist das Blut nicht im Stuhlgang sichtbar. Dieses **okkulte Blut** kann mit Hilfe eines Testbriefes (z. B. Hämoccult®) nachgewiesen werden.

Pflege

Test auf okkultes Blut.

Bei einem Test auf okkultes Blut im Stuhl muss auf Folgendes geachtet werden:
- Drei Tage vor Testbeginn soll der Patient kein rohes Fleisch, Blutwurst o. Ä. essen, weil auch dieses Blut mit dem Test positiv erfasst wird. Auch größere Mengen von Salat, Vitamin C oder Eisen führen zu einem falsch-positiven Testergebnis
- Der Patient erhält drei mit seinem Namen beschriftete Testkärtchen. Auf gekennzeichnete Felder streicht er seine

Stuhlprobe. Zur Auswertung des Tests wird eine Lösung auf die Stuhlproben getropft, die den Stuhl bei Blutbeimengungen verfärbt.

Merke

Bei einem positiven Testergebnis – »Blut im Stuhl« – muss die Ursache der Blutung festgestellt werden. Um ein Karzinom sicher auszuschließen, wird meistens eine Koloskopie und eine Gastroskopie durchgeführt.

5.2 Erkrankungen des Ösophagus

5.2.1 Refluxösophagitis

Die Refluxösophagitis ist eine Entzündung der Schleimhaut des Ösophagus, die durch das Zurückfließen *(Reflux)* von Mageninhalt in den Ösophagus hervorgerufen wird.

Entzündung der Ösophagusschleimhaut durch Reflux von Mageninhalt.

I	Einzelne Erosionen in geröteter Schleimhaut
II	Zusammenfließende Erosionen, die jedoch nicht den gesamten Umfang einnehmen
III	Zirkuläre, d.h. über den gesamten Umfang ausgedehnte, Erosionen
IV	Komplikationen wie Ulkus oder Striktur (Verengung)

Tab. 5.1 Endoskopische Stadien einer Ösophagitis.

Ursachen und Entstehung

❶ Die Kardia wird vom unteren Ösophagussphinkter (Speiseröhrenschließmuskel) verschlossen. Er öffnet sich beim Gesunden nur während des Schluckens, um Speisebrei vom Ösophagus in den Magen zu transportieren. Bei der Refluxösophagitis öffnet sich der untere Ösophagussphinkter auch, wenn nicht geschluckt wird. Der saure Mageninhalt gelangt in den Ösophagus und greift dort die Schleimhaut an, die darauf mit einer Entzündung reagiert.

Unterer Ösophagussphinkter gestört.

Symptome

Hauptsymptom der Refluxösophagitis sind brennende Schmerzen hinter dem Sternum, sog. Sodbrennen, die besonders nach dem Essen und im Liegen auftreten. Häufig geben die Patienten (saures) Aufstoßen an. Insbesondere wenn, wie z.B. beim Bücken, Druck auf den Magen ausgeübt wird, können Nahrungsreste aus dem Magen zurück in den Mund fließen *(Regurgitation)*. Weiterhin treten Schluckbeschwerden, Magenschmerzen, Luftaufstoßen und Reizhusten auf.

- Sodbrennen
- Regurgitationen
- Dysphagie
- Reizhusten
- Magenschmerzen

Ösophagoskopie mit Biopsien.

Diagnostik
Die Ösophagusschleimhaut wird über eine *Ösophagoskopie* beurteilt. Meistens werden dabei Biopsien entnommen, um die Diagnose zu sichern.

> **Endoskopien des Magen-Darm-Traktes**
> Endoskopien sind »Spiegelungen« innerer Hohlorgane und Hohlräume, um u.a. deren Schleimhaut betrachten und beurteilen zu können. Vor allem bei Karzinomverdacht werden auch Gewebeproben *(Biopsien)* entnommen. Weiterhin können endoskopisch Polypen abgetragen oder Blutungen gestillt werden. Endoskopien des Magen-Darm-Traktes werden nach dem jeweiligen anatomischen Abschnitt bezeichnet:
> - **Ösophagoskopie:** Spiegelung der Speiseröhre
> - **Gastroskopie:** Spiegelung des Magens
> - **Duodenoskopie:** Spiegelung des Duodenums (Zwölffingerdarm)
> - **Koloskopie:** Spiegelung des Kolons (Dickdarm). Hierbei werden entweder nur Rektum und Sigma eingesehen (Rektosigmoidoskopie) oder aber das gesamte Kolon (hohe Koloskopie)
> - **Rektoskopie:** Spiegelung des Rektums (Enddarm). Die Rektoskopie wird im Gegensatz zu den anderen Endoskopien mit einem starren statt einem flexiblen Endoskop durchgeführt.
>
> Ösophagoskopie, Gastroskopie und Duodenoskopie werden auch gemeinsam als *Ösophago-Gastro-Duodenoskopie* durchgeführt.

- Änderung der Ess- und Schlafgewohnheiten
- Medikamente: H_2-Blocker, Protonenpumpenblocker
- Fundoplicatio.

Therapie
❷ Treten lediglich geringe Symptome einer Refluxerkrankung auf, so sind häufig gezielte Verhaltensänderungen des Patienten ausreichend, um die Beschwerden zu lindern:
- Regelmäßig vier bis fünf kleine, fettarme Mahlzeiten pro Tag
- Drei Stunden vor dem Schlafen nichts mehr essen
- Mit erhöhtem Oberkörper schlafen
- Gewicht reduzieren
- Keine einengenden Kleidungsstücke (z. B. Gürtel, Korsett) tragen
- Auf bestimmte Speisen und Getränke wie Alkohol, Süßspeisen und Kaffee verzichten, da sie die Säureproduktion im Magen anregen
- Medikamente meiden, die als Nebenwirkung den Druck des unteren Ösophagus senken (z. B. Nitrate, Kalziumantagonisten, Theophyllin).

Medikamentöse Therapie

Bei stärkeren Beschwerden werden Protonenpumpenblocker (Antra®) oder H_2-Blocker (Zantic®, Tagamet®) eingesetzt, die die Säureproduktion im Magen hemmen.

Operative Therapie

Bessern sich nach 3–6 Monaten unter der medikamentösen Therapie die Beschwerden nicht wesentlich, so ist die operative Verengung des Mageneingangs (*Fundoplicatio* nach NISSEN) in Erwägung zu ziehen.

Komplikationen

- Aus den Schleimhauterosionen einer chronischen Refluxösophagitis können Ulzera entstehen, die in seltenen Fällen bluten
- Narbige Veränderungen der Ösophaguswand führen zu Stenosen des Ösophagus mit Schluckbeschwerden
- **BARRETT-Ösophagus:** Das Plattenepithel des unteren Ösophagus wird durch Zylinderepithel ersetzt. Der BARRETT-Ösohagus ist eine Präkanzerose, die sich zum Karzinom entwickeln kann. Daher sind regelmäßige endoskopische Kontrollen mit Entnahme von Gewebe notwendig.

- Ulzera
- Karzinomatöse Entartung
- Stenosen mit Dysphagie.

Pflege

Die Refluxösophagitis erfordert meist die Umstellung von Ess- und Schlafgewohnheiten, die dem Patienten schwer fällt. Er braucht die Unterstützung seiner Umgebung, um seinen Tagesablauf zu ändern. Meist bessern sich die Beschwerden dadurch nach kurzer Zeit deutlich, sodass der Patient motiviert ist, die Änderungen beizubehalten.

5.2.2 Hiatushernie

❸ Die Hiatushernie ist ein Zwerchfellbruch: Der Ösophagus zieht aus dem Brustraum durch eine Öffnung *(lat.: Hiatus)* im Zwerchfell in den Bauchraum. Werden durch diese Öffnung Organe – meistens Magenanteile – aus dem Bauchraum in den Brustraum gedrängt, liegt eine Hiatushernie vor. Es werden unterschieden:

- **Gleithernie** *(axiale Hernie):* häufigste Form (90%), bei der der obere Teil des Magens, die Kardia, in den Brustraum verlagert ist.
- **Paraösophageale Hernie:** Die Kardia liegt in regelrechter Position; Teile des Magens oder tiefer gelegener Bauchorgane sind *neben* den Ösophagus in den Brustraum verschoben.

Zwerchfellbruch → Organe des Abdomens verlagern sich in den Thorax.

2 Formen:

Abb. 5.1
Formen der
Hiatushernie.
[L190]

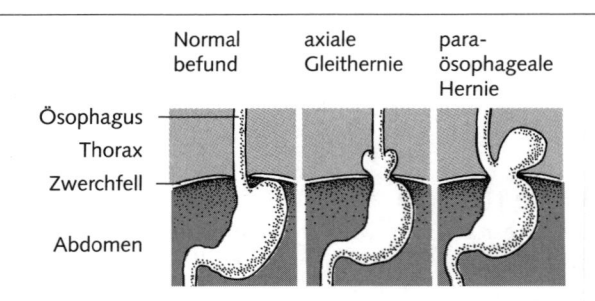

Normal befund — axiale Gleithernie — paraösophageale Hernie

Ösophagus
Thorax
Zwerchfell
Abdomen

Ursachen
Ursache einer Hiatushernie ist oft der gelockerte Bandapparat am Mageneingang. Gleithernien treten mit zunehmendem Alter häufiger auf. Daneben kann auch ein erhöhter Druck im Bauchraum, z. B. in der Schwangerschaft oder bei ausgeprägter Obstipation, für eine Hiatushernie verantwortlich sein.

- Lockerung des Bandapparates
- Druck im Abdomen ↑, z. B. bei Schwangerschaft.

Symptome
90 % aller Patienten mit einer Gleithernie haben keinerlei Beschwerden. Selten tritt ein Reflux von Mageninhalt in den Ösophagus mit nachfolgender Refluxösophagitis auf.
Auch die paraösophageale Hernie kann asymptomatisch verlaufen. Die Patienten klagen jedoch häufiger über Völlegefühl und Aufstoßen, Druckgefühl in der Herzgegend sowie über Atemnot.

Häufig asymptomatisch.

Diagnostik
Über den **Ösophagusbreischluck** – möglichst in Kopftieflage des Patienten bei gleichzeitiger Bauchpresse – wird eine Hiatushernie dargestellt: Während der Patient Kontrastmittel trinkt, wird der Ösophagus geröntgt. Zur weiteren Diagnostik wird die **Ösophagoskopie** hinzugezogen.

- Ösophagusbreischluck
- Ösophagoskopie.

Therapie
Eine Gleithernie wird lediglich therapiert, wenn Beschwerden auf Grund einer Refluxösophagitis vorliegen.
Eine paraösophageale Hernie hingegen ist eine komplikationsträchtige Erkrankung (s. u.). Deshalb bedarf sie auch als Zufallsbefund bei beschwerdefreien Personen der operativen Behandlung. Bei der Operation werden der Magen und andere Bauchorgane ins Abdomen zurückverlagert und der Magen an der vorderen Bauchwand fixiert.

- Bei Gleithernie Therapie nur bei Beschwerden.
- OP bei paraösophagealer Hernie

Komplikationen
❹ Komplikationen treten insbesondere bei der paraösophagealen Hiatushernie auf: An der Durchtrittsstelle der Bauchorgane in den Brustraum kann es zu Einklemmungen dieser Organe und damit zur Unterbrechung ihrer Blutzufuhr kommen

- Organeinklemmungen mit Inkarzeration
- Ulzera.

(Inkarzeration). Weiterhin können Schleimhauterosionen und -ulzera mit Blutungen auftreten.

5.2.3 Ösophagusdivertikel

Das Ösophagusdivertikel ist entweder eine Aussackung der gesamten Ösophaguswand, ein **echtes Divertikel**, oder eine Ausstülpung von Schleimhaut durch eine bestehende Muskellücke der Ösophaguswand, ein **Pseudodivertikel**.

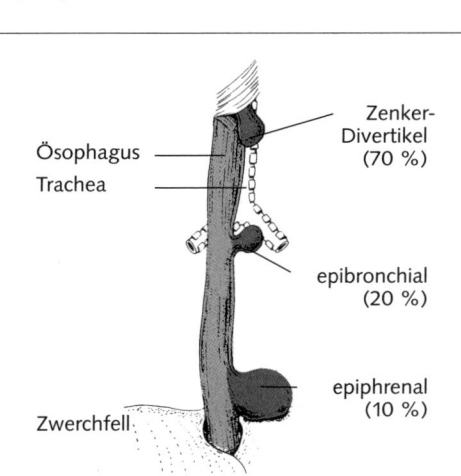

- Echtes Divertikel: Aussackung der gesamten Ösophaguswand
- Pseudodivertikel: Ausstülpung von Schleimhaut durch eine Muskellücke.

Abb. 5.2 Lage der Ösophagusdivertikel. [A300]

Ursachen

Ösophagusdivertikel entstehen entweder durch erhöhten Druck im Ösophagusinneren bei gestörtem Muskelzusammenspiel, sog. **Pulsionsdivertikel**, oder durch Zug von außen, sog. **Traktionsdivertikel**. Sie sind typischerweise an drei verschiedenen Stellen des Ösophagus lokalisiert:
- Zervikale ZENKER-Divertikel (70%) am Ösophaguseingang (ein Pulsionsdivertikel)
- Epibronchiale Divertikel (20%) in Höhe der Trachealbifurkation (ein Traktionsdivertikel durch Narbenzug, meist infolge von Entzündungen der mediastinalen Lymphknoten)
- Epiphrenale Divertikel (10%) dicht oberhalb des Zwerchfells (ein Pulsionsdivertikel).

- Pulsionsdivertikel: Erhöhter Druck im Ösophagus
- Traktionsdivertikel: Zug von außen.

3 typische Lokalisationen:

Symptome und Diagnostik

Die Patienten klagen über Schluckbeschwerden. Oft fällt Mundgeruch auf, der durch Regurgitation verursacht wird: Speisereste sammeln sich im Divertikel und fließen vor allem beim Liegen in den Mund zurück. Beim ZENKER-Divertikel kommt es typischerweise zu Druckbeschwerden im Halsbereich und zunehmender Schluckbehinderung.
Die Diagnose wird über den Ösophagusbreischluck gestellt.

- Schluckbeschwerden
- Regurgitationen.

Therapie
Beim ZENKER-Divertikel ist die operative Entfernung in der Regel die Therapie der Wahl (neuerdings endoskopische Wandresektion möglich). Wegen der geringen Beschwerden und Komplikationen ist bei den übrigen Divertikelformen eine Resektion nur selten erforderlich.

OP meist nur beim ZENKER-Divertikel.

Komplikationen
Nachts besteht die Gefahr, dass bei Regurgitation Speisereste unbemerkt aspiriert werden und so eine Aspirationspneumonie verursachen. Ulzerationen im Divertikelsack können zu Blutungen oder Perforation des Ösophagus führen.

- Aspirationspneumonie
- Ulzera → Blutung, Perforation.

5.2.4 Achalasie
Die Achalasie ist gekennzeichnet durch einen erhöhten Druck des unteren Ösophagussphinkter, der durch Degeneration des Nervenplexus innerhalb der Sphinktermuskulatur *(Plexus myentericus)* verursacht ist. Die Folge ist eine gestörte Peristaltik beim Schluckakt: Während des Schluckens erschlafft der Sphinkter nicht ausreichend, die Nahrung sammelt sich im Ösophagus an und wird nur verzögert in den Magen transportiert. Dadurch weitet sich der Ösophagus.

Erweiterung des Ösophagus auf Grund unzureichender Öffnung des unteren Ösophagussphinkters.

Symptome
Die Patienten klagen über Schluckbeschwerden und Regurgitation von Speisebrei aus dem erweiterten Ösophagus. Meistens bevorzugen die Patienten flüssige Kost. Auf Grund der gestörten Nahrungsaufnahme kann es zu massivem Gewichtsverlust kommen.

- Schluckbeschwerden
- Regurgitationen
- Gewichtsverlust.

Merke

> Die Symptome einer Achalasie können auch durch ein Karzinom der Kardia oder des Ösophagus hervorgerufen werden.

Diagnostik
Im Ösophagusbreischluck zeigt sich ein typischer Befund: die sog. Sektglasform des oberhalb des Zwerchfells stark erweiterten Ösophagus. Das Kontrastmittel wandert nur langsam in den Magen. Mit Hilfe der Manometrie wird der Ruhedruck des unteren Ösophagussphinkters gemessen, der bei Achalasie regelmäßig erhöht ist. Ebenso lässt sich die fehlende Erschlaffung des Sphinkters während des Schluckens feststellen. Um einen Tumor des Ösophagus oder der Kardia auszuschließen, wird eine Ösophago-Gastroskopie mit Biopsie durchgeführt.

- Ösophagusbreischluck
- Manometrie
- Ösophago-Gastroskopie.

Therapie

❻ Ziel der Therapie ist es, den Druck des unteren Ösophagussphinkters zu senken, sodass die Nahrung wieder ungehindert in den Magen gelangen kann. Bei sehr leichten Achalasieformen wird dieses medikamentös versucht (z. B. durch Kalziumantagonisten wie Nifedipin). Die Resultate sind jedoch enttäuschend, sodass meist eine Ballondilatation angezeigt ist: Hierzu wird ein Katheter in den Magen vorgeschoben und in Höhe des unteren Ösophagussphinkters ein Ballon aufgeblasen, der den Ösophagus aufdehnt. Diese Therapie muss auf Grund von Rezidiven häufig wiederholt werden.

Bei anhaltender Erfolglosigkeit dieses Verfahrens wird operativ vorgegangen, indem die Muskulatur des unteren Ösophagussphinkters geschlitzt wird *(Myotomie)*. Sowohl bei der Ballondilatation als auch bei der Myotomie kann es nachfolgend zu einer Refluxösophagitis kommen.

Langfristig sollte eine Achalasie endoskopisch kontrolliert werden, da eine erhöhte Gefahr für ein Ösophaguskarzinom besteht.

- Kalziumantagonisten
- Ballondilatation
- Myotomie
- Endoskopische Langzeitkontrolle.

Komplikationen

Insbesondere bei nächtlichen Regurgitationen von Speiseresten aus dem erweiterten Ösophagus besteht die Gefahr einer Aspirationspneumonie. Langfristig kann sich im erweiterten Ösophagusabschnitt ein Karzinom entwickeln.

- Aspiration
- Karzinomatöse Entartung.

5.2.5 Ösophaguskarzinom

Das Ösophaguskarzinom ist ein bösartiger Tumor, der vorzugsweise an einer der drei physiologischen Engen des Ösophagus lokalisiert ist. In der Mehrzahl der Fälle handelt es sich um ein Plattenepithelkarzinom. Männer sind häufiger betroffen als Frauen mit einem Altersgipfel um 60 Jahre.

Meist Plattenepithelkarzinom, bevorzugt an den drei physiologischen Engen des Ösophagus.

Ursachen

Rauchen, Alkoholkonsum und heiße Getränke begünstigen ein Ösophaguskarzinom. Auch Vorschädigungen des Ösophagus, z. B. durch eine Achalasie oder Refluxösophagitis, sind Risikofaktoren.

- Rauchen, Alkohol
- Heiße Getränke
- Achalasie
- Refluxösophagitis.

Symptome

Die Symptome eines Ösophaguskarzinoms treten spät auf und sind oft wenig spezifisch:
- ❼ Leitsymptom ist die Dysphagie (☞ 5.1.1), die allerdings erst auftritt, wenn bereits 2/3 des Ösophaguslumens verlegt sind
- Gewichtsabnahme wegen der eingeschränkten Nahrungsaufnahme sowie der Tumorerkrankung
- Schmerzen hinter dem Sternum und im Rücken.

- Symptome oft erst spät
- Leitsymptom ist die Dysphagie.

Diagnostik
- Ösophagoskopie mit Biopsien, um den Tumor histologisch einordnen zu können
- Ösophagusbreischluck zeigt eine Raumforderung
- Röntgen- und CT-Thorax, um Metastasen im Brustraum (Lunge, Lymphknoten), Ultraschall und CT-Abdomen, um Metastasen im Bauchraum (Leber, Lymphknoten) zu erfassen.

Therapie

- Wenn möglich, radikale OP
- Strahlen-/Chemotherapie
- Im fortgeschrittenen Stadium: palliative Therapie, z.B. PEG

Einzig die radikale operative Entfernung des Tumors bietet dem Patienten Heilungschancen. Da das Ösophaguskarzinom jedoch erst spät Symptome zeigt, kann nur noch 1/3 der Patienten mit dieser Zielsetzung operiert werden. Alternativ werden Strahlen- und ggf. Chemotherapie angewandt.

❽ Im fortgeschrittenen Stadium ist Ziel der Therapie, die Nahrungsaufnahme zu sichern und so die Lebensqualität des Patienten zu verbessern. Es wird versucht, den Tumor mittels Lasertherapie zu verkleinern und damit das Lumen des Ösophagus zu vergrößern. Endoskopisch kann ein Kunststofftubus oder Metallstent eingelegt werden, um das Lumen des Ösophagus offen zu halten. Ist dies nicht mehr möglich wird eine perkutane endoskopische Gastrostomie (PEG) angelegt.

Komplikationen
- Rekurrensparese: Wenn der Tumor den N. recurrens, der die Stimmbandmuskulatur innerviert, infiltriert, wird der Patient heiser
- Ösophago-bronchiale Fistel, wenn der Tumor ins Bronchialsystem einwächst. Nahrung gelangt in die Lunge, und es kommt zur Aspirationspneumonie
- Metastasen in Leber, Lunge und Lymphknoten.

Abb. 5.3 Perkutane endoskopische Gastrostomie. [L157]

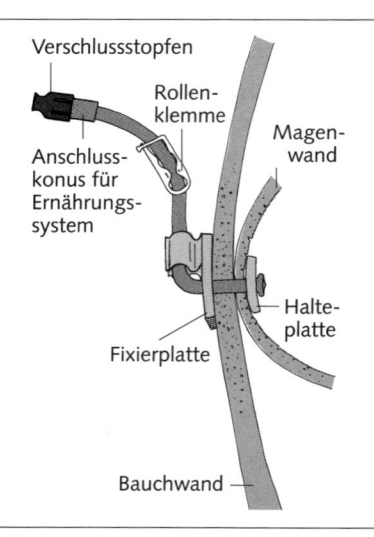

? Übungsfragen

1. Wie entsteht eine Refluxösophagitis?
2. Wie sieht die Therapie einer Refluxösophagitis mit leichten Beschwerden aus?
3. Was ist eine Hiatushernie?
4. Warum sollte eine paraösophageale Hiatushernie auch operiert werden, wenn sie keine Beschwerden verursacht?
5. Wodurch werden Ösophagusdivertikel verursacht?
6. Wodurch ist eine Achalasie gekennzeichnet, und wie wird sie behandelt?
7. Welches Leitsymptom weist auf ein Ösophaguskarzinom hin?
8. Wie kann beim inoperablen Ösophaguskarzinom die Nahrungsaufnahme gesichert werden?

5.3 Erkrankungen des Magens und Duodenums

5.3.1 Gastritis

Die Gastritis ist eine Entzündung der Magenschleimhaut, die akut oder chronisch verlaufen kann.

Magenschleimhautentzündung.

Ursachen und Einteilung

Akute Gastritis

❶ Eine akute Gastritis entwickelt sich schnell. Sie kann als Nebenwirkung bestimmter Medikamente wie nichtsteroidaler Antirheumatika (NSAR), Kortikosteroide und Zytostatika auftreten, wenn diese Medikamente in höherer Dosierung oder über einen längeren Zeitraum eingenommen werden. Auch Stresssituationen, wie schwere Traumen, Schock oder Operationen können eine Gastritis auslösen.

- Medikamentennebenwirkung
- Stress.

Chronische Gastritis

❷ Die chronische Gastritis hingegen entwickelt sich über einen längeren Zeitraum. 50 % der 50-Jährigen haben eine chronische Gastritis. Sie wird in drei verschiedene Typen eingeteilt:

Tab. 5.2
Klassifikation der chronischen Gastritis.

3 Typen der chronischen Gastritis, abhängig von ihrer Ursache:
- Typ A = Autoimmungastritis
- Typ B = Besiedlung mit Helicobacter pylori
- Typ C = Chemische Reizung.

Typ A (ca. 5%)		Autoimmungastritis: Es finden sich Autoantikörper gegen die Belegzellen der Magenschleimhaut. Da Belegzellen die Magensäure (HCl) produzieren, kommt es zur Anazidität (fehlende Magensäure). Liegen weiterhin Autoantikörper gegen den intrinsic factor vor, kann der Körper kein Vitamin B_{12} mehr aufnehmen, und es kommt zu einer perniziösen Anämie (☞ 3.2.1).
Typ B (ca. 85%)		Bakterielle Besiedlung: Infektion der Magenschleimhaut mit dem Bakterium Helicobacter pylori. Je dichter die Magenschleimhaut besiedelt ist, desto ausgeprägter sind die Symptome.
Typ C (ca. 5–10%)		Chemische Reizung der Magenschleimhaut durch zurückfließenden Gallensaft oder Medikamente.

Gastroskopie mit Biopsie.

Symptome und Diagnostik
Die meisten Patienten haben nur geringe oder gar keine Beschwerden. Manche klagen über ein Druckgefühl im Oberbauch, Appetitlosigkeit und gelegentliche Übelkeit.
Über die Gastroskopie verbunden mit Biopsien der Magenschleimhaut wird die Diagnose gesichert. Das entnommene Biopsiematerial wird gezielt auf Helicobacter pylori untersucht.

Therapie

Akute Gastritis

- Ursache beseitigen
- Verzicht auf Kaffee, Alkohol, Nikotin
- Ggf. Antazida.

❶ Die Ursache muss beseitigt werden, z. B. durch Absetzen entbehrlicher Medikamente. Es erfolgt ein stufenweiser Kostaufbau unter Verzicht auf Kaffee, Alkohol und Nikotin. Medikamente sind meist nicht erforderlich, evtl. können Antazida (z. B. Aluminiumoxid und Magnesiumhydroxid als Maaloxan®) verordnet werden, die die Magensäure neutralisieren. Bei Risikopatienten, z. B. Intensivpatienten, müssen prophylaktisch Medikamente zum Schutz der Magenschleimhaut gegeben werden (☞ 5.3.2).

Chronische Gastritis

Vit.-B_{12}-Injektion.

Typ A: Bei perniziöser Anämie wird Vitamin B_{12} i. m. gespritzt. Regelmäßige Gastroskopien sind angezeigt, da ein erhöhtes Magenkarzinom-Risiko besteht.

Eradikationstherapie.

Typ B: Ziel ist die Beseitigung von Helicobacter pylori mit der sog. *Eradikationstherapie.* Dazu werden Protonenpumpenblocker (☞ 5.3.2) und zwei verschiedene Antibiotika (Clarithromycin, z. B. Klacid®, und Metronidazol, z. B. Clont® oder Amoxillin) über sieben Tage gegeben (sog. *Tripel-Therapie*). Der Protonenpumpenblocker wird vor dem Essen, die Antibiotika nach dem Essen eingenommen.

Komplikationen

❸ Die Gefahr einer akuten Gastritis besteht in einer gastrointestinalen Blutung, wenn durch Schleimhautdefekte Blutgefäße geschädigt werden. Bei chronischen Gastritiden werden vermehrt Magenkarzinome beobachtet. Bei einer Typ-B-Gastritis entwickeln sich häufiger gastroduodenale Ulzera.

- Blutungen
- Ulzera
- Magenkarzinom.

5.3.2 Ulcus ventriculi und Ulcus duodeni

Schädigungen der Magenschleimhaut, die die Muscularis mucosae nicht durchdringen, heißen **Erosionen**. Ein **Ulkus** (Geschwür) ist ein Schleimhautdefekt, der die Muscularis mucosae durchbricht, und so tiefere Wandschichten des Magens bzw. Duodenums geschädigt werden. Das **Ulcus duodeni** (Zwölffingerdarmgeschwür) tritt etwa dreimal so häufig auf wie das **Ulcus ventriculi** (Magengeschwür).

- Erosion: Muscularis mucosae intakt
- Ulkus: Muscularis mucosae durchbrochen.

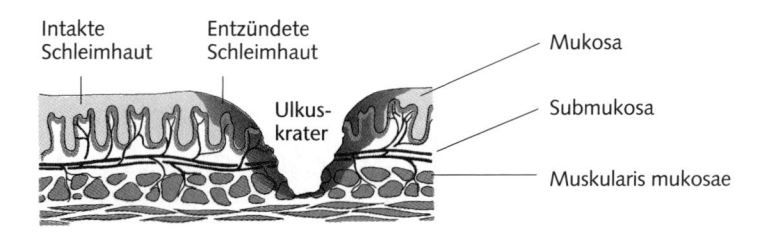

Abb. 5.4 Schematische Darstellung eines Ulkus. [L190]

Ursachen

❹ Ein Ulkus entwickelt sich, wenn das Gleichgewicht zwischen Faktoren, die die Schleimhaut schädigen, und solchen, die die Schleimhaut schützen, gestört ist. Schädigende Faktoren sind u.a. Salzsäure des Magensaftes, Helicobacter pylori, Stress, Rauchen und nichtsteroidale Antirheumatika. Bei 99 % der Patienten mit Ulcus duodeni findet sich eine Besiedlung der Schleimhaut mit Helicobacter pylori, bei 75 % der Patienten mit Ulcus ventriculi und bei 50 % der gesunden Erwachsenen.
Zu den schleimhautschützenden Faktoren zählen Schleim, Bikarbonat, Epithelerneuerung und eine gute Durchblutung der Magenschleimhaut.
Seltene Ursachen eines Ulkus sind das ZOLLINGER-ELLISON-Syndrom (☞ 6.4.3) oder ein Hyperparathyreoidismus (☞ 8.3.1).

Ungleichgewicht schleimhautschädigender und -schützender Faktoren.

Symptome

Die Symptome können Hinweise auf die Lokalisation des Ulkus geben:
- Schmerzen *nach* dem Essen oder unabhängig davon → Ulcus ventriculi
- Nacht- und *Nüchtern*schmerz, der sich meist nach dem Essen bessert → Ulcus duodeni
- Blutiges oder kaffeesatzartiges Erbrechen und Teerstühle sind Anzeichen für eine Ulkusblutung.

Diagnostik

Endoskopie mit Biopsie.

Endoskopisch werden mehrere Biopsien entnommen. Das Gewebe wird histologisch und mikrobiologisch auf Helicobacter pylori untersucht. Daneben kann Helicobacter pylori auch durch einen ^{13}C- bzw. ^{14}C-Atemtest oder durch eine Antigentestung im Stuhl nachgewiesen werden. Gleichzeitig muss ein Magenkarzinom sicher ausgeschlossen werden: 5–10 % aller Ulzera sind exulzerierte (geschwürig aufgebrochene) Karzinome!

Therapie

- Kein Alkohol, Nikotin
- Stressreduktion
- Keine Ulkus-begünstigenden Medikamente.

❹ Häufige, kleine Mahlzeiten sind sinnvoll, hochprozentiger Alkohol und Nikotin müssen vermieden werden. Ulkus-begünstigende Medikamente sind nach Möglichkeit abzusetzen. Die Patienten sollten versuchen, ihren Tagesablauf stressfrei zu gestalten.

Medikamentöse Therapie

Bei Helicobacterpylori: Tripel-Therapie.

Helicobacter pylori wird mit der Tripel-Therapie (☞ 5.3.1) behandelt, woraufhin die Ulkuskrankheit in der Regel ausheilt. Rezidive sind selten. Der Eradikationserfolg sollte 6–8 Wochen nach der Therapie durch eine Gastroskopie überprüft werden.

Medikation:
- Protonenpumpenblocker
- H$_2$-Blocker.

Bei Heliobacter pylori negativen Ulcera werden folgende Medikamente eingesetzt:
- **Protonenpumpenblocker** (Omeprazol, z. B. Antra®) vermindern die Magensäureproduktion um nahezu 100 %. *Nebenwirkungen:* Diarrhoe, Schwindel, Kopfschmerzen
- **H$_2$-Blocker** (Ranitidin, z. B. Sostril®, Famotidin, z. B. Ganor®) vermindern die Magensäureproduktion. *Nebenwirkungen:* Kopfschmerzen, allergische Reaktionen, Diarrhoe, Blutbildveränderungen.

Operative Therapie

Bei Komplikationen:
- Ulcus ventriculi → Magenteilresektion
- Ulcus duodeni → Selektive proximale Vagotomie.

Operiert wird, wenn Komplikationen auftreten oder ein Magenkarzinom nicht sicher ausgeschlossen werden kann. Beim Ulcus ventriculi wird eine 2/3 Magenteilresektion nach BILLROTH oder nach ROUX durchgeführt. Beim Ulcus duodeni wird der N. vagus am Magenfundus und -korpus durchtrennt, sog. selektive proximale Vagotomie (SPV).

Komplikationen

❺ Komplikationen treten oft aus heiterem Himmel auf, ohne dass der Patient bis dahin von seiner Ulkuserkrankung wusste:
Perforation: bei etwa 5 % aller Ulzera. Das Ulkus durchbricht die Wand des Magens oder Duodenums. Der Patient verspürt einen plötzlichen starken Schmerz, der in den Rücken oder die Schulter ausstrahlt. Es besteht eine Verbindung zur freien Bauchhöhle, und Magensaft, Luft und Bakterien können in diese austreten. Folge kann eine lebensbedrohliche Peritonitis sein. Eine Perforation muss so schnell wie möglich operativ verschlossen werden. Für den Patienten besteht Lebensgefahr.
Penetration: Das Ulkus bricht in ein Nachbarorgan ein, am häufigsten in Pankreas oder Kolon. Auch hier ist eine Operation notwendig, um die pathologische Verbindung zwischen den Organen wieder zu verschließen. Der Krankheitsverlauf ist meist nicht so dramatisch wie bei der Perforation.
Blutung: bei 20 % aller Ulkuspatienten. Ist die Blutung massiv, kommt es zum Bluterbrechen *(Hämatemesis)* und Volumenmangel mit Schockzeichen. Ist die Blutung schwach, kann Blut nur im Stuhl nachgewiesen werden bzw. die Patienten setzen Teerstuhl ab. Auf Grund der – meist unbemerkten – Sickerblutung entwickelt sich eine Anämie.
Zu den Spätkomplikationen zählen eine **narbige Magenausgangsstenose** sowie die **karzinomatöse Entartung** eines chronischen Ulcus ventriculi.

- Perforation → Lebensgefahr
- Penetration
- Blutung.

- Magenausgangsstenose
- Karzinom.

Obere gastrointestinale Blutung

Eine gefürchtete Komplikation eines Ulkus ist die obere gastrointestinale Blutung. In 50 % der Fälle sind Ulzera Ursache einer gastrointestinalen Blutung. Weitere Ursachen sind: Erosionen (35 %), Ösophagusvarizen (10 %), MALLORY-WEISS-Syndrom (5 %), Magenkarzinom (3 %) u.a. Sie ist ein lebensbedrohlicher Notfall: Der Patient erbricht rotes oder kaffeesatzfarbenes Blut und setzt Teerstuhl, bei sehr starken Blutungen sogar rotes Blut, ab. Es kommt zum Volumenmangelschock (☞ 2.4.3).

- Ulzera, Erosionen
- Ösophagusvarizen
- MALLORY-WEISS-Syndrom
- Magenkarzinom.

Sofortmaßnahmen

- Patienten flach lagern wegen drohenden Schocks
- Magensonde legen, um gestautes Blut und Magensaft abzusaugen (erst nach Ausschluss von Ösophagusvarizen!)
- Großlumige venöse Zugänge legen → Blutentnahme für Kreuzblut u.a. Laboruntersuchungen, Blutkonserven bestellen
- Großzügige Volumengabe, u.a. kolloidale Volumenersatzmittel (HAES, Humanalbumin)
- Bei Bedarf Sauerstoffgabe über Nasensonde; ggf. Intubation

- Vitalzeichen (Atmung, Puls, RR, Bewusstseinszustand) engmaschig kontrollieren
- **Notfallendoskopie,** um die Blutung so schnell wie möglich zu stillen. Dabei wird das Ulkus mit verdünnter Adrenalinlösung unterspritzt und *sklerosiert*; ggf. kommt auch die Laser- oder Elektrokoagulation in Frage. Kann das blutende Gefäß exakt lokalisiert werden, wird es mit einem Clip verschlossen. Bleibt die Blutung unstillbar, wird notfallmäßig operiert.

Bei Blutung aus Ösophagusvarizen (☞ 6.2.3).

5.3.3 Magenkarzinom

Meist Adenokarzinom.

Das Magenkarzinom geht von den Drüsen- oder Epithelzellen des Magens aus (meist Adenokarzinom). Es tritt vorwiegend zwischen dem 50. und 70. Lebensjahr auf. In Westeuropa ist seine Häufigkeit rückläufig. Abhängig vom Stadium werden zwei Formen unterschieden: Beim **Frühkarzinom** infiltriert der Tumor nur Mukosa und Submukosa und zeigt eine gute Prognose. Das **fortgeschrittene Karzinom** überschreitet die Submukosa und hat eine schlechte Prognose.

Ursachen

Verschiedene Risikofaktoren:

Risikofaktoren für ein Magenkarzinom sind:
- Chronische Gastritis Typ A (Autoimmungastritis) und Chronische Gastritis Typ B (Helicobacter pylori)
- Gutartige adenomatöse Magenpolypen und M. MÉNÉTRIER (Riesenfaltenmagen)
- Hoher Nitratgehalt der Nahrung, z. B. in geräucherten und gesalzenen Speisen: Nitrate werden im Magen durch Bakterien in Nitrite umgewandelt, aus denen karzinogene Nitrosamine entstehen
- Nikotin- und Alkoholabusus
- Blutgruppe A, Magenkarzinom in der Familie.

Symptome

Symptome meist unspezifisch.

Die Patienten haben meist nur geringe, unspezifische Magenbeschwerden, zu denen jedoch folgende Symptome hinzutreten:
- Gewichtsabnahme, Leistungsknick
- Abneigung gegen Fleisch
- Brechreiz
- Druckgefühl im Oberbauch.

Diagnostik

- Gastroskopie mit Biopsien aller verdächtigen Veränderungen und histologische Untersuchung

- Endosonographie: Um das Ausmaß der Infiltration des Karzinoms in die Magenwand zu erkennen, wird endoskopisch ein Ultraschallkopf in den Magen eingeführt
- Sonographie der Leber und des Abdomens, CT-Abdomen, Röntgen-Thorax, Skelettszintigraphie, Schädel-CT, um vorhandene Metastasen zu erkennen.

Therapie

Entscheidend für die Therapie ist eine frühzeitige Diagnose des Magenkarzinoms. Daher muss bei anhaltenden Magenbeschwerden trotz dreiwöchiger Therapie eine Gastroskopie zum Ausschluss eines Karzinoms erfolgen. Patienten mit bekannten Risikofaktoren sollten regelmäßig gastroskopisch untersucht werden.

> Entscheidend ist die Frühdiagnose. Wenn möglich OP, sonst palliative Maßnahmen.

Operation
Heilungschancen bestehen nur, wenn der Tumor noch klein ist und keine Metastasen gesetzt hat. In diesen Fällen wird je nach Lokalisation des Tumors eine Gastrektomie (Entfernung des gesamten Magens) oder eine Magenteilresektion durchgeführt.

Palliative Therapie
Ist die Erkrankung bereits zu weit fortgeschritten, wird palliativ (die Beschwerden lindernd) behandelt: Die Nahrungspassage wird mittels Lasertherapie oder durch endoskopisches Einsetzen eines Kunststofftubus bzw. Stents gesichert, ggf. auch über eine perkutane endoskopisch kontrollierte Jejunostomie (Ernährungsfistel). Hinzu kommt eine gezielte Schmerztherapie.

> - Lasertherapie
> - Ernährungsfistel
> - Stent.

Komplikationen
- Metastasierung des Tumors
  - *per continuitatem*, d.h. durch direktes Einwachsen in Nachbarorgane wie Ösophagus, Duodenum, Pankreas, Kolon
  - *lymphogen* in regionale Lymphknoten oder über den Ductus thoracicus in die Lymphknoten oberhalb des linken Schlüsselbeins, die sog. VIRCHOW-Drüse
  - *hämatogen* vor allem in Leber, Lunge, Skelett und Gehirn
- Bauchfellkarzinose mit Aszites
- Akute Magenblutung
- Tumorkachexie (Auszehrung).

5.3.4 Gutartige Magentumoren

Gutartige Magentumoren werden meist zufällig bei einer Gastroskopie entdeckt. Zu ihnen zählen Polypen und Adenome, Leiomyome (Muskeltumoren), Lipome (Fettgewebstumoren, selten) sowie Neurofibrome (Tumoren der Nervenscheiden). Wenn möglich werden sie endoskopisch entfernt und histologisch untersucht.

? Übungsfragen

1. Was sind Ursachen einer akuten Gastritis, und wie kann sie behandelt werden?
2. Wie wird die chronische Gastritis eingeteilt?
3. Welche Komplikation können Gastritiden nach sich ziehen?
4. Wie entsteht ein Ulkus, und wie wird es behandelt?
5. Nennen Sie Komplikationen eines Ulkus!
6. Welche Heilungsaussichten hat ein Magenkarzinom, das im Frühstadium erkannt wird?
7. Was sind Risikofaktoren eines Magenkarzinoms?
8. Nennen Sie einige gutartige Magentumore!

5.4 Erkrankungen des Dünndarms, Dickdarms und Mastdarms

5.4.1 Malassimilationssyndrom

Mit der Nahrung aufgenommene Nährstoffe gehen über den Darm verloren.

Das Malassimilationssyndrom ist ein Symptomenkomplex, der bei verschiedenen Erkrankungen des Verdauungssystems auftreten kann. Hierbei verliert der Körper aufgenommene Nährstoffe über den Darm mit der Folge von Mangelerscheinungen.

Ursachen
Das Malassimilationssyndrom kann durch eine Maldigestion oder eine Malabsorption hervorgerufen werden.

Maldigestion

Mangelhafte Verdauung.

❶ Die Nahrung wird nur mangelhaft verdaut. Dabei ist die Vorverdauung der Nahrung im Magen oder die Aufspaltung der Nahrungsbestandteile durch Pankreassaft und Galle auf Grund fehlender Enzyme gestört, z. B. nach Magenresektion, chronischer Pankreatitis oder Cholestase (Gallestau z. B. durch Tumor).

Malabsorption

Störung der Resorption und/oder des Abtransportes von Nährstoffen.

❷ Die Resorption der bereits gespaltenen Nahrungsbestandteile und/oder deren Abtransport über die Blut- und Lymphbahnen ist gestört. Dies tritt z. B. auf bei:

5.4 Erkrankungen des Dünndarms, Dickdarms und Mastdarms

- Laktasemangel (häufig): Eine verminderte Aktivität des Milchzucker-spaltenden Enzyms Laktase führt zu Beschwerden nach Milchgenuss, sog. *Laktoseintoleranz*
- Nach Dünndarmresektion
- M. CROHN (☞ 5.4.5)
- Einheimische Sprue *(Zöliakie):* Sie beruht auf einer Überempfindlichkeit gegen das Protein *Gluten* im Klebereiweiß vieler Getreide mit reaktiver Zottenatrophie der Dünndarmschleimhaut. Unter einer glutenfreien Diät (Verzicht auf Produkte aus Weizen, Roggen, Hafer, Gerste) normalisiert sich die Schleimhaut wieder
- Störungen der enteralen Durchblutung oder Lymphdrainage, z.B. beim M. WHIPPLE
- Hormonal aktive Tumoren, z.B. ZOLLINGER-ELLISON-Syndrom (☞ 6.4.3).

Symptome
Leitsymptome sind chronische Diarrhoen mit Fettstühlen *(Steatorrhoe,* $\geq$ 7g Fett-Ausscheidung täglich*)* und Gewichtsverlust. Der Mangel an den fettlöslichen Vitaminen A, D, E und K ruft entsprechende Mangelerscheinungen hervor (☞ Tab. 9.4). Wird zu wenig Vitamin B_{12}, Folsäure oder Eisen resorbiert, tritt eine Anämie auf. Eiweißmangel führt zu hypoproteinämischen Ödemen (☞ 1.1.2). Erniedrigte K^+- sowie Ca^{2+}-Spiegel im Blut rufen entsprechende Symptome hervor (☞ 7.5.3 und 7.5.4).

- Diarrhoe, Steatorrhoe
- Gewichtsverlust
- Vitaminmangelerscheinungen
- Anämie
- Eiweißmangelödeme.

Diagnostik
Ein Malassimilationssyndrom wird anhand der klinischen Symptomatik diagnostiziert. Eine Malabsorption lässt sich von einer Maldigestion durch den **Xylose-Toleranztest** unterscheiden: Dafür nimmt der nüchterne Patient 25 g D-Xylose ein. Bei einer Malabsorption werden im Urin verminderte Xylosewerte nachgewiesen.
Um die Ursache eines Malassimilationssyndroms festzustellen, erfolgen je nach Symptomatik verschiedene weitere Untersuchungen. Bei Verdacht auf M. CROHN, Sprue oder M. WHIPPLE sind Magen-Darm-Spiegelungen mit Entnahme von Biopsien zur histologischen Untersuchung angezeigt.

- Xylose-Toleranztest
- Biopsien zur Differenzialdiagnose bei Malassimilationssyndrom.

Therapie
An erster Stelle steht die Behandlung der Grunderkrankung. Fehlende Verdauungsenzyme bzw. mangelhaft resorbierte Substanzen, u.a. fettlösliche Vitamine, Vitamin B_{12} und Eisen, müssen ersetzt werden. Der Wasser- und Elektrolythaushalt muss überwacht und ausgeglichen werden. Unter Umständen ist eine vorübergehende parenterale Ernährung nötig.

- Therapie der Grunderkrankung
- Substitution fehlender Nährstoffe.

5.4.2 Kolonpolypen

- Meistens Adenome
- V.a. im Rektum lokalisiert.

Als Polypen bezeichnet man alle umschriebenen Vorwölbungen der Schleimhaut unabhängig ihrer geweblichen Abstammung, Größe oder Dignität (Gut- bzw. Bösartigkeit). Bei den meisten Kolonpolypen handelt es sich um **Adenome**, d.h. gutartige Tumoren, die vom Epithel der Schleimhaut ausgehen. Sie zeigen unterschiedliche Wachstumsformen. Aus breitbasigen und villösen (= zottigen) Polypen entwickelt sich am häufigsten ein Dickdarmkarzinom (Adenom-Karzinom-Sequenz). Polypen nehmen mit dem Alter zu. Bei über 60-Jährigen finden sich in ca. 20 % der Fälle Polypen. Über die Hälfte der Kolonpolypen ist im Rektum lokalisiert. Ein sehr hohes Entartungsrisiko birgt die autosomal-dominant vererbte **familiäre adenomatöse Polyposis**, bei der mehr als 100 Polypen auftreten.

Abb. 5.5 Wachstumsformen der Kolonpolypen. [A400]

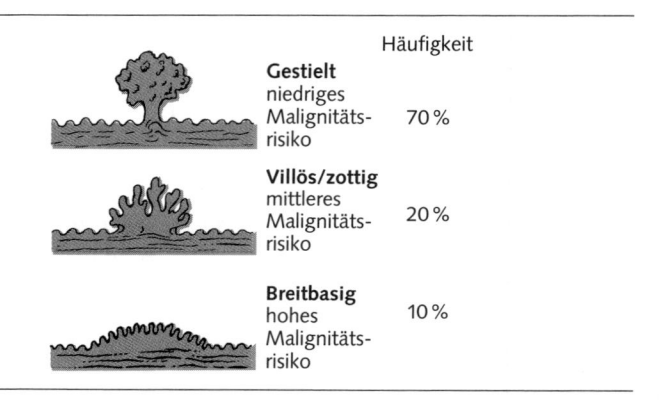

Form	Malignitätsrisiko	Häufigkeit
Gestielt	niedriges Malignitätsrisiko	70 %
Villös/zottig	mittleres Malignitätsrisiko	20 %
Breitbasig	hohes Malignitätsrisiko	10 %

Ursachen
Wahrscheinlich spielen Ernährungsfaktoren eine Rolle: Wenig Ballaststoffe und viel Fleisch scheinen begünstigend zu wirken.

Symptome und Diagnostik

- In der Regel symptomlos
- Blut, Schleimabsonderung.

Die meisten Patienten haben keinerlei Beschwerden; die Polypen werden dann als Zufallsbefund während einer Koloskopie gesehen. Polypen können bluten oder Schleim absondern, was als Stuhlbeimengung zu sehen ist. Tiefgelegene Polypen können auch rektal getastet werden.

Therapie

Endoskopische oder operative Entfernung, da Gefahr der Entartung.

❷ Polypen können maligne entarten und sollten daher immer vollständig reseziert werden. Dies ist bei den meisten gestielten Polypen schon während der Koloskopie möglich; sie werden mit einer Diathermieschlinge abgetragen. Größere Polypen werden operativ über eine Kolonteilresektion entfernt. In jedem Fall schließt sich eine histologische Untersuchung an. Nach drei Jahren sollte eine Koloskopiekontrolle durchgeführt werden.

5.4 Erkrankungen des Dünndarms, Dickdarms und Mastdarms

Bei der familiären adenomatösen Polyposis wird auf Grund des hohen Entartungsrisikos nach der Pubertät eine prophylaktische Proktokolektomie (sphinktererhaltende Entfernung des Dickdarms) durchgeführt.

Komplikationen
Es treten Blutungen, Ileus und maligne Entartung auf.

5.4.3 Kolorektales Karzinom

Das kolorektale Karzinom ist sowohl bei Männern als auch bei Frauen das zweithäufigste Karzinom. Es geht meist von den Drüsenzellen aus *(Adenokarzinom)*. In 90% der Fälle tritt es nach dem 50. Lebensjahr auf. Die Prognose ist bei frühzeitigem Erkennen relativ günstig.

> Bösartiger Tumor des Kolons oder Rektums, meist von Drüsenzellen ausgehend.

Ursachen
Risikofaktoren für ein kolorektales Karzinom sind:
- Familiäre adenomatöse Polyposis, Kolonpolypen (☞ 5.4.2)
- Colitis ulcerosa (☞ 5.4.6)
- Fettreiche, fleischreiche, ballaststoffarme Ernährung, Übergewicht
- Familiäre Belastung.

> Verschiedene Risikofaktoren:

Symptome
Die Symptome sind uncharakteristisch und treten meist erst auf, wenn die Erkrankung schon weiter fortgeschritten ist:
- Blut im Stuhl
- Plötzliche Änderung der Stuhlgewohnheiten, z. B. Wechsel zwischen Obstipation und Diarrhoe
- Leistungsminderung, Müdigkeit.

> Symptome oft erst im fortgeschrittenen Stadium.

Diagnostik
- **Tastbefund:** 1/3 aller kolorektalen Karzinome kann rektal getastet werden
- ❸ **Stuhluntersuchung:** Der Stuhl wird auf okkultes Blut hin untersucht (☞ 5.1.6). Ist kein Blut im Stuhl nachweisbar, ist ein Karzinom jedoch nicht ausgeschlossen
- Die **hohe Koloskopie** (☞ 5.2.1) stellt die diagnostische Methode der Wahl dar. Ist diese nicht möglich, ist ein **Kolonkontrasteinlauf** indiziert: Über einen Einlauf wird das Kolon mit Röntgenkontrastmittel gefüllt und nach Ablassen des Kontrastmittels Luft eingebracht. Der so gedehnte Darm wird geröntgt. Diese Untersuchung ermöglicht eine bessere Beurteilung der Kolonschleimhaut als die ausschließliche Prallfüllung des Kolons mit Kontrastmittel
- Blutuntersuchungen
    - Auf Grund wiederholter Blutungen aus dem Tumor liegt eine Anämie vor

> - Rektale Austastung
> - Untersuchung auf Blut im Stuhl
> - Koloskopie, evtl. Doppelkontrast-Röntgenuntersuchung
> - Metastasensuche
> - CEA zur Verlaufskontrolle.

- Ggf. sind die BSG und der Tumormarker CEA (carcino-embryonales-Antigen) erhöht. CEA dient auch der Verlaufskontrolle
- Sonographie, CT-Abdomen sowie Röntgen-Thorax, um Metastasen zu erkennen.

Therapie

Operative Therapie

Heilungsaussichten bestehen nur, wenn der betroffene Kolonabschnitt zusammen mit den regionären Lymphknoten entfernt werden kann (in ca. 70 % der Fälle). Hierbei ist häufig die vorübergehende oder dauerhafte Anlage eines *Anus praeter naturalis* (künstlicher Darmausgang) notwendig. An die Operation wird oftmals eine Chemotherapie mit 5-Fluouracil angeschlossen; beim Rektumkarzinom auch eine Strahlentherapie. Einzelne Metastasen können operativ entfernt werden.

Nicht-operable Tumoren können durch Laser-, Radio- und Chemotherapie verkleinert werden, um so einem Ileus vorzubeugen. Wie bei allen Tumorpatienten ist der Erhalt der Lebensqualität, z. B. durch eine entsprechende Schmerztherapie, vorrangig.

- OP, evtl. mit Strahlen- und Chemotherapie kombiniert
- Laser-, Radio- und Chemotherapie als palliative Maßnahmen.

> **Anus praeter naturalis, Stoma**
>
> ❹ Ein Stoma (»Mund«) ist eine operativ angelegte Öffnung eines Hohlorganes nach außen, um Urin, Magen- oder Darminhalt abzuleiten. Je nachdem, welcher Darmabschnitt nach außen abgeleitet wird, wird das Stoma verschieden benannt. Ebenso ist davon die Beschaffenheit des Stuhles abhängig:
> - **Ileostoma** (Stomaanlage im Dünndarm): Im rechten oder linken Mittelbauch gelegen. Der Stuhl ist dünnflüssig und auf Grund der Verdauungsenzyme und Gallensäuren aggressiv. Deshalb reizt er die Bauchhaut, wenn der Stomabeutel die umgebende Haut nicht ausreichend schützt
> - **Kolostoma** (Stomaanlage im Dickdarm): Lokalisation unterschiedlich, abhängig vom entfernten Darmanteil, z. B. Transversostoma, Sigmoidostoma. Der Stuhl ist fester und nicht so aggressiv wie beim Ileostoma.

Nachsorge

Tumorrezidive treten häufig in den ersten beiden Jahren nach der Operation auf. Daher muss der Patient regelmäßig zu Nachsorgeuntersuchungen gehen, bei der ein Röntgen-Thorax, Endoskopie, Sonographie, evtl. ein CT des Abdomens sowie Blutuntersuchungen durchgeführt werden. Bei einem Rezidiv steigen die CEA-Werte im Blut an.

Komplikationen
- Metastasen: lymphogen; hämatogen in Leber und Lunge
- Ileus
- Einbrechen des Tumors in Nachbarorgane wie z. B. die Harnblase.

Früherkennung
Ab dem 50. Lebensjahr besteht für jeden Versicherten die Möglichkeit einer kostenlosen Untersuchung zur Krebsfrüherkennung, bei der u. a. nach okkultem Blut im Stuhl gesucht und der Patient rektal untersucht wird. Personen mit Risikofaktoren wird eine regelmäßige Koloskopie empfohlen.

Untersuchungen zur Krebsfrüherkennung.

Pflege
Viele Patienten müssen nicht nur lernen, die Lebensveränderungen durch ihre Erkrankung anzunehmen, sondern ebenso ihren künstlichen Darmausgang zu akzeptieren. Damit der Betroffene seine Selbstständigkeit nicht einbüßt, ist es wichtig, dass er selbst die Stomapflege erlernt. Kontakte zu anderen Stomapatienten, z. B. in Selbsthilfegruppen, sowie zu einer Stomatherapeutin unterstützen den Patienten bei der Akzeptanz des Stomas.

Patienten sollen lernen Stomapflege selbstständig durchzuführen.

5.4.4 Divertikulose und Divertikulitis

❺ Bei den meisten Divertikeln des Dünn- und Dickdarms handelt es sich um Ausstülpungen der Darmschleimhaut durch Gefäßmuskellücken, sog. **Pseudodivertikel;** sie treten am häufigsten im Colon sigmoideum auf. Seltener sind Ausstülpungen der gesamten Darmwand, sog. **echte Divertikel,** die z. B. im Zoekum lokalisiert sind. Liegen mehrere Divertikel vor, handelt es sich um eine **Divertikulose;** entzünden sich die Divertikel, so besteht eine **Divertikulitis.**

- Pseudodivertikel: Ausstülpung der Darmschleimhaut durch Muskellücken
- Echtes Divertikel: Ausstülpung der gesamten Darmwand
- Divertikulitis: Entzündung der Divertikel.

Ursachen
Divertikel entstehen auf Grund einer Darmwandschwäche bei gleichzeitig erhöhtem Innendruck im Darmlumen. Ballaststoffarme Ernährung und Obstipation begünstigen die Entstehung. Divertikel nehmen mit dem Alter zu. Bei 20 % der Patienten mit Divertikeln kommt es durch Stuhlstau (Obstipation) und Entzündung der Divertikelwand zu einer Divertikulitis.

- Darmwandschwäche
- Darminnendruck ↑, z. B. bei Obstipation.

Symptome
Eine Divertikulose verursacht meist keine Beschwerden. Erst die Divertikulitis bereitet Schmerzen, Stuhlunregelmäßigkeiten und evtl. Temperaturerhöhung.

Erst Divertikulitis zeigt Symptome.

Diagnostik

Eine Divertikulose ist meist ein Nebenbefund bei einer Koloskopie. Eine Divertikulitis wird aufgrund der Symptome diagnostiziert.

Der entzündete Darmabschnitt ist manchmal als druckschmerzhafte Walze zu tasten, da die Stuhlpassage behindert ist. Im Blut findet sich eine Leukozytose, die BSG ist erhöht. Eine Endoskopie oder ein Kolonkontrasteinlauf sollten auf Grund des Perforationsrisikos nur nach strenger Indikationsstellung durchgeführt werden. Das CT trägt zur Therapieentscheidung bei, z. B. durch Darstellung eines Abszesses.

> Divertikulose: Nebenbefund bei Koloskopie.
>
> Divertikulitis: druckschmerzhafte Walze, Leukozyten ↑, BSG ↑, evtl. CT.

Therapie

Die Therapie richtet sich nach den Beschwerden und dem Grad der Entzündung:
- Divertikulose → Stuhlregulierung, ballaststoffreiche Ernährung, reichlich Flüssigkeit
- Leichte Divertikulitis → Breitbandantibiotikum, schlackenarme Kost. Sind die Symptome abgeklungen, wird wieder auf ballaststoffreiche Ernährung übergegangen
- Schwere Divertikulitis → Nahrungskarenz, parenterale Ernährung, Eisblase, Breitbandantibiotikum
- Komplikationen oder Therapieresistenz → operative Entfernung des divertikeltragenden Darmabschnitts.

> Therapie je nach Beschwerden und Entzündungsgrad.

Komplikationen
- Perforation mit Abszessbildung oder Peritonitis
- Blutung
- Stenose
- Fisteln in angrenzende Organe.

5.4.5 Morbus CROHN

❼ Der M. CROHN (*Enterocolitis regionalis*) ist eine schubweise auftretende Entzündung, die die gesamte Darmwand durchdringt. Sie kann alle Teile des Magen-Darm-Traktes befallen; meist sind einzelne Abschnitte entzündet, zwischen denen gesundes Gewebe liegt. Häufig betroffen sind das terminale Ileum (letzter Dünndarmabschnitt) und das angrenzende proximale Kolon. Der Krankheitsbeginn liegt meist zwischen dem 20. und 30. Lebensjahr. Die Erkrankung verläuft in Schüben. Bei den meisten Patienten nehmen die Beschwerden mit zunehmendem Alter ab.

> - Schubweise auftretende Entzündung des Magen-Darm-Traktes
> - Betrifft alle Wandschichten
> - Häufig im terminalen Ileum und proximalen Kolon lokalisiert
> - Diskontinuierliche Ausbreitung.

Ursachen

Die Ursachen sind unbekannt. Genetische und immunologische Faktoren (gesteigerte Abwehrreaktion der T-Lymphozyten, Zunahme der Entzündungsmediatoren) spielen wahrscheinlich eine Rolle.

5.4 Erkrankungen des Dünndarms, Dickdarms und Mastdarms

Symptome
- Kolikartige Schmerzen, deren Lokalisation abhängig vom betroffenen Darmabschnitt ist, häufig im rechten Unterbauch
- Durchfälle, meist ohne Blutbeimengungen
- Subfebrile Temperaturen
- Bei 30 % der Patienten liegt gleichzeitig eine **Laktoseintoleranz** (☞ 5.4.1) vor
- Typisch sind auch Symptome, die nicht den Magen-Darm-Trakt betreffen:
  - Haut: Erythema nodosum (rot-blaue, druckschmerzhafte Flecken, meist an den Schienbeinen)
  - Augen: Uveitis (Entzündung von Aderhaut bzw. Iris), Episkleritis (Entzündung des lockeren Gewebes zwischen Lederhaut und Bindehaut)
  - Gelenke: Arthritis (☞ 10.3), ankylosierende Spondylitis (☞ 10.3.2)
  - Leber: primär sklerosierende Cholangitis (☞ 6.3.2).

Auch Symptome außerhalb des Magen-Darm-Traktes sind möglich.

Diagnostik
- Kolo-Ileoskopie mit Entnahme von Biopsien. Ist die Diagnose gestellt, muss der gesamte Verdauungstrakt vom Ösophagus bis zum Anus auf weitere Manifestationen untersucht werden
- Röntgen-Kontrastmitteluntersuchung des Dünndarmes, da dieser endoskopisch kaum beurteilt werden kann
- Bakteriologische Stuhluntersuchung, um eine infektiöse Darmerkrankung auszuschließen
- Blut: BSG ↑, CRP ↑, Leukozytose, evtl. Anämie durch den Blutverlust bei blutigen Durchfällen.

Therapie

Diätetische Therapie
Die Patienten sollen die Speisen meiden, die sie nicht vertragen (z. B. Milchprodukte). Im akuten Krankheitsschub erhalten die Patienten ballaststofffreie Flüssignahrung oder sie werden parenteral ernährt. Dies entlastet die entzündeten Darmschnitte. Bei Malabsorption werden fehlende Nährstoffe substituiert!

- Diätetische und medikamentöse Therapie
- OP nur bei Komplikationen.

Medikamentöse Therapie
- Kortikosteroide sind beim akuten M. CROHN unabhängig von der Lokalisation der Entzündung die wirksamsten Medikamente
- 5-Aminosalizylsäure (Mesalazin, z. B. Salofalk®) oder Sulfasalazin (z. B. Azulfidine®) hemmen die Entzündung im Darm, vor allem bei Befall des Kolons. Im akuten Schub und bei Befall des Dünndarms werden zusätzlich Kortikosteroide verabreicht

- Bei Fisteln: TNF-Antikörper (Infliximab als Remicade®) oder Metronidazol (z. B. Clont®)
- Ist der Schub abgeklungen, wird Azathioprin oder evtl. 5-Aminosalizylsäure prophylaktisch gegeben
- Werden vom Darm nicht genügend Nährstoffe resorbiert, müssen (oral oder parenteral) Eiweiß, Elektrolyte, fettlösliche Vitamine, Vitamin B_{12}, Eisen, Ca^{2+} u.a. substituiert werden
- Psychosomatische Hilfe, Selbsthilfegruppen.

Operative Therapie
Operiert wird nur bei Komplikationen, z. B. Fistelbildung. Dabei wird so wenig Darm wie nötig reseziert, da die Operation die Erkrankung an sich nicht heilt.

❻ Komplikationen
- **Fisteln** (40–50 %), z. B. zwischen verschiedenen Darmschlingen. Bei Fisteln zwischen Darm und Harnblase bemerken die Betroffenen Luftblasen (Darmgase) beim Wasserlassen; es treten vermehrt Harnwegsinfekte auf, da Darmbakterien in die Harnwege gelangen. Fisteln zwischen Anus und Haut sind häufig das erste Symptom eines M. CROHN; sie führen zu unkontrolliertem Austritt von Darminhalt (Wäscheverschmutzung) und sind dadurch für die Patienten äußerst unangenehm
- Anorektale Abszesse (25 %)
- Darmstenosen (Ileus): Einengungen des Darms durch narbige Veränderungen oder durch entzündliches Anschwellen der Darmschleimhaut
- Malabsorptionssyndrom mit Gewichtsverlust, Vitamin B_{12}-Mangel mit megaloblastärer Anämie (☞ 3.2.1).

Als Spätkomplikationen können ein kolorektales Karzinom oder eine Amyloidose (☞ 3.5) auftreten.

Pflege
Der Umgang mit den Patienten kann schwierig sein. Sie sind häufig sehr empfindlich und verschlossen, weshalb die Pflege besonders einfühlsam erfolgen sollte. Die Patienten profitieren evtl. von einer Psychotherapie oder einer Selbsthilfegruppe.

5.4.6 Colitis ulcerosa

❼ Die Colitis ulcerosa ist wie der M. CROHN eine chronisch-entzündliche Darmerkrankung, die jedoch nur die Schleimhaut des Dickdarms betrifft. Sie breitet sich meist kontinuierlich vom Rektum nach proximal aus.

- Fisteln
- Abzesse
- Ileus
- Malabsorption.

- Kolorektales Karzinom
- Amyloidose.

- Chronisch-entzündliche Darmerkrankung
- Betrifft nur die Kolonschleimhaut
- Kontinuierliche Ausbreitung vom Rektum nach proximal.

Ursachen
Die Ursachen sind wie beim M. Crohn unbekannt. Genetische, immunologische und psychosomatische Faktoren werden auch hier diskutiert.

Symptome
Leitsymptom sind blutig-schleimige Durchfälle; hinzu kommen Abdominalschmerzen und subfebrile Temperaturen. Symptome außerhalb des Magen-Darm-Traktes entsprechen denen beim M. Crohn, sind aber seltener.

Diagnostik
- Ileokoloskopie mit Entnahme von Biopsien, die histologisch beurteilt werden
- Bei Verwachsungen ggf. Kolonkontrasteinlauf
- Sonographie, um Wandverdickungen des Kolons zu erkennen
- Blut: BSG ↑, CRP ↑, Anämie, Leukozytose.

- Ileokoloskopie mit Biopsien
- Evtl. Kolonkontrasteinlauf.

Therapie
Die diätetische Therapie entspricht der des M. Crohn. Im akuten Schub werden Kortikosteroide systemisch gegeben, bei komplizierten Verläufen auch das Immunsuppressivum Ciclosporin A. Beschränkt sich der Befall auf das Rektum und Colon sigmoideum, werden die Medikamente auch rektal als Klysma oder Schaumpräparat angewandt. Nach einem Schub wird die Therapie mit 5-Aminosalizylsäure über mehrere Jahre fortgesetzt.

Diätetische Therapie wie bei M. Crohn.

Operative Therapie
Bei Komplikationen oder erfolgloser medikamentöser Therapie ist eine **Proktokolektomie** angezeigt: Dabei wird das gesamte Kolon incl. Rektum entfernt und der Dünndarm mit dem Anus verbunden, sodass der Patient keinen Anus praeter naturalis benötigt. Mit dieser Operation sind die Betroffenen im Gegensatz zu Patienten mit M. Crohn geheilt.

Proktokolektomie.

Komplikationen
- **Toxisches Megakolon:** Bei massiver Entzündung der Darmwand kann es zur hochgradigen Erweiterung des Dickdarms kommen. Die Patienten sind schwer krank, haben hohes Fieber, einen aufgetriebenen Leib und zeigen evtl. Schockzeichen. Wegen der Gefahr einer Perforation müssen sie operiert werden

- ❽ Kolorektales Karzinom (☞ 5.4.3): Je länger die Krankheit besteht und je mehr Kolonabschnitte befallen sind, desto höher ist das Risiko einer malignen Entartung
- Massive Blutung
- Seltene Spätkomplikation: Amyloidose (☞ 3.5).

? Übungsfragen

❶ Was ist der Unterschied zwischen einer Maldigestion und einer Malabsorption?

❷ Wie werden Polypen im Kolon therapiert?

❸ Welche Früherkennungsuntersuchungen für ein kolorektales Karzinom gibt es?

❹ Was ist ein Anus praeter naturalis?

❺ Was ist der Unterschied zwischen einem echten Divertikel und einem Pseudodivertikel?

❻ Welche Komplikationen können bei einem Patienten mit M. CROHN auftreten?

❼ Welche Abschnitte des Verdauungstraktes sind beim M. CROHN, welche bei der Colitis ulcerosa befallen?

❽ Welche Gefahr besteht bei langjähriger Erkrankung an Colitis ulcerosa?

6 Leber, Gallenblase und Pankreas

6.1 Leitsymptome

Typische Leitsymptome für Erkrankungen der Leber, der Gallenblase und des Pankreas sind Abdominalbeschwerden, Ikterus und Aszites.

6.1.1 Ikterus

❶ Ikterus (Gelbsucht) ist die Gelbfärbung der Skleren und der Haut, die durch eine erhöhte Bilirubinkonzentration in Blut und Gewebe (Gesamt-Bilirubinkonzentration im Blut ≥ 2 mg/dl bzw. ≥ 34 µmol/l) verursacht ist. Bilirubin ist ein Abbauprodukt des Hämoglobins, das im Blut an Albumin gebunden wird, sog. *indirektes Bilirubin*. In der Leber wird es durch Konjugation (Bindung) an Glukuronsäure wasserlöslich, sog. *direktes Bilirubin*, und mit der Galle über die Gallenwege in den Darm ausgeschieden.

Gelbfärbung von Skleren und Haut, wenn Bilirubin ≥ 2 mg/dl.

Ursachen und Einteilung
❷ Unterschiedliche Störungen in der Bilirubinproduktion und der Bilirubinausscheidung in den Darm können zu einem Anstieg des Bilirubinspiegels führen. Je nachdem, an welcher Stelle die Störung auftritt, werden unterschieden:
Prähepatischer Ikterus: Erythrozyten und damit auch Hämoglobin werden vermehrt abgebaut. Ursache ist z. B. eine Hämolyse bei Transfusionszwischenfällen. Das anfallende Bilirubin kann von der Leber nicht mehr bewältigt werden und sammelt sich im Blut an → indirektes Bilirubin ↑.
Intrahepatischer Ikterus: Das Lebergewebe *(Parenchym)* ist geschädigt, sodass die Aufnahme des Bilirubins in die Leberzellen, die Konjugation oder – am häufigsten – seine Abgabe in die Gallenwege gestört ist, z. B. bei Leberzirrhose, Hepatitis, als Medikamentennebenwirkung → direktes und evtl. indirektes Bilirubin ↑.
Posthepatischer Ikterus (Verschlussikterus): Die Galle kann nicht mehr ungehindert über die Gallenwege ins Duodenum abfließen, z. B. auf Grund von Gallensteinen, Tumoren der Gallenwege oder des Pankreas → direktes Bilirubin ↑.
Bei Störungen der Bilirubinausscheidung färbt sich der Stuhl heller *(acholischer Stuhl)*, der Urin auf Grund der ersatzweisen Ausscheidung von direktem Bilirubin dagegen dunkler.

Unterscheidung nach dem Ort der Störung:
- Prähepatischer Ikterus
- Intrahepatischer Ikterus
- Posthepatischer Ikterus.

6.1.2 Aszites

Flüssigkeit in der freien Bauchhöhle.

Aszites (Bauchwassersucht) ist die Ansammlung von Flüssigkeit in der freien Bauchhöhle und ist in der Regel Zeichen einer ernsten Erkrankung. Klinisch ist Aszites erst ab einer Flüssigkeitsmenge von etwa 1 l nachweisbar, sonographisch ab etwa 30 ml. Der Bauchumfang des Patienten kann im Verlauf der Aszitesbildung stark zunehmen.

Ursachen und Einteilung

Folge verschiedener Faktoren.

❸ Aszites kann – ähnlich wie Ödeme (☞ 1.1.2) – durch den Einfluss verschiedener Faktoren entstehen:
- Pfortaderhochdruck, z. B. bei Leberzirrhose (80 %), Lebervenenverschluss (BUDD-CHIARI-Syndrom) oder Rechtsherzinsuffizienz (☞ 1.4) mit Abpressen von Flüssigkeit aus den Leberkapillaren
- Gestörter Lymphabfluss, z. B. durch Tumoren oder Fibrosen
- Tumoren der Eierstöcke oder des Bauchfells *(Peritonealkarzinose)*
- Entzündungen, z. B. von Peritoneum oder Pankreas
- Verminderter Proteingehalt des Blutes *(Hypoproteinämie)*, z. B. beim nephrotischen Syndrom (☞ 7.2.1) oder bei fortgeschrittener Lebererkrankung
- Begünstigt wird die Aszitesentstehung durch einen sekundären Hyperaldosteronismus (☞ 1.4.1), der sich zur Aufrechterhaltung des arteriellen Blutdrucks ausbildet.

Nicht selten treffen mehrere Faktoren aufeinander: Eine Leberzirrhose verursacht z. B. einen Pfortaderhochdruck und führt gleichzeitig durch Störung der Albuminsynthese in der Leber zu einer Hypoproteinämie.

Therapie

- Behandlung der Grunderkrankung
- Flüssigkeits- und Kochsalzeinschränkung
- Diuretikagabe
- Punktion und Ablassen von Aszites.

Neben der Behandlung der Grunderkrankung, müssen Flüssigkeits- und Kochsalzaufnahme beschränkt werden. Mit Diuretika (z. B. Aldosteron-Gegenspielern wie Spironolacton als Aldactone®) wird versucht, den Aszites auszuschwemmen. Versagt diese Therapie, wird der Aszites im linken Unterbauch des Patienten auf einer gedachten Linie zwischen Spina iliaca anterior superior und Bauchnabel punktiert. Um den durch die Aszitespunktion entstandenen Proteinverlust auszugleichen, wird anschließend Albuminlösung intravenös infundiert.

? Übungsfragen

❶ Wie entsteht ein Ikterus?
❷ Welche Erkrankungen können einen Ikterus verursachen?
❸ Was ruft einen Aszites hervor?

6.2 Erkrankungen der Leber

6.2.1 Hepatitis

Die Hepatitis ist eine Leberentzündung. Häufigste Ursache einer **infektiösen Hepatitis** sind spezifische Viren, die mit den Großbuchstaben A bis E gekennzeichnet werden. Weiterhin kann eine Hepatitis als Begleiterscheinung bei verschiedenen anderen Infektionserkrankungen auftreten. Davon abzugrenzen sind **nicht-infektiöse Hepatitiden**.

> Leberentzündung durch Viren, als Begleiterscheinung bei Infektionserkrankungen, aber auch nicht-infektiöse Ursachen.

Ursachen und Einteilung

Hepatitiden werden nach ihrer Verlaufsform in *akute* und *chronische Hepatitden* unterteilt. Eine akute Hepatitis liegt vor, wenn die Erkrankung innerhalb von sechs Monaten ausgeheilt ist, ansonsten wird sie als chronisch bezeichnet. Weiterhin werden Hepatitiden nach ihrer Ursache in infektiöse und nicht-infektiöse Hepatitiden unterteilt:

Infektiöse Hepatitiden

❶ Die verschiedenen Hepatitis-Viren unterscheiden sich unter anderem in der Art ihrer Übertragung:
- **Hepatitis A:** Das Hepatitis-A-Virus wird fäkal-oral durch verunreinigtes Wasser oder Nahrungsmittel übertragen
- **Hepatitis B:** Das Hepatitis-B-Virus wird parenteral durch Blut und kontaminierte Instrumente z. B. bei Bluttransfusionen oder Verletzungen mit einer Kanüle, sexuell und während der Geburt von der Mutter auf das Kind *(perinatal)* übertragen
- **Hepatitis C:** Das Hepatitis-C-Virus wird parenteral, perinatal, seltener auch sexuell übertragen
- **Hepatitis D:** Das Hepatitis-D-Virus ist an das Vorhandensein des Hepatitis-B-Virus gebunden und wird wie dieses parenteral, sexuell oder während der Geburt übertragen
- **Hepatitis E:** Das Hepatitis-E-Virus wird fäkal-oral übertragen
- Eine **Begleithepatitis** kann im Rahmen verschiedener Infektionskrankheiten (☞ 11.2 und 11.3) auftreten, wie einer Infektion mit Herpes-Viren, Coxsackieviren, Leptospiren, Brucellen oder Salmonella typhi.

> Infektiöse Hepatitiden:
> - Hepatitis A, B, C, D, E
> - Begleithepatitiden.

Nicht-infektiöse Hepatitiden
- Alkoholhepatitis
- Medikamentös-toxische Hepatitis, z. B. durch Tetrazykline, Thyreostatika, Sulfonylharnstoffe
- Im Rahmen bestimmter Stoffwechselerkrankungen, z. B. Sarkoidose
- Andere Lebererkrankungen wie primär biliäre Zirrhose, autoimmune Hepatitis, Tumoren.

> Nicht-infektiöse Hepatitiden:
> - Alkoholhepatitis
> - Medikamentös-toxische Hepatitis
> - Stoffwechselerkrankungen.

Chronische Hepatitiden

Die Hepatitis-Viren-B, -C oder -D können zu chronischen Verlaufsformen einer Hepatitis führen, einer **virusinduzierten Hepatitis**. Die entsprechenden Viren vermehren sich, da sie durch therapeutische Maßnahmen nicht eliminiert werden konnten. Es besteht eine sog. *Viruspersistenz*. Eine **autoimmune chronische Hepatitis** tritt meist bei Frauen auf. Es lassen sich nach sechs Monaten noch entsprechende Autoantikörper gegen Lebergewebe nachweisen.

> Chronische Hepatitiden: Erkrankungsdauer ≥ 6 Monate.

Symptome

Etwa 2/3 aller Patienten mit einer Hepatitisinfektion sind symptomfrei.

❷ Nach unterschiedlich langen Inkubationszeiten (2–12 Wochen) verläuft das akute Stadium der Virushepatitiden weitgehend gleich: Zu Beginn treten Allgemeinsymptome wie Müdigkeit, Appetitlosigkeit, Gelenkbeschwerden und Druckgefühl im rechten Oberbauch auf. Bei einem Teil der Patienten kommt es zum Ikterus, verbunden mit dunklem Urin, hellem Stuhl und – durch den Anstieg der Gallensäuren – Juckreiz auf der Haut. Leber und Milz können vergrößert sein (Hepatosplenomegalie).

> Oft symptomlos.
> - Allgemeinbeschwerden
> - Ikterus
> - Juckreiz
> - Hepatosplenomegalie.

Diagnostik

Typischerweise steigen die Transaminasen GOT und GPT an; weiterhin sind Bilirubin, γ-GT und die alkalische Phosphatase erhöht. Bei schwerem Verlauf sinken die **Syntheseparameter** der Leber wie Albumin, Cholinesterase und Quick-Wert (als Maß für die Bildung von Gerinnungsfaktoren ☞ 3.4) ab.
Entscheidend für die Diagnose einer Hepatitis ist die Bestimmung der viralen Antigene und Antikörper. So beweisen IgM-Antikörper gegen die einzelnen Viren eine frische Infektion; alleiniger Nachweis von IgG-Antikörpern zeigt eine bereits durchgemachte Infektion an.

> - GOT ↑, GPT ↑, Bilirubin ↑, γ-GT ↑, AP ↑
> - Albumin ↓, Cholinesterase ↓, Quick-Wert ↓
> - Nachweis viraler Antigene und Antikörper.

Therapie

Eine kausale Therapie der akuten viralen Hepatitis existiert nicht. Es muss auf Alkohol und alle nicht unbedingt erforderlichen Medikamente verzichtet werden, um das entzündete Organ zu entlasten. Im akuten Stadium erweist sich Bettruhe als günstig. Bei einer chronischen Hepatitis B, C oder D wird mit α-Interferon, das eine antivirale Wirkung hat, therapiert. Bei einer chronischen Hepatits C wird zusätzlich Ribaverin gegeben.

> - Verzicht auf Alkohol und Medikamente
> - Bettruhe
> - Hepatitis B, C und D: α-Interferon.

Infektiosität

Die Hepatits A ist etwa zwei Wochen vor und zwei Wochen nach Krankheitsbeginn infektiös. Die Hepatitis B ist infektiös, solange das *Surface-Antigen* (HB$_S$-Ag) nachweisbar ist.

> Infektiosität beachten!

Prophylaxe

Hepatitis A und E: In Endemiegebieten kann einer Infektion durch konsequente Nahrungsmittelhygiene vorgebeugt werden: So sollte Wasser abgekocht und auf Rohkostsalat und ungekochte Muscheltiere verzichtet werden. Bei der Hepatitis A ist sowohl eine aktive Impfung mit einem Todimpfstoff als auch eine passive mit Hyperimmunglobulinen möglich.

Hepatitis B, C und D: Mit Blut(produkten) sollte – im klinischen Bereich generell – sorgfältig umgegangen werden: Einmalhandschuhe tragen und die benutzten Kanülen und Instrumente nach Gebrauch sofort sicher entsorgen! Im Krankenhaus und im Rettungsdienst Tätigen ist eine aktive Impfung gegen Hepatitis B mit gentechnisch hergestellten Antigenen (Gen H-B-Vax®) zu empfehlen. Nach Kontakt mit virushaltigem Material, z. B. Nadelstichverletzungen, werden in den ersten 48 Stunden Hepatitis-B-Hyperimmunglobuline gegeben.

Hepatitis A und E:
- Nahrungsmittelhygiene.

Hepatitis B, C und D:
- Sorgfältiger Umgang mit Blutprodukten
- Aktive oder passive Impfung.

Merke

Zum Eigenschutz vor Stichverletzungen dürfen gebrauchte Kanülen nie in ihre Schutzkappe zurückgesteckt werden (ohne sog. *recapping*), sondern müssen sofort in einen bruch- und durchstichsicheren Kanülenabwurf entsorgt werden.

Komplikationen

- Übergang einer akuten Hepatitis in eine chronische Hepatitis. Diese kann folgende Verlaufsformen annehmen:
  - *Chronisch-persistierende Hepatitis:* In einer Leberbiopsie ist die typische Läppchenstruktur der Leber erhalten. Die Patienten sind evtl. müde und stellen eine Leistungsminderung fest; häufig sind sie beschwerdefrei. Die chronisch persistierende Hepatitis hat eine relativ günstige Prognose
  - *Chronisch aktive Hepatitis:* Die Läppchenstruktur des Lebergewebes ist weitgehend zerstört und wird zunehmend durch Bindegewebe ersetzt. Die Patienten zeigen Symptome einer akuten Hepatitis. Bei Fortschreiten der Erkrankung treten Beschwerden auf Grund der gestörten Leberfunktion auf. Die chronisch aktive Hepatitis geht je nach Typ mit unterschiedlicher Wahrscheinlichkeit in eine Leberzirrhose über
- Bei Viruspersistenz besteht ein erhöhtes Risiko für das Auftreten eines Leberzellkarzinoms
- Akutes Leberversagen mit sehr schlechter Prognose.

- Übergang von akuter in chronische Form
- Leberzellkarzinom
- Leberversagen.

6.2.2 Fettleber

Eine Fettleber liegt vor, wenn in mehr als 50 % aller Leberzellen Fetttropfen aus Triglyzeriden abgelagert sind oder mindestens 5 % des Lebergewichtes auf Fett entfallen.

Ursachen

- Fettzufuhr höher als Fettabbau
- Häufigste Ursachen: ↑ Alkoholkonsum, Diabetes mellitus, Überernährung.

Ist die Fettzufuhr bzw. -synthese in der Leber größer als der Fettabbau bzw. -abtransport, verfetten Leberzellen, z. B. durch:
- Toxische Einwirkungen wie Alkohol, Medikamente (z. B. Kortikosteroide, Tetrazykline), bestimmte Arbeitsstoffe (z. B. chlorierte Kohlenwasserstoffe, Phosphor)
- Ernährungsbedingte Ursachen: Übergewicht, Eiweißmangel und parenterale Ernährung
- Endokrine Ursachen: Diabetes mellitus (☞ 8.5), Fettstoffwechselstörungen (☞ 9.2), Schwangerschaft.

❸ In Industrieländern sind die häufigsten Ursachen einer Fettleber erhöhter Alkoholkonsum, Diabetes mellitus und Überernährung.

Symptome und Diagnostik

Meist Zufallsbefund bei Sonographie.

Die Fettleber verursacht meist keinerlei Beschwerden. Häufig wird sie zufällig bei einer Sonographie des Abdomens diagnostiziert. Es zeigt sich eine vergrößerte und unterhalb des Rippenbogens tastbare Leber mit einem typisch veränderten Echomuster.

Therapie

- Alkoholverzicht
- Gewichtsreduktion.

❹ Eine medikamentöse Therapie der Fettleber gibt es nicht. Entscheidend ist, auf Alkohol zu verzichten und das Gewicht zu reduzieren.

6.2.3 Leberzirrhose

- Absterben von funktionstüchtigem Lebergewebe
- Ersatz durch Bindegewebe.

Gehen wiederholt funktionstüchtige Leberzellen zu Grunde, wird das abgestorbene Gewebe durch knotiges Bindegewebe ersetzt. Folge ist die Leberzirrhose, bei der die typische Läppchenarchitektur der Leber irreversibel zerstört ist, und damit die Mikrozirkulation der Leber behindert ist. Daneben kann das Organ seine Synthese- und Entgiftungsfunktion im Stoffwechsel nur noch eingeschränkt wahrnehmen.

Ursachen

- 50% Alkoholkonsum
- 30% Hepatitis B, C, D.

❺ Die Schädigung der Leberzellen ist zu 50 % auf regelmäßigen, erhöhten Alkoholkonsum zurückzuführen, zu 30 % Folge einer Virushepatitis B, C oder D. Zu den selteneren Ursachen einer Leberzirrhose zählen:

- Autoimmune chronische Hepatitis
- Primär biliäre (von den kleinen Gallengängen ausgehende) Zirrhose, primär sklerosierende Cholangitis (vernarbende Gallenwegsentzündung, z.B. bei Colitis ulcerosa) oder chronische Gallenwegserkrankungen mit Gallestau
- Stoffwechselerkrankungen, z.B. M. WILSON (Kupferspeicherkrankheit), Hämochromatose (Eisenspeicherkrankheit), Mangel an α_1-Proteasen-Inhibitor
- Kardiovaskuläre Erkrankungen, die zur Minderdurchblutung der Leber führen, z.B. chronische Rechtsherzinsuffizienz, Verschluss der Lebervenen (BUDD-CHIARI-Syndrom)
- Medikamente, z.B. Methotrexat, α-Methyldopa oder Arbeitsstoffe, z.B. chlorierte Kohlenwasserstoffe.

Symptome und Komplikationen

Die Symptome einer Leberzirrhose erklären sich aus der Funktion der Leber als zentralem Stoffwechselorgan mit seinen unterschiedlichen Aufgaben. Nicht selten wird eine Leberzirrhose erst bei Auftreten von Komplikationen diagnostiziert.

Störung der Eiweißsynthese
- Körperliche und geistige Leistungsminderung, Müdigkeit
- Übelkeit, Gewichtsabnahme, Druckgefühl im Oberbauch.

Leberhautzeichen
- Spider naevi (Gefäßspinnen), Palmarerythem (Rötung der Handinnenflächen), Lacklippen, DUPUYTREN-Kontraktur (Verkürzung von Sehnen an der Hand, vor allem der Beugesehne des Ringfingers)
- Intrahepatischer Ikterus (☞ 6.1.1)
- Juckreiz (ggf. mit Kratzspuren) durch den erhöhten Gallensäurespiegel.

Hormonelle Störungen
Verzögerter Abbau von Hormonen (z.B. Östrogenen). Dies führt beim Mann zu Potenzstörungen, Ausfall von Achsel- und Schambehaarung, Gynäkomastie (Größenzunahme der Brust beim Mann), Verkleinerung der Hoden. Bei der Frau treten Menstruationsstörungen auf.

Hepatische Enzephalopathie
Hepatische Enzephalopathie (Hirnschädigung) auf Grund der mangelnden Entgiftung ZNS-toxischer Substanzen wie Ammoniak.

Symptome und Komplikationen durch eingeschränkte Synthese- und Entgiftungsfunktion:
- Leistungsminderung, Müdigkeit
- Gerinnungsstörungen
- Leberhautzeichen
- Hormonell bedingte Symptome
- Hepatische Enzephalopathie
- Pfortaderhochdruck
- Hepatorenales Syndrom.

Tab. 6.1 Vier Stadien der hepatischen Enzephalopathie.

Stadium I	Konzentrationsschwäche, Verwirrung, Tremor
Stadium II	Starke Schläfrigkeit
Stadium III	Patient schläft, ist jedoch erweckbar, Foetor hepaticus (typischer »Lebergeruch«)
Stadium IV (Coma hepaticum)	Patient ist komatös, reagiert nicht auf Schmerzreize, Reflexe sind erloschen

- Ösophagusvarizen
- Caput medusae
- Hämorrhoiden
- Aszites
- Splenomegalie.

Pfortaderhochdruck
Durch den bindegewebigen Umbau der Leber ist die Leberstrombahn eingeengt. Das Blut staut sich vor der Leber und sucht sich Umgehungskreisläufe über Venen des Magen-Darm-Traktes. Auf Grund des erhöhten Blutflusses erweitern sich diese Venen. Es bilden sich:
- Ösophagusvarizen, die zu einer lebensgefährlichen Blutung führen können, da sie auf Grund der verminderten Synthese von Gerinnungsfaktoren schwer zu stillen sind
- *Caput medusae* durch erweiterte Venen der Bauchwand
- Hämorrhoiden durch erweiterte Venen des Mastdarmes.

Außerdem treten auf:
- Aszites (☞ 6.1.2)
- Splenomegalie mit übermäßigem Abbau von Blutzellen in der Milz.

Hepatorenales Syndrom
Oligurie (☞ 7.1.1) bei dekompensierter Leberzirrhose ohne eigenständige Nierenerkrankung; häufig ausgelöst durch Volumenverluste wie Blutungen, massive Diuretikatherapie, Aszitesausschwemmung.

Spätfolge
Auf dem Boden einer Leberzirrhose tritt gehäuft ein Leberzellkarzinom (☞ 6.2.4) auf.

- Albumin ↓, Cholinesterase ↓, Quick ↓
- Bilirubin ↑, AP ↑
- Erythrozyten ↓, Leukozyten ↓, Thrombozyten ↓
- Sonographie
- Biopsie.

Diagnostik
In der Sonographie zeigen sich die zirrhotischen Veränderungen der Leber sowie eine Splenomegalie. Ist die Zirrhose fortgeschritten, sind die Lebersyntheseparameter (☞ 6.2.1) im Serum als Zeichen der eingeschränkten Organfunktion *erniedrigt*. *Erhöht* sind Bilirubin und alkalische Phosphatase.
Im Blut sind Hämoglobin, Leukozyten und Thrombozyten erniedrigt. Die endgültige Diagnose wird histologisch durch eine Leberpunktion gesichert.

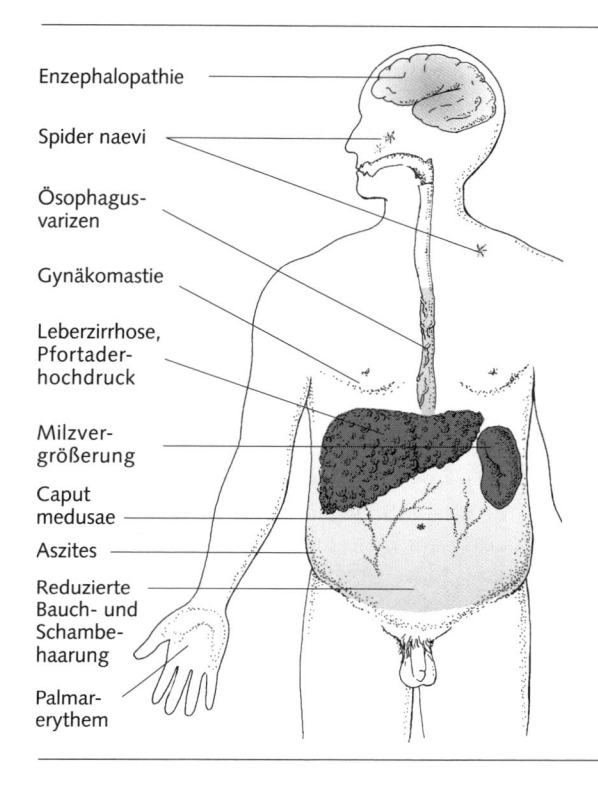

6.2 Erkrankungen der Leber

Abb. 6.1
Symptome und Komplikationen eines Patienten mit Leberzirrhose. [A400]

Labels (von oben nach unten):
- Enzephalopathie
- Spider naevi
- Ösophagusvarizen
- Gynäkomastie
- Leberzirrhose, Pfortaderhochdruck
- Milzvergrößerung
- Caput medusae
- Aszites
- Reduzierte Bauch- und Schambehaarung
- Palmarerythem

Therapie
Die Therapie der Leberzirrhose richtet sich nach der Ursache. Auf jeden Fall müssen schädigende Einflüsse vermieden werden, d.h. Verzicht auf Alkohol und (leberschädigende) Medikamente.

- Im **komplikationslosen Stadium** sollen sich die Patienten eiweiß- und kalorienreich, aber fettarm ernähren. Ggf. müssen Vitamine (Vitamin A, D, E, K, Vitamin B_1 und Folsäure) substituiert werden
- Bei **Aszites** werden Flüssigkeits- und Na^+-Zufuhr reduziert, Bettruhe und evtl. Diuretika verordnet. Um den osmotischen Druck in den Gefäßen zu erhöhen, wird vorsichtig Albumin verabreicht, welches Wasser an sich bindet
- Schwere **Gerinnungsstörungen** werden gezielt mit Gerinnungspräparaten behandelt
- Bei beginnender **hepatischer Enzephalopathie** muss die Eiweißzufuhr vermindert werden, da Eiweiß u.a. zu Ammoniak verstoffwechselt wird. Zusätzlich wird durch Gabe von Laktulose und nicht resorbierbaren Antibiotika die Zahl ammoniakproduzierender Bakterien im Darm reduziert
- In geeigneten Fällen (Alkoholabstinenz) erfolgt eine Lebertransplantation
- Einer Ösophagusvarizenblutung wird mit β-Blockern vorgebeugt.

Grundsätzlich: Verzicht auf Alkohol und leberschädigende Medikamente.

- Hohe Letalität
- Sklerosierung, Verklebung, Ballontamponade und/oder Somatostatin
- Schockbekämpfung
- Substitution von Gerinnungsfaktoren
- Intensivtherapie.

Ösophagusvarizenblutung

Eine Ösophagusvarizenblutung ist eine gefürchtete Komplikation der Leberzirrhose. Sie erfordert die bei jeder oberen gastrointestinalen Blutung angezeigten Sofortmaßnahmen (☞ 5.3.2) und eine intensivmedizinische Behandlung. Endoskopisch werden die Varizen sklerosiert oder mit einem Gewebekleber verschlossen. Kann die Blutung so nicht gestillt werden, erfolgt eine Ballontamponade, bei der die blutenden Varizen durch eine SENGSTAKEN-BLAKEMORE-Sonde oder LINTON-NACHLAS-Sonde komprimiert werden. Medikamentös kann mit Somatostatin oder -analoga (Octreotid als Sandostatin®) eine Vasokonstriktion hervorgerufen werden. Die Resorption des Blutes aus dem Magen-Darm-Trakt und damit ein weiterer Ammoniakanstieg im Blut müssen mit gezielten Abführmaßnahmen verhindert werden, z. B. mit Einläufen von Laktulose mehrmals täglich. Weiterhin müssen Volumen und meist auch Gerinnungsfaktoren substituiert werden. Ösophagusvarizenblutungen machen 50 % der Todesfälle unter den gastrointestinalen Blutungen aus.

Pflege

Krankenbeobachtung hat besondere Bedeutung.

Patienten mit einer Leberzirrhose bedürfen einer sorgfältigen Krankenbeobachtung, um z. B. die Verschlechterung des Krankheitsbildes rechtzeitig zu erkennen und anderweitige Komplikationen zu verhindern:

- Bewusstsein und Allgemeinbefinden: Zunehmende Apathie und Teilnahmslosigkeit sprechen für ein beginnendes Coma hepaticum
- Unruhe und Verwirrtheit können auf ein beginnendes Alkoholdelir hinweisen. Zu berücksichtigen ist, dass die Patienten in ihrer Angabe zum Alkoholkonsum häufig nicht ganz ehrlich sind
- Hautzustand: Häufig haben die Patienten eine trockene Haut. Bei eingeschränkter Beweglichkeit, z. B. bei Aszites oder Enzephalopathie, ist die Dekubitus-, Thrombose- und Kontrakturgefahr erhöht
- Die Mundpflege muss sorgfältig und vorsichtig durchgeführt werden, um Infektionen und Schleimhautblutungen zu vermeiden. Sind die Gerinnungsparameter sehr schlecht, darf die Zahnpflege nur noch mit Tupfern oder ggf. mit einer Munddusche vorgenommen werden
- Körpergewicht und Ausscheidung müssen täglich überprüft werden; bei Aszites wird der Bauchumfang täglich gemessen
- Bei bekannten Ösophagusvarizen sollte der Patient keine scharfkantigen Nahrungsmittel wie Zwieback essen
- Wegen Hämorrhoiden müssen angeordnete Einläufe und Klistiere sehr vorsichtig durchgeführt werden.

6.2.4 Tumoren der Leber

Es werden gutartige von bösartigen Lebertumoren und Lebermetastasen unterschieden.

Gutartige Lebertumoren

Gutartige Lebertumoren sind insgesamt selten. Sie sind meist symptomlos und stellen häufig einen Zufallsbefund im Ultraschall dar. Zu den häufigeren zählt das *Leberzelladenom*; seltener kommen die *fokale noduläre Hyperplasie* (lokal begrenzte, knotenförmige Leberzellhyperplasie), das *Leberhämangiom* (Blutgefäßtumor) und das *Gallengangsadenom* vor.

Selten, meist symptomlos.

Leberzelladenom

Das Leberzelladenom wird häufig bei Frauen beobachtet, die orale Kontrazeptiva (Antibabypille) einnehmen. Auf Grund seines Wachstums kann das Leberzelladenom durch Druckgefühl im Oberbauch auffallen. Nach Absetzen der Antibabypille bildet sich der Tumor meist zurück. Bei starker Größenzunahme oder ausgeprägten Beschwerden ist jedoch eine Resektion erforderlich. Blutungen in den Tumor oder in die freie Bauchhöhle mit hypovolämischem Schock sind die wichtigste Komplikation.

Risikofaktor: Antibabypille.
Symptome:
- Druckgefühl im Oberbauch
- Blutungen.

Bösartige Lebertumoren

Das primäre Leberzellkarzinom hat die größte Bedeutung unter den bösartigen Lebertumoren. Bei Erwachsenen kommen auch *Cholangiokarzinome* (Gallengangskarzinome) und bei Kindern *Hepatoblastome* vor.

Primäres Leberzellkarzinom

❼ Das primäre Leberzellkarzinom *(hepatozelluläres Karzinom)* geht von den Leberzellen aus und tritt häufig bei einer bereits bestehenden Leberzirrhose, einer chronischen Hepatitis B- oder C-Infektion sowie einer Hämochromatose auf. In Asien und Afrika ist ein bekannter Risikofaktor das Aflatoxin des Pilzes Aspergillus flavus, das hauptsächlich in verdorbener Nahrung vorkommt. In Deutschland gehört das primäre Leberzellkarzinom zu den seltenen Malignomen, in Teilen Afrikas und Asiens zu den häufigsten malignen Tumoren. Seine Prognose ist schlecht.

Risikofaktoren:
- Leberzirrhose
- Hepatits B, C
- Hämochromatose
- Aflatoxin.

Symptome sind Gewichtsverlust, Druckgefühl bzw. Schmerzen im rechten Oberbauch, Appetitlosigkeit, Müdigkeit und gelegentlich Fieber. Bei bestehender Leberzirrhose prägt diese das Beschwerdebild. Als Tumormarker im Serum dient das α-Fetoprotein (AFP).

Symptome:
- Oberbauchschmerzen
- Appetitlosigkeit, Gewicht ↓
- Müdigkeit, Fieber
- Tumormaker AFP.

Therapie der Wahl ist die operative Entfernung des Tumors, die jedoch nur in wenigen Fällen möglich ist.

Lebermetastasen

❽ Viel häufiger als primäre Lebertumoren treten Lebermetastasen auf. Sie gehen meist von gastrointestinalen Tumoren, Bronchialkarzinom, Tumoren des weiblichen Genitales, Nieren- oder Prostatakarzinom aus. Einzelne Lebermetastasen werden nach Möglichkeit operativ entfernt oder mit einer regionalen Chemotherapie behandelt.

? Übungsfragen

① Wie werden die einzelnen Hepatitiden übertragen?
② Welche Beschwerden treten bei einer Hepatitis auf?
③ Was sind die häufigsten Ursachen einer Fettleber?
④ Wie wird eine Fettleber therapiert?
⑤ Was sind die häufigsten Ursachen der Leberzirrhose?
⑥ Nennen Sie Komplikationen der Leberzirrhose!
⑦ Was sind Risikofaktoren des primären Leberzellkarzinoms?
⑧ Von welchen Tumoren können Lebermetastasen ausgehen?

6.3 Erkrankungen der Gallenblase und Gallenwege

6.3.1 Cholelithiasis

Gallensteine in Gallenblase oder Gallenwegen.

Bei der Cholelithiasis (Gallensteinerkrankung) bilden sich solide Konkremente in Gallenblase oder Gallenwegen. Nach ihrer Zusammensetzung werden Cholesterinsteine (etwa 80%) von Pigmentsteinen und gemischten Steinen unterschieden.

Ursachen

- Längeres Verweilen der Galle in der Gallenblase
- 5F-Regel

Cholesterinsteine entstehen, wenn die Blasengalle mit Cholesterin übersättigt ist und dessen Auskristallisation begünstigt wird. Gefördert wird die Steinbildung auch durch längeres Verweilen der Galle in der Gallenblase (bei geringer Gallenblasenbeweglichkeit). Auffällig ist das häufige Auftreten beim weiblichen Geschlecht, bei Übergewicht, nach mehreren Schwangerschaften, bei Einnahme der Antibabypille, Diabetes mellitus und erhöhten Blutfettwerten. Daraus leitet sich auch folgender Merksatz ab:

6.3 Erkrankungen der Gallenblase und Gallenwege

Merke

»5F-Regel«: **f**emale (weibliches Geschlecht), **f**air (hellhäutig), **f**at (übergewichtig), **f**orty (vierzig), **f**ertile (fruchtbar).

Symptome

❶ 70–80 % aller Patienten mit Gallensteinen haben keinerlei Beschwerden, 20–30 % klagen über uncharakteristische Symptome wie Völlegefühl, Druckschmerz im rechten Oberbauch und Fettunverträglichkeit.
❷ Hauptsymptom ist die **Gallenkolik**. Sie tritt auf, wenn ein Stein aus der Gallenblase in die Gallenwege *(Ductus cysticus, Ductus choledochus)* gelangt und ausgetrieben wird. Die dabei auftretenden Kontraktionen der Gallengangswände sind äußerst schmerzhaft. Die Patienten klagen über heftige, krampfartige, dumpfe Schmerzen im rechten Oberbauch, die evtl. in den Rücken und die rechte Schulter ausstrahlen. Häufig treten begleitend Schweißausbrüche, Übelkeit und andere vegetative Symptome auf. Bei Verschluss des Ductus choledochus wird nach 4–6 Stunden ein Ikterus sichtbar. Fieber über 38,5 °C gilt als Zeichen für eine Cholezystitis oder Cholangitis (☞ 6.3.2).

- 70–80% keine Beschwerden
- 20–30% uncharakteristische Symptome
- Hauptsymptom: Gallenkolik mit heftigen Schmerzen, vegetative Symptome.

Diagnostik

Gallensteine werden sonographisch nachgewiesen. Kalkhaltige Steine stellen sich auch im Röntgenbild dar.

Sonographie.

Therapie

Es werden nur Patienten behandelt, die Beschwerden haben.

Medikamentös

Eine **Gallenkolik** wird medikamentös mit Spasmolytika (z. B. Buscopan®), Schmerzmitteln sowie Nahrungskarenz und anschließend fettarmer Kost therapiert.

- Bei Gallenkolik: Spasmolytika, Nahrungskarenz
- Cholezystektomie
- Orale Litholyse oder Kontaktlyse
- ESWL
- ERCP.

Operativ

Therapie der Wahl ist die **Cholezystektomie** (operative Entfernung der Gallenblase), die in unkomplizierten Fällen im beschwerdefreien Intervall vorgenommen wird. Sie sollte nach Möglichkeit laparoskopisch, d. h. über eine Bauchspiegelung, durchgeführt werden. Ist dies nicht möglich, wird ein Bauchschnitt vorgenommen. Sind Komplikationen zu erwarten, wird unter Antibiotikaschutz auch vor Erreichen des beschwerdefreien Intervalls operiert.

Litholyse

Kleine kalkfreie Cholesterinsteine lassen sich auch chemisch durch Einnahme von Urso- oder Chenodeoxycholsäure auflösen *(orale Litholyse)*. Endoskopisch kann eine Ätherverbindung zur Auflösung der Steine direkt in die Gallenblase eingebracht werden *(Kontaktlyse)*.

Stoßwellenlithotripsie
Mit der **extrakorporalen Stoßwellenlithotripsie** (**ESWL**) werden Steine durch zielgerichtete Ultraschallstoßwellen zertrümmert, damit sie ins Duodenum ausgeschieden werden können. Da diese Behandlung jedoch an Voraussetzungen, wie maximal drei kalkfreie Steine von höchstens 3 cm Durchmesser, funktionsfähige Gallenblase und Gallenwege, gebunden ist, kommt sie nur bei wenigen Patienten in Frage. Eine orale Litholyse schließt sich an.

Endoskopisch
Befinden sich Steine in den Gallenwegen werden sie endoskopisch mit einer endoskopisch retrograden Cholangiopankreatikographie (**ERCP**) entfernt. Dafür wird die Papilla VATERI vom Duodenum aus angeschlitzt, und der Stein mit einem Körbchen oder einer Zange herausgezogen.

Komplikationen
Mögliche Komplikationen der Cholelithiasis zeigt Abb. 6.2.

Abb. 6.2 Mögliche Komplikationen von Gallensteinen in Abhängigkeit von ihrer Lokalisation. [L190]

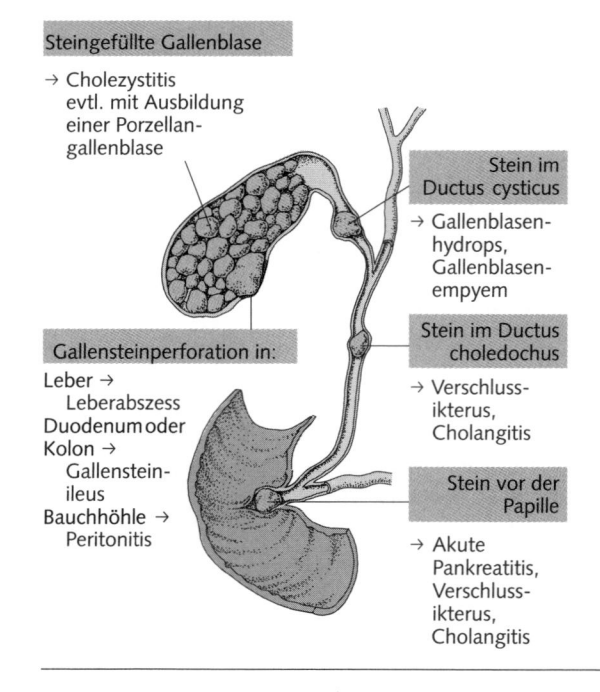

Steingefüllte Gallenblase
→ Cholezystitis evtl. mit Ausbildung einer Porzellangallenblase

Gallensteinperforation in:
Leber → Leberabszess
Duodenum oder Kolon → Gallensteinileus
Bauchhöhle → Peritonitis

Stein im Ductus cysticus
→ Gallenblasenhydrops, Gallenblasenempyem

Stein im Ductus choledochus
→ Verschlussikterus, Cholangitis

Stein vor der Papille
→ Akute Pankreatitis, Verschlussikterus, Cholangitis

6.3.2 Cholezystitis und Cholangitis

Die Cholezystitis und Cholangitis (Gallenblasen- und Gallenwegsentzündung) sind meist bakterielle Entzündungen auf dem Boden einer Gallensteinerkrankung. Davon unterschieden wird die selten auftretende *primär sklerosierende Cholangitis*, bei der die Gallenwege verengt sind. Ihre genauen Ursachen sind unbekannt.

Gallenblasen- bzw. -wegsentzündung.

Ursachen
❸ Die Entzündung der Gallenblase tritt in 90 % der Fälle bei Patienten mit Gallensteinen auf. Häufige Erreger sind aus dem Darm aufsteigende E. coli und Streptococcus faecalis.

Häufig aus dem Darm aufsteigende Erreger.

Symptome und Diagnostik
Die Patienten haben hohes Fieber, Übelkeit und Schmerzen im rechten Oberbauch. Bei der Cholangitis findet sich häufig zusätzlich ein Ikterus.
Die Diagnose kann meist schon auf Grund des typischen klinischen Bildes und der Anamnese gestellt werden. Im Blut sind CRP, BSG, Leukozyten, Bilirubin, alkalische Phosphatase und γ-GT erhöht. Im Ultraschall zeigt sich eine verdickte Gallenblasenwand.

- Fieber, Übelkeit, Schmerzen
- Evtl. Ikterus. Diagnostik:
- Leukozyten ↑, CRP ↑, BSG ↑ Bilirubin ↑, AP ↑, γ-GT ↑
- Sonographie.

Therapie
Die akute Cholezystitis wird mit Breitbandantibiotika, meist auch mit Analgetika und Spasmolytika behandelt. Sind die akuten Symptome abgeklungen, wird die Gallenblase operativ entfernt.

- Breitbandantibiotika
- Analgetika, Spasmolytika
- OP.

Komplikationen
Als Komplikationen sind ein **Gallenblasenempyem** (Vereiterung der Gallenblase), eine Perforation mit nachfolgender **galliger Peritonitis** sowie eine Sepsis gefürchtet. In diesen Fällen muss sofort operiert werden. Bei einer chronischen Cholezystitis kann eine Schrumpfgallenblase entstehen.

- Gallenblasenempyem
- Gallige Peritonitis
- Sepsis.

6.3.3 Tumoren der Gallenblase

Das Gallenblasenkarzinom ist relativ selten. Meist handelt es sich um ein Adenokarzinom.

Ursachen
Risikofaktoren sind Gallensteine und Cholezystitis. Mehr als 80 % der Karzinompatienten haben Gallensteine (aber: < 1 % der Patienten mit Gallensteinen entwickelt ein Karzinom).

- Gallensteine
- Cholezystitis.

- Sonographie
- CT
- ERCP, Biopsie.

Symptome und Diagnostik

Symptome sind Ikterus, Gewichtsabnahme, Schmerzen im rechten Oberbauch, evtl. ein durch die Bauchdecke tastbarer Tumor.

Ein Gallenblasenkarzinom lässt sich mittels Sonographie, Computertomographie oder ERCP nachweisen. Um die Diagnose zu bestätigen, wird verdächtiges Gewebe mittels Feinnadelpunktion entnommen und histologisch untersucht.

Therapie

❹ Zum Zeitpunkt der Diagnose ist das Karzinom meist so weit fortgeschritten, dass es nur noch bei weniger als 20 % der Patienten operativ entfernt werden kann. Bei Inoperabilität können *Stents* in den Gallengang eingelegt werden, um den Galleabfluss zu sichern. Vorhandene Schmerzen müssen gezielt therapiert werden (☞ 12.4.7). Die Prognose ist in diesen Fällen sehr schlecht.

- Operation
- Stent
- Schmerztherapie.

? Übungsfragen

❶ Wie können sich Gallensteine bemerkbar machen?

❷ Woran erkennen Sie einen Patienten mit Gallenkolik?

❸ Wodurch wird eine Cholezystitis verursacht?

❹ Wie wird ein Gallenblasenkarzinom therapiert?

6.4 Erkrankungen des Pankreas

6.4.1 Akute Pankreatitis

Entzündung der Bauchspeicheldrüse mit Selbstverdauung des Organs.

Die akute Pankreatitis ist eine plötzlich auftretende Entzündung der Bauchspeicheldrüse. Es handelt sich um ein lebensbedrohliches Krankheitsbild, da es zur Selbstverdauung des Pankreas kommen kann, wenn Enzymvorstufen des Pankreassekretes bereits innerhalb der Drüse und nicht erst im Dünndarm aktiviert werden. Im Gewebe bildet sich rasch ein interstitielles Ödem. Aus »angedauten« Gefäßen blutet es. Im weiteren Verlauf können kleinere oder größere Nekrosen bis hin zur Totalnekrose des Organs entstehen, die mit hoher Letalität verbunden ist.

Ursachen und Formen

- Abgehender Gallenstein
- Alkoholkonsum.

❶ Die akute Pankreatitis wird in etwa 45 % der Fälle durch einen abgehenden Gallenstein verursacht. Dieser blockiert an der Papilla VATERI den Pankreasgang, sodass sich das Pankreassekret staut. Eine weitere häufige Ursache ist übermäßiger Alkoholkonsum, der das Organ schädigen kann. Selten tritt eine Pankreatitis auf Grund einer Hyperkalzämie bei Hyperparathyreoidismus (☞ 8.3.1), erhöhter Blutfettwerte (☞ 9.2), Einnahme bestimmter Medikamente (z. B. Kortikosteroide, Östrogene, Tetrazykline), einer Infektion (z. B. Mumps, Hepatitis) oder einer Verletzung des Organs auf.

Symptome
Typisch sind plötzlich einsetzende heftige Oberbauchschmerzen, die gürtelförmig in den Rücken ausstrahlen. Hinzu kommen Übelkeit, Erbrechen, Blähungen und Lähmung des Darmes *(paralytischer Ileus)*. Aszites, Ikterus und Anstieg des Blutzuckers können auftreten. Blutdruckabfall und Tachykardie weisen auf einen beginnenden Schock hin.

- Heftigste Oberbauchschmerzen
- Paralytischer Ileus
- Evtl. Ikterus, Aszites, Blutzucker ↑.

Diagnostik
Die Pankreasenzyme Amylase und Lipase sowie die Entzündungsparameter (Leukozyten, BSG, CRP u. a.) sind im Blut erhöht. In Sonographie und CT zeigt sich ein ödematös geschwollenes Pankreas, manchmal mit Nekrosen. Häufig können Gallensteine nachgewiesen werden.

- Amylase ↑, Lipase ↑, Entzündungsparameter ↑
- Sonographie
- CT.

Therapie

Konservativ
- Engmaschige Beobachtung des Patienten auf der Intensivstation
- Absolute Nahrungs- und Flüssigkeitskarenz, um das Organ ruhig zu stellen und damit die Enzymaktivität zu verringern
- Magensonde legen, evtl. Mageninhalt absaugen
- Großzügige parenterale Flüssigkeits- und Elektrolytsubstitution, da viel Flüssigkeit in den Darm und in den Retroperitonealraum verloren geht (bis zu 3 l)
- Schmerzmittelgabe, z. B. Dolantin®
- Prophylaxe eines Stressulkus mit H_2- oder Protonenpumpenblocker (☞ 5.3.2)
- Bei Verdacht auf Gallensteineinklemmung ERCP mit Papillenschlitzung und Steinentfernung.

- Absolute Ruhigstellung des Organs
- Flüssigkeits- und Elektrolytersatz
- Schmerztherapie.

Chirurgisch
Pankreasnekrosen werden operativ entfernt.

Komplikationen
❷ In etwa 80 % der Fälle verläuft eine akute Pankreatitis ödematös. Bei 20 % treten Teilnekrosen des Organs auf oder es kommt zur Totalnekrose mit hoher Letalität. Bilden sich Nekrosen, treten meist auch die gefürchteten Komplikationen auf:
- Hypovolämischer Schock (☞ 2.4.3) auf Grund des hohen

- Hohe Komplikationsrate
- Hypovolämischer Schock
- Abszess

- Blutungen
- Pseudozysten
- Chronische Form
- Organnekrosen.

Flüssigkeitsverlustes in den Retroperitonealraum und den Darm. Oft folgen akutes Nierenversagen (☞ 7.2.2) und Lungenversagen (☞ 4.10)
- Abszessbildung und Sepsis, wenn sekundär Bakterien in das Pankreas einwandern und die Nekrosen besiedeln
- Blutungen aus dem hämorrhagischen Pankreas in den Darm, Stressblutungen des Magens
- **Pankreaspseudozysten:** Als Spätfolge von Nekrosen bilden sich Höhlen innerhalb des Organs, die nicht von Epithel ausgekleidet sind und platzen oder sich infizieren können
- Übergang in eine chronische Pankreatitis.

6.4.2 Chronische Pankreatitis

Chronische Entzündung mit exokrinem und endokrinem Funktionsverlust.

Die chronische Pankreatitis ist eine fortschreitende Entzündung der Bauchspeicheldrüse. Dabei geht das Funktionsgewebe des Organs im Verlauf von Jahren unter. Infolgedessen werden Verdauungsenzyme und Bicarbonat vermindert in den Dünndarm ausgeschüttet *(exokriner Funktionsverlust);* später sind auch die vom Pankreas produzierten Hormone, hauptsächlich Insulin, betroffen *(endokriner Funktionsverlust)*.

Ursachen

80% Alkoholabusus.

❸ Ursache der chronischen Pankreatitis ist in etwa 80% der Fälle Alkoholabusus, während Gallensteinerkrankungen im Gegensatz zur akuten Pankreatitis keine Rolle spielen. Von geringer Bedeutung sind eine Hyperkalzämie (☞ 7.5.4) sowie erhöhte Blutfettwerte. Eine chronische Pankreatitis kann auch ohne erkennbare Ursache *(idiopathisch)* auftreten.

Symptome

- Schmerzschübe im Oberbauch
- Fettige Stuhlgänge
- Diabetogene Stoffwechsellage.

Typisch sind wiederkehrende Schmerzschübe im Oberbauch, die in den Rücken ausstrahlen können, und Stunden, im fortgeschrittenen Stadium auch Tage, anhalten. Meistens ist den Patienten übel und sie erbrechen. Ausgelöst werden kann ein Schub einer chronischen Pankreatitis durch fettreiche Mahlzeiten oder Alkoholkonsum.
Bei massivem exokrinen und endokrinen Funktionsverlust des Organs sind fettige Stuhlgänge *(Steatorrhoe)* und eine diabetogene Stoffwechsellage (☞ 8.5) typisch. Die Patienten nehmen an Gewicht ab.

Diagnostik

- Pankreasfunktionstests
- Stuhl: Fett ↑, Chymotrypsin ↓
- Rö-Abdomen, CT

Die Diagnose einer chronischen Pankreatitis kann anfangs schwierig sein. Im Verlauf der Erkrankung kann der zunehmende Funktionsverlust des Organs über Pankreasfunktionstests wie den Pankreolauryltest oder den Sekretin-Pankreozymin-Test nachgewiesen werden. Im Stuhl ist der Fettanteil

erhöht, das Pankreasenzym Chymotrypsin sowie Elastase 1 vermindert.
Im Röntgenbild zeigen sich Pankreasverkalkungen. Weitere morphologische Veränderungen können durch Sonographie, CT und ERCP nachgewiesen werden.

- Sonographie, ERCP.

Therapie

❹ An erster Stelle der Therapie steht der absolute Alkoholverzicht. Entzündliche Schübe einer chronischen Pankreatitis werden wie eine akute Pankreatitis (☞ 6.4.1) behandelt. Die Mahlzeiten sollten kohlenhydratreich und fettarm sein und auf mehrere kleine Portionen täglich verteilt werden. Tritt ein exokriner Funktionsverlust ein, werden die fehlenden Enzyme oral ersetzt, z. B. mit Kreon®-Granulat. Der endokrine Funktionsverlust in Form eines Diabetes mellitus wird mit Insulin therapiert.

- Alkoholverzicht, Diät
- Enzymsubstitution
- Evtl. Insulin.

Komplikationen

Eine häufige Komplikation ist die Ausbildung von Pseudozysten im Pankreas (☞ 6.4.1). Weiterhin kann es durch narbige Bindegewebsvermehrung zur Einengung des Ductus choledochus mit Verschlussikterus (☞ 6.1.1) oder Einengung des Duodenums mit Erbrechen kommen; ebenso kann eine Milzvenen- oder Pfortaderthrombose auftreten. Überdurchnittlich häufig tritt ein Pankreaskarzinom auf. Die genannten Komplikationen müssen meist operativ angegangen werden.

- Häufig Pseudozysten
- Bei Komplikationen: OP.

6.4.3 Tumoren des Pankreas

Tumoren des Pankreas können sowohl vom exokrinen als auch vom endokrinen Anteil des Organs ausgehen. Unter den Tumoren des exokrinen Gewebes spielt das Pankreaskarzinom die wichtigste Rolle. Die vom endokrinen Gewebe ausgehenden Tumoren sind meist gutartig. Sie rufen charakteristische Symptome hervor, die durch die vermehrte Sekretion der Hormone bedingt sind.

Vom exokrinen oder endokrinen Anteil ausgehend.

Pankreaskarzinom

Das Pankreaskarzinom ist in der Regel ein Adenokarzinom, das vom Epithel der Pankreasgänge ausgeht und meist im Pankreaskopf lokalisiert ist.

Ausgehend vom Epithel der Pankreasgänge.

Ursachen

Die Ursachen des Pankreaskarzinoms sind weitgehend unbekannt. Bestimmte Risikofaktoren lassen sich jedoch angeben: So erhöhen eine chronische Pankreatitis sowie Rauchen und übermäßiger Koffeingenuss das Risiko.

- Symptome erst im fortgeschrittenen Stadium
- Metastasen in Leber und angrenzendem Gewebe.

Symptome
Das Pankreaskarzinom zeigt meist erst im fortgeschrittenen Stadium Symptome:
- Gewichtsverlust
- Appetitlosigkeit, Übelkeit
- Oberbauchschmerzen
- Ikterus durch die Einengung des Ductus choledochus
- Selten Thrombosen oder Diabetes mellitus.

Das Pankreaskarzinom metastasiert vor allem in die regionären Lymphknoten, die Leber und wächst in die umgebenden Strukturen wie Duodenum, Blutgefäße oder Gallengänge ein.

Diagnostik

- Sonographie, MRT
- ERCP, CT
- Tumormaker CA 19–9.

❺ Ein Pankreaskarzinom wird mit Sonographie bzw. Endosonographie oder MRT diagnostiziert. Bei der Endosonographie wird eine Ultraschallsonde in den Magen vorgeschoben. Weitere Untersuchungstechniken sind ERCP (☞ 6.3.1) und CT. Zur Verlaufskontrolle dient der Tumormarker CA 19–9.

Therapie

- Operation
- Chemotherapie.

Eine operative Entfernung des Tumors ist zum Zeitpunkt der Diagnose nur noch bei einem Viertel der Patienten möglich. Alternativ sowie postoperativ kommen verschiedene Chemotherapien zur Anwendung. Die Prognose des Pankreaskarzinoms ist schlecht.

Hormonbildende Pankreastumoren

Symptomatik je nach Hormonproduktion.

Hormonell aktive Pankreastumoren treten selten auf. Abhängig von der jeweiligen Hormonproduktion zeigen sie eine sehr unterschiedliche Symptomatik.

Insulinom

- Ausgehend von B-Zellen der Langerhans-Inseln, meist Insulinproduktion
- Symptome durch Insulinüberschuss
- Nachweis durch Fastentest, Hungerversuch
- OP, sonst medikamentöse Behandlung.

❻ Das Insulinom geht von den B-Zellen der LANGERHANS-Inseln des Pankreas aus. Es ist in der Regel gutartig und produziert in 50 % der Fälle ausschließlich Insulin, ansonsten auch andere gastrointestinale Hormone.
Die Symptome sind durch den Insulinüberschuss bestimmt: Hypoglykämie (Blutzuckerabfall ☞ 8.5.1) mit Heißhunger, Schwitzen, Tachykardie, Tremor, Bewusstseinsstörungen.
Nachgewiesen wird das Insulinom im Fastentest mit engmaschigen Kontrollen von Blutzucker, Insulin und C-Peptid. Im Hungerversuch zeigt sich trotz abfallenden Glukosespiegels im Blut ein gleich bleibender oder steigender Insulinspiegel.
Ein Insulinom wird operativ entfernt. Falls dies nicht möglich ist, kann die Insulinsekretion durch Diazoxid oder Octreotid gehemmt werden. Die B-Zellen der LANGERHANS-Inseln können medikamentös z. B. mit Streptozotocin und 5-Fluorouracil zerstört werden.

Gastrinom, ZOLLINGER-ELLISON-Syndrom

❻ Das Gastrinom ist häufig ein maligner Tumor, der meist im Pankreas lokalisiert ist und im Überschuss Gastrin und z.T. auch andere gastrointestinale Hormone produziert. Bei über 50% der Betroffenen bestehen mehrere Tumorherde, zum Teil auch außerhalb des Pankreas.

Gastrin stimuliert die Magensäureproduktion. Daher ist das Gastrinom gekennzeichnet durch wiederholte Magen- und Duodenalulzera mit entsprechenden Symptomen (☞ 5.3.2). Bei etwa der Hälfte der Patienten tritt eine Diarrhoe auf. Der Gastrinspiegel im Blut ist erhöht. Die Magensaftanalyse zeigt eine gesteigerte Magensäureproduktion. Diese wird sofort nach der Diagnosestellung medikamentös durch Protonenpumpenblocker gebremst, z.B. mit Omeprazol (Antra®). Gastrinome sind auf Grund ihrer geringen Größe und ihres verstreuten Auftretens schwierig zu operieren. Bei inoperablen Befunden kommt eine Chemotherapie mit Streptozotocin und 5-Fluorouracil in Frage.

- Maligner Tumor, meist mit Gastrinproduktion
- Symptome durch Überstimulation der Magensäureproduktion → Magen- und Duodenalulzera
- Oft Begleitdiarrhoen
- Diagnose durch Magensaftanalyse
- OP, zusätzlich Protonenpumpenblocker
- Chemotherapie.

? Übungsfragen

❶ Wie kommt eine akute Pankreatitis zu Stande?

❷ Nennen Sie Komplikationen einer akuten Pankreatitis!

❸ Wodurch wird eine chronische Pankreatitis in Abgrenzung zur akuten Pankreatitis verursacht?

❹ Wie wird eine chronische Pankreatitis therapiert?

❺ Wie wird ein Pankreaskarzinom diagnostiziert?

❻ Welche hormonbildenden Tumoren des Pankreas kennen Sie, und welche Hormone werden von ihnen produziert?

7 Niere und Harnwege

7.1 Leitsymptome

Zu den Leitsymptomen von Nieren- und Harnwegserkrankungen zählen Störungen von Diurese und Miktion, pathologische Urinbefunde, Schmerzen sowie Ödeme (☞ 1.1.2).

7.1.1 Störungen von Diurese und Miktion

❶ Viele Nierenerkrankungen, aber auch andere Krankheiten, äußern sich durch eine gestörte **Diurese** (Harnausscheidung) oder **Miktion** (Blasenentleerung). Folgende Störungen können auftreten:
- **Polyurie:** Harnproduktion ≥ 2 000 ml/Tag, z. B. bei Diabetes mellitus, chronischer Niereninsuffizienz, Diabetes insipidus (☞ 8.1.3)
- **Olig-/Anurie:** Harnproduktion ≤ 500 ml/Tag bzw. ≤ 200 ml/Tag, z. B. bei Exsikkose, Volumenmangel, akutem Nierenversagen, Glomerulonephritis (☞ 7.2.1)
- **Harnverhalt:** fehlender Urinabgang trotz gefüllter Harnblase, z. B. bei Prostatavergrößerung
- **Harninkontinenz:** unwillkürlicher Abgang von Urin, z. B. bei Rückenmarkschädigungen, Beckenbodenschwäche
- **Pollakisurie:** häufiger Harndrang mit Entleerung kleiner Mengen, z. B. bei Harnwegsinfekt
- **Dysurie:** erschwerte Harnausscheidung, z. B. bei Prostatavergrößerung
- **Algurie:** schmerzhafte Harnausscheidung, z. B. bei Harnwegsinfekt, Tumor in Blase oder Harnröhre
- **Nykturie:** nächtliches Wasserlassen, z. B. bei Herzinsuffizienz (☞ 1.4.1).

7.1.2 Pathologische Urinbefunde

❷ Der Urin lässt sich über einen *Urinschnelltest* (Teststreifen, der in den Urin getaucht wird), über das *Urinsediment* (Urin wird dazu zentrifugiert) oder über die *Urinkultur* (Nachweis von Bakterien) untersuchen. Ursache pathologischer Urinbefunde sind häufig Erkrankungen des Urogenitalsystems; sie können aber auch Folge anderer Organ- oder Stoffwechselerkrankungen sein:

Urindiagnostik über:
- Urinschnelltest
- Urinsediment
- Urinkultur.

- **Hämaturie:** Ausscheidung von ≥ 4 Erythrozyten/ml Urin, z. B. bei Harnsteinen, Tumoren der Niere und der Harnwege. Es wird dabei die mit bloßem Auge sichtbare *Makrohämaturie* von der nur mikroskopisch erkennbaren *Mikrohämaturie* unterschieden
- **Leukozyturie:** Ausscheidung von ≥ 5 Leukozyten/ml Urin, z. B. bei Harnwegsinfekt
- **Proteinurie:** Ausscheidung von ≥ 150 mg Eiweiß/Tag, z. B. bei Glomerulonephritis, Diabetes mellitus (☞ 8.5.3)
- **Glukosurie:** Ausscheidung von Glukose. Dazu kommt es ab einer Glukosekonzentration von 160–180 mg/dl im Blut (Nierenschwelle), z. B. bei Diabetes mellitus
- **Bakteriurie:** Ausscheidung von ≥ 10^5 Keimen/ml Mittelstrahlurin, z. B. bei Harnwegsinfekt
- **Zylinder:** entstehen stets *in* den Nierentubuli und sind daher beweisend für die *renale* Herkunft ihrer Bestandteile. Hyaline Zylinder bestehen aus einem Mukoprotein; Erythrozytenzylinder, Leukozytenzylinder, Epithelzylinder und verschiedene Pigmentzylinder aus Mukoprotein kombiniert mit Zellelementen bzw. Pigmenten. Erythrozytenzylinder geben einen Hinweis auf eine Glomerulonephritis, Leukozytenzylinder auf eine Pyelonephritis (☞ 7.3).

Urinbefunde:
- Hämaturie
- Leukozyturie
- Proteinurie
- Glukosurie
- Bakteriurie
- Zylinder.

7.1.3 Schmerzen im Nierenlager

Verschiedene Schmerzformen lassen sich unterscheiden:
- ❸ **Klopfschmerz:** ein- oder beidseitig, oft bei Pyelonephritis
- **Dumpfer Dauerschmerz:** am häufigsten bei akuter Glomerulonephritis und bei Harnstau, z. B. infolge einer Prostatavergrößerung
- **Nierenkolik:** heftige Schmerzattacke, oft mit Brechreiz, Ileus und Ausstrahlung in Rücken oder Hoden bzw. Schamlippen; tritt auf bei Verlegung der Harnwege, meist durch Harnsteine, seltener durch Blutkoagel oder Gewebe.

Schmerzen im Nierenlager müssen differenzialdiagnostisch von einer Lumbago (»Hexenschuss«) abgegrenzt werden.

Verschiedene Schmerzformen bei Nierenbeteiligung.

? Übungsfragen

❶ Nennen Sie verschiedene Störungen der Harnproduktion und Harnausscheidung!

❷ Nennen und erklären Sie verschiedene pathologische Urinbefunde!

❸ Für welche Erkrankung spricht ein Klopfschmerz?

7.2 Erkrankungen der Niere

7.2.1 Glomerulonephritis

- Entzündung der Glomeruli mit Schädigung der Kapillarwände
- Nicht durch Bakterien verursacht.

3 Verlaufsformen:
- Akute postinfektiöse GN
- Rapid-progressive GN
- Chronische GN.

❶ Die Glomerulonephritis ist eine Entzündung der Glomeruli (Nierenkörperchen), die nicht durch Bakterien hervorgerufen wird. Dabei werden die Kapillarwände der Glomeruli geschädigt und die Filtration des Primärharns gestört. Es gibt verschiedene Formen der Glomerulonephritis, deren Einteilung jedoch kompliziert und verwirrend ist. Im klinischen Alltag werden unterschieden:

Die **akute postinfektiöse Glomerulonephritis** tritt ein bis zwei Wochen nach einem Streptokokkeninfekt (☞ 11.3.1) z. B. des Rachens, der Mandeln oder der Haut auf. Antigen-Antikörper-Komplexe, die sich während dieser Infektion gebildet haben, lagern sich an den glomerulären Kapillarwänden ab und verursachen hier eine akute Entzündung. Meist heilt sie nach einigen Wochen aus.

Die **rapid-progressive Glomerulonephritis** findet sich bei Systemerkrankungen wie dem Lupus erythematodes (☞ 10.4.1), tritt jedoch auch nach einer Infektion oder ohne erkennbare Ursache auf. Im Gegensatz zur akuten Glomerulonephritis verläuft sie rasch progredient und kann innerhalb von Wochen bis Monaten zum Nierenversagen führen.

Die **chronischen Glomerulonephritiden** verlaufen schleichend. Ihre Ursache ist meist nicht bekannt, in der Anamnese findet sich nur selten eine akute Glomerulonephritis. Die Prognose ist je nach der Entzündungsform sehr unterschiedlich.

Symptome

- Schmerzen
- Proteinurie, Hämaturie
- Hypertonie
- Ödeme im Gesicht
- Ggf. Symptome einer Niereninsuffizienz.

- Bei der akuten Glomerulonephritis Krankheitsbeginn mit Kopfschmerzen, Fieber, Schmerzen in der Lendenregion
- Proteinurie, Hämaturie durch die erhöhte Durchlässigkeit der glomerulären Kapillarwände, evtl. Zylinder
- Hypertonie (☞ 2.4.1)
- Ödeme, typischerweise im Gesicht, vor allem der Lider (auf Grund der Proteinverluste)
- Bei der chronischen Glomerulonephritis oft Symptome einer fortschreitenden Niereninsuffizienz (☞ 7.2.3).

Nephrotisches Syndrom

Symptomenkomplex:
- Proteinurie
- Hypoproteinämie
- Ödeme
- Hyperlipoproteinämie.

❷ Das nephrotische Syndrom ist ein charakteristischer Symptomenkomplex aus starker Proteinurie, Hypoproteinämie, Ödemen und Hyperlipoproteinämie (Blutfettwerte ↑). Ursache können verschiedene Erkrankungen sein, bei denen jeweils die glomeruläre Kapillarwand geschädigt ist, z. B. eine Glomerulonephritis, Folgen eines Diabetes mellitus (☞ 8.5.3), Kollagenosen (☞ 10.4) oder andere Systemerkrankungen. Im Kindesalter führt die sog. **Minimal-change-Nephropathie** (Minimalläsionen), deren Schädigungen der Kapillarwände nur elektronenmikroskopisch erkennbar sind, häufig zum nephrotischen Syndrom; sie hat eine recht gute Prognose.

Diagnostik
Im Urin finden sich vermehrt Erythrozyten, insbesondere Erythrozytenzylinder, und Proteine. Der Antistreptolysin-Titer (ASL) im Blut ist erhöht, wenn ein Streptokokkeninfekt Ursache ist. Steigen Kreatinin und Harnstoff im Blut rasch an, besteht Verdacht auf eine rapid-progressive Glomerulonephritis. In diesen Fällen muss eine Nierenbiopsie durchgeführt werden. Im Ultraschall sind die Nieren bei einer akuten Glomerulonephritis meist vergrößert, bei der chronischen Form dagegen verkleinert.

Therapie
Die **akute Glomerulonephritis** wird wie folgt behandelt:
- Bettruhe
- Salz- und eiweißarme Diät
- Therapie eines Streptokokkeninfektes mit Penizillin, anschließend evtl. Operation der Mandeln
- Kontrolle von Harnstoff und Kreatinin zweimal wöchentlich, um eine rapid-progressive Glomerulonephritis zu erkennen
- Ausschwemmung von Ödemen mit Schleifendiuretika (z.B. Lasix®), regelmäßige Gewichtskontrolle
- Nachuntersuchung der Patienten über mehrere Jahre, um den Übergang in eine chronische Form rechtzeitig zu erkennen

Die **rapid-progressive Glomerulonephritis** wird hochdosiert mit Kortikosteroiden und Immunsuppressiva wie Cyclophosphamid (z.B. Endoxan®) therapiert. Bei frühzeitiger Behandlung kommt es bei etwa 60% der Patienten zur Besserung.

Die **chronischen Glomerulonephritiden** werden je nach Erkrankungsform unterschiedlich behandelt, oft nur symptomatisch mit Diuretika und Blutdruckeinstellung.

Beim **nephrotischen Syndrom** werden die Ödeme vorsichtig mit Diuretika ausgeschwemmt. Weiterhin ist eine eiweißarme Kost angezeigt. Hypertonie und Hyperlipidämie müssen entsprechend eingestellt werden. Immunsuppressiva werden nur gegeben, solange die Nierenfunktion noch weitgehend erhalten ist. Die Minimal-change-Nephropathie spricht gut auf Kortikosteroide an.

Ursachen:
- Glomerulonephritis
- Diabetes mellitus
- Andere Systemerkrankungen.

- Urin: Erythrozytenzylinder, Protein
- Blut: ASL ↑, Kreatinin ↑, Harnstoff ↑
- Nierenbiopsie
- Sonographie.

- Bettruhe
- Diät
- Antibiotika
- Ausschwemmung der Ödeme
- Regelmäßige Laborkontrollen
- Weitere Therapie abhängig von der Form.

- Herzinsuffizienz
- Lungenödem
- Pleuraergüsse
- Niereninsuffizienz.

Komplikationen

Komplikationen einer Glomerulonephritis beruhen vor allem auf mangelnder Flüssigkeitsausscheidung, die zur akuten Herzinsuffizienz mit Lungenödem und Pleuraergüssen führen kann. Ebenso ist die Entwicklung eines Hirnödemes mit Kopfschmerzen und epileptischen Anfällen möglich.

Der Verlauf der Glomerulonephritiden ist sehr unterschiedlich. Im ungünstigsten Fall entwickelt sich eine Niereninsuffizienz mit Dialysepflicht (☞ 7.2.3).

7.2.2 Akutes Nierenversagen

- Abfall der GFR → Ausscheidungsfunktion ↓ → toxische Stoffwechselprodukte im Blut ↑
- Rückbildungsfähig.

Beim akuten Nierenversagen fällt die glomeruläre Filtrationsrate (GFR) der Nieren plötzlich massiv ab. Dadurch bricht die Ausscheidungsfunktion zusammen, sodass sich toxische Stoffwechselprodukte sowie Elektrolyte und Wasser im Körper sammeln. In der Regel ist das akute Nierenversagen *reversibel* (rückbildungsfähig).

Ursachen

3 Formen, abhängig von der Lokalisation der Schädigung:
- Prärenal
- Renal
- Postrenal.

❸ Die Ursachen eines akuten Nierenversagens sind sehr unterschiedlich; nach ihrer Lokalisation in Bezug auf die Nierenfunktion werden sie folgendermaßen eingeteilt:
- **Prärenales akutes Nierenversagen** (70–80%): Die Ursache liegt *vor* der Niere, z. B.
  - Bei Durchblutungsstörung der Niere, z. B. im Schock (☞ 2.4.3) oder bei Hypovolämie (z. B. durch Blutverlust bei Verletzung)
  - Durch bestimmte Medikamente (ACE-Hemmer, nichtsteroidale Antirheumatika, Aminoglykosid-Antibiotika, Zytostatika) und Röntgenkontrastmittel
  - Durch Hämolyse oder Myolyse
- **Renales akutes Nierenversagen:** Die Ursache liegt *in* der Niere, z. B.
  - Entzündlich bedingt, z. B. rapid-progressive Glomerulonephritis
  - Vaskulär bedingt, z. B. Verschluss einer Nierenarterie oder -vene
  - Verstopfung der Nierentubuli, z. B. beim Plasmozytom
- **Postrenales akutes Nierenversagen:** Die Ursache liegt *hinter* der Niere und besteht in einer Abflussbehinderung innerhalb der ableitenden Harnwege durch Harnsteine, Tumoren oder Prostatavergrößerung.

Symptome, Einteilung und Komplikationen

Leitsymptome des akuten Nierenversagens sind Olig- oder Anurie sowie ein Anstieg von Kreatinin und Harnstoff im Blut.

❹ Das akute Nierenversagen verläuft in vier Phasen:

1. **Phase der Schädigung**
   Die Niere wird geschädigt, z. B. durch einen Schock oder nierentoxische Medikamente
2. **Phase der Olig- und Anurie** (fehlt bei etwa 15 % der Patienten)
   – Die Patienten scheiden wenig bzw. keinen Harn mehr aus. Es besteht die Gefahr der Überwässerung mit Herzinsuffizienz (☞ 1.4), Lungenödem (»fluid lung« ☞ 1.4.1), Hirnödem, peripheren Ödemen, Hypertonie
   – Die K^+-Ausscheidung ist eingeschränkt → Hyperkaliämie mit der Gefahr bedrohlicher Herzrhythmusstörungen
   – Metabolische Azidose (☞ 7.4.2), Anstieg von Kreatinin und Harnstoff im Blut
   – Anämie, Thrombozytopenie, Abwehrschwäche mit Gefahr von Infektionen
   – Gefahr eines Stressulkus bzw. einer urämischen Gastroenteritis mit nachfolgender Blutung
3. **Phase der Polyurie**, in der die Niere sich allmählich erholt
   – Die Patienten scheiden täglich mehrere Liter Urin aus → Gefahr der Dehydratation, Hypokaliämie und Hyponatriämie (Abfall von K^+- bzw. Na^+-Spiegel im Blut)
   – Kreatinin und Harnstoff im Blut fallen wieder ab
4. **Phase der Regeneration**
   Die Nierenfunktionen normalisieren sich.

4 Phasen des Krankheitsverlaufes:
- Schädigung
- Olig-/Anurie
- Polyurie
- Regeneration.

Diagnostik
Die Diagnose eines akuten Nierenversagens wird anhand der klinischen Symptome gestellt. Im Blut sind Kreatinin, Harnstoff und Elektrolyte erhöht, in der Blutgasanalyse zeigt sich eine metabolische Azidose. Im Ultraschall sind die Nieren vergrößert. Entscheidend für die weitere Therapie ist, die Ursache des akuten Nierenversagens festzustellen. Daher werden bei entsprechendem Verdacht folgende Zusatzuntersuchungen durchgeführt:
- Röntgenaufnahmen bzw. CT des Abdomens, eventuell i.v.-Urogramm (Hindernis in den ableitenden Harnwegen?)
- Angiographie (Nierenarterienverschluss?)
- Nierenbiopsie (rapid-progressive Glomerulonephritis?)
- EKG, um Herzrhythmusstörungen, Röntgen-Thorax, um ein Lungenödem rechtzeitig zu erkennen.

- Kreatinin ↑, Harnstoff ↑, Elektrolyte ↑
- Metabolische Azidose
- Sonographie
- Zusatzuntersuchungen zur Ursachenklärung.

Therapie
Das akute Nierenversagen ist ein intensivpflichtiges Krankheitsbild, dessen Ursache beseitigt werden muss. Im Stadium der Olig- oder Anurie wird versucht, über die hochdosierte Gabe von Diuretika (z. B. Lasix®), die Flüssigkeitsausscheidung

- Bei Olig-/Anurie: hochdosiert Diuretika

- Bei Hyperkaliämie, Azidose: K⁺-Ionenaustauscher, Bikarbonat
- Dialyse.

wieder in Gang zu bringen. Dies ist Voraussetzung für die Gabe von Medikamenten und Kalorien. Flüssigkeitsbilanz, Elektrolyte und Blutdruck müssen dabei sorgfältig überwacht werden. Hyperkaliämie und Azidose werden durch K⁺-Ionenaustauscher bzw. Bikarbonat therapiert. Die Dosierung von Medikamenten ist an die verringerte Ausscheidung anzupassen. Versagen diese Therapiemaßnahmen, ist eine Nierenersatztherapie (☞ 7.2.3) indiziert.

Merke

> Indikationen zur Dialysebehandlung sind massiver Harnstoff- bzw. Kreatininanstieg, gefährliche Hyperkaliämie (>6 mmol/l), urämische Perikarditis, Lungenödem und Krämpfe oder Koma (als Zeichen eines Hirnödems) bedingt durch die Überwässerung des Körpers.

7.2.3 Chronische Niereninsuffizienz

- Nierengewebe geht langsam unter
- GFR ↓, Ausscheidungsfunktion gestört
- Nicht rückbildungsfähig.

Bei der chronischen Niereninsuffizienz geht das Nierengewebe, insbesondere die Nierenkörperchen, langsam fortschreitend unter. Die GFR und damit auch die Ausscheidungsfunktion der Niere verschlechtern sich zunehmend. Die chronische Niereninsuffizienz ist irreversibel (nicht rückbildungsfähig), sie kann lediglich in ihrem Verlauf gebremst werden.

Ursachen

❺ Eine chronische Niereninsuffizienz kann durch viele verschiedene Erkrankungen hervorgerufen werden. Bei 15% der Patienten bleibt die Ursache unklar.
- Diabetes mellitus ca. 35%
- Hypertonie ca. 25%
- Chronische Glomerulonephritis ca. 10%
- Chronische Pyelonephritis ca. 5%
- Systemerkrankungen wie Lupus erythematodes (☞ 10.4.1), Vaskulitiden (☞ 2.3) ca. 5%.
- Zystische Nierenerkrankungen ca. 3%
- Chronischer Schmerzmittelmissbrauch (z.B. Paracetamol, Phenazetin) ca. 1%.

4 Stadien abhängig von Laborparametern und Symptomen.

Einteilung

Abhängig von den Laborparametern und den klinischen Symptomen wird die chronische Niereninsuffizienz in vier Stadien eingeteilt:
1. **Kompensiertes Dauerstadium:** Kreatinin-Clearance (Plasmamenge, die in einer bestimmten Zeit von Kreatinin gereinigt wird) eingeschränkt; Kreatinin im Serum normal, keine klinischen Symptome

2. **Kompensierte Retention:** Kreatinin im Serum erhöht, keine klinischen Symptome
3. **Dekompensierte Retention:** klinische Symptome durch fortgeschrittenen Funktionsverlust der Nieren
4. **Terminale Niereninsuffizienz** *(Urämie):* Nierenversagen, Behandlung durch Dialyse oder Nierentransplantation erforderlich.

Symptome

❻ Da der Funktionsverlust langsam fortschreitet, zeigen sich auch die Symptome der chronischen Niereninsuffizienz nur schleichend und anfangs häufig unbemerkt. Sie betreffen eine Vielzahl von Organen:

- Gastrointestinaltrakt: Mundgeruch, Appetitlosigkeit, Übelkeit, Erbrechen, urämische Gastroenteritis
- Blut: renale Anämie (☞ 3.2.1), erhöhte Blutungsneigung
- Herz/Kreislauf: Hypertonie (☞ 2.4.1), Herzinsuffizienz, Perikarditis (☞ 1.6.3)
- Skelett: Osteopathie mit diffusen Knochenschmerzen, Spontanfrakturen. Ursache ist die abnehmende Synthese von aktivem Vitamin D in den Nieren, dadurch sekundärer Hyperparathyreoidismus (☞ 8.3.1) mit Mobilisation von Kalzium aus den Knochen
- ZNS: Kopfschmerzen, Konzentrationsschwäche, Krampfneigung, Polyneuropathie
- Lunge: Lungenödem, Pleuritis
- Störungen des Wasser-, Elektrolyt- und Säure-Basen-Haushalts: Hyperkaliämie, Hyponatriämie, metabolische Azidose
- Haut: Juckreiz, blass-gelbliche Hautfarbe
- Infektanfälligkeit.

Wegen langsamer Progredienz häufig unauffällige Symptomatik.

Merke

> Frühe Symptome einer chronischen Niereninsuffizienz sind Hypertonie und Anämie. Gefährdet sind die Patienten hauptsächlich durch Hyperkaliämie, Azidose, Lungenödem, Perikarditis und Infektionen.

Diagnostik

Die Diagnose wird anhand der klinischen Symptomatik, der Blutwerte (Kreatinin ↑, Harnstoff ↑, Elektrolytverschiebungen) und der Urinwerte (Kreatinin-Clearance ↓) gestellt. Im Ultraschall zeigen sich meist verkleinerte Nieren.

- Blut: Kreatinin ↑, Harnstoff ↑
- Urin: Kreatinin-Clearance ↓
- Sonographie.

Therapie

Wichtig ist die Therapie der Grunderkrankung, um das Fortschreiten der Niereninsuffizienz zu verlangsamen.
- Eiweißaufnahme beschränken durch proteinarme Diät

- Therapie der Grunderkrankung
- Proteinarme Diät

- Flüssigkeitszufuhr ↑, Diuretika
- Kontrolle von Wasser-, Elektrolyt- und Säure-Basen-Haushalt
- Bei Hypertonie: ACE-Hemmer
- Bei renaler Anämie: Erythropoetin
- Dialyse, Transplantation.

- Reichlich Flüssigkeit, damit der Harnstoff ausgeschieden werden kann; Therapie mit Diuretika
- Ausgleich des Wasser-, Elektrolyt- und Säure-Basen-Haushalts
- Kalzium und Phosphat im Blut müssen im Normbereich gehalten werden, um einen sekundären Hyperparathyreoidismus zu verhindern: Phosphatarme Ernährung, Gabe von kalziumhaltigen Phosphatbindern
- Einstellung der Hypertonie, z. B. mit ACE-Hemmern
- Gabe von Erythropoetin, um die renale Anämie zu verbessern.

Mit diesen Therapiemaßnahmen kann die Niere häufig über längere Zeit im Stadium der kompensierten Retention gehalten werden. Um die weitere Therapie (Dialyse, Transplantation) vorzubereiten, sollte frühzeitig Kontakt zu einem nephrologischen Zentrum aufgenommen werden.

Spezielle Therapieverfahren bei chronischer Niereninsuffizienz

Die Nierenersatztherapie wird angewandt, sobald die eingeschränkte oder ausgefallene Nierenfunktion trotz medikamentöser Therapie nicht mehr zu kompensieren ist. Eine Dialyse ist bei Patienten im terminalen Stadium der chronischen Niereninsuffizienz und im Stadium der Olig- und Anurie eines akuten Nierenversagens notwendig. Weitere Indikationen sind Vergiftungen, Hyperkaliämie und Hyperhydratation.

Bei den Nierenersatzverfahren werden die nicht ausgeschiedenen harnpflichtigen Substanzen, z. B. Harnstoff, Kreatinin, und überschüssige Flüssigkeit aus dem Blut entfernt.

Zu den Nierenersatzverfahren zählen die **Hämodialyse, Hämofiltration** und die **Peritonealdialyse**. Bei den ersten beiden Verfahren wird das Blut außerhalb des Körpers *(extrakorporal)* gereinigt, während bei der Peritonealdialyse *intrakorporal* das Peritoneum als semipermeable (teildurchlässige) Membran genutzt wird.

Unter bestimmten Voraussetzungen (Allgemeinzustand, Grunderkrankungen, Alter, immunologisch passende Spenderniere) ist eine **Nierentransplantation** möglich. Sie ist eine Alternative zur lebenslangen Dialyse und bietet dem Patienten eine bessere Lebensqualität. Die Patienten unterliegen aber einer langjährigen, engmaschigen ärztlichen Kontrolle. Zudem muss die Immunabwehr prä- und postoperativ mittels Immunsuppressiva wie Cyclosporin A, Azathioprin und Kortikosteroiden unterdrückt werden.

Indikation der Nierenersatztherapie:
- Terminales Stadium der Niereninsuffizienz
- Olig-/Anurie bei akutem Nierenversagen, Vergiftungen, Hyperkaliämie, Hyperhydratation.

Hämodialyse

❼ Die Hämodialyse beruht auf dem Prinzip der Diffusion: Auf Grund eines Konzentrationsgefälles wandern die harnpflichtigen Substanzen des Blutes wie Harnstoff, Kreatinin und Wasser über eine semipermeable Membran im Dialysator zum Ort mit einer niedrigeren Konzentration, der Dialysatflüssigkeit. Dazu wird das heparinisierte Blut des Patienten (heparinisiert zum Schutz vor Gerinnselbildung) kontinuierlich über das Dialysegerät durch eine Kapillare mit der semipermeablen Membran geleitet. In umgekehrter Richtung (Gegenstromprinzip) strömt auf der anderen Seite der Membran das Dialysat, eine dem Patienten angepasste Elektrolytlösung, vorbei und nimmt die diffundierten Stoffwechselprodukte auf. Diese »Blutentgiftung« wird als **Clearance** bezeichnet. Das so gereinigte Blut wird dem Körper anschließend wieder zugeführt. Für dieses Verfahren wird ein **arteriovenöser Shunt** (Kurzschluss zwischen einer Arterie und einer Vene) benötigt. Häufig wird operativ ein subkutaner BRESCIA-CIMINO-Shunt zwischen der A. radialis und oberflächlichen Armvenen (z.B. der V. cephalica) angelegt.

- Prinzip der Diffusion
- Probleme durch raschen Flüssigkeitsentzug.

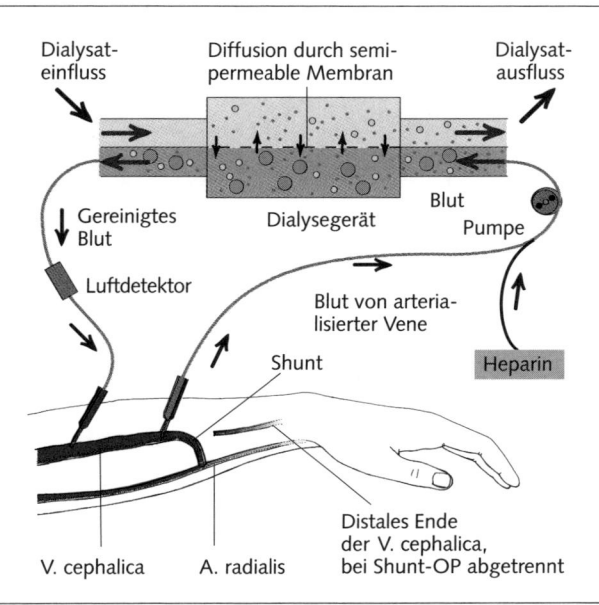

Abb. 7.1
Prinzip der Hämodialyse. [A400]

Bei der **Ultrafiltration** (Wasserentzug) wird dem Kreislauf zusätzlich Flüssigkeit durch ein hydrostatisches Druckgefälle entzogen. Dabei wird im Dialysator mehr Dialysat abgezogen als zugeleitet. Dadurch wird die Clearance zusätzlich erhöht. Abhängig von der noch verbliebenen Restfunktion der Nieren dauert eine Sitzung 4–8 Stunden. Die Dialyse muss meist dreimal wöchentlich durchgeführt werden.

- Prinzip des hydrostatischen Drucks
- Ultrafiltration der Glomeruli wird nachgeahmt. Das Ultrafiltrat wird verworfen und durch Elektrolytlösung ersetzt.

Abb. 7.2 Prinzip der Hämofiltration. [A400, L215]

Hämofiltration

❼ Bei diesem einfacheren Verfahren wird mit Hilfe des hydrostatischen Drucks aus dem Blut ein Ultrafiltrat durch eine grobporige, druckstabile Membran abgepresst (Druck- oder Ultrafiltrationsverfahren). Hierbei wird die Ultrafiltration in den Glomeruli der Nieren nachgeahmt. Das Ultrafiltrat wird verworfen und die entzogene Flüssigkeit durch eine Elektrolytlösung ersetzt, während das gereinigte Blut dem Patienten wieder zugeführt wird. Die Komplikationen entsprechen denen der Hämodialyse.

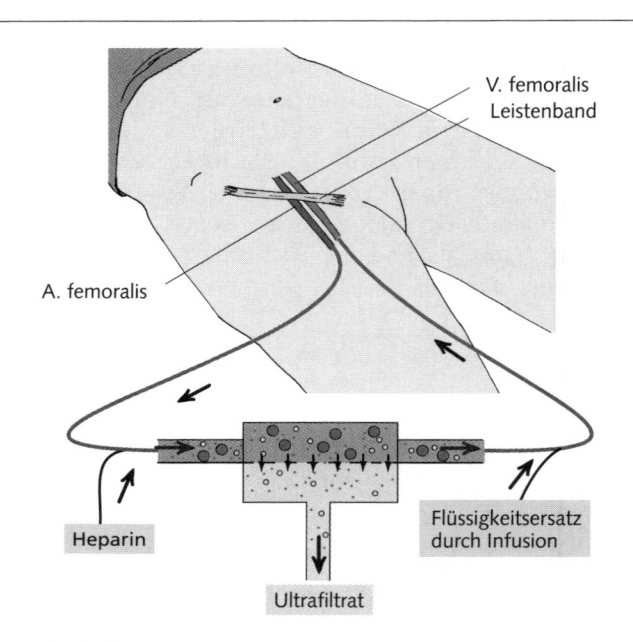

- Prinzip der Diffusion
- Peritoneum dient als semipermeable Membran
- Dialysatflüssigkeit wird in die Bauchhöhle eingebracht und mit den abfiltrierten Stoffen wieder abgelassen
- Gefahr der Peritonitis wegen Dauerkatheter im Peritoneum.

Kontinuierlich ambulante Peritonealdialyse (CAPD)

❼ Bei diesem intrakorporalen Blutreinigungsverfahren dient das Peritoneum des Patienten mit einer Austauschfläche von mehr als 1 m² als semipermeable Membran. Über einen Peritonealkatheter, z. B. TENCKHOFF-Katheter, werden ca. 2 l Dialysatflüssigkeit in die Bauchhöhle eingebracht. Sie reichern sich mit den Stoffwechselprodukten des Organismus an und werden nach 5–8 Stunden in einen Beutel abgelassen.

Dieses Verfahren kann vom Patienten zu Hause durchgeführt werden; dabei verbleibt eine Dialysatflüssigkeit von jeweils 2 l den ganzen Tag über in der Bauchhöhle und wird 3–5-mal gewechselt.

Hauptkomplikation der Peritonealdialyse ist die Peritonitis, die über den Dauerkatheter im Peritoneum entstehen kann.

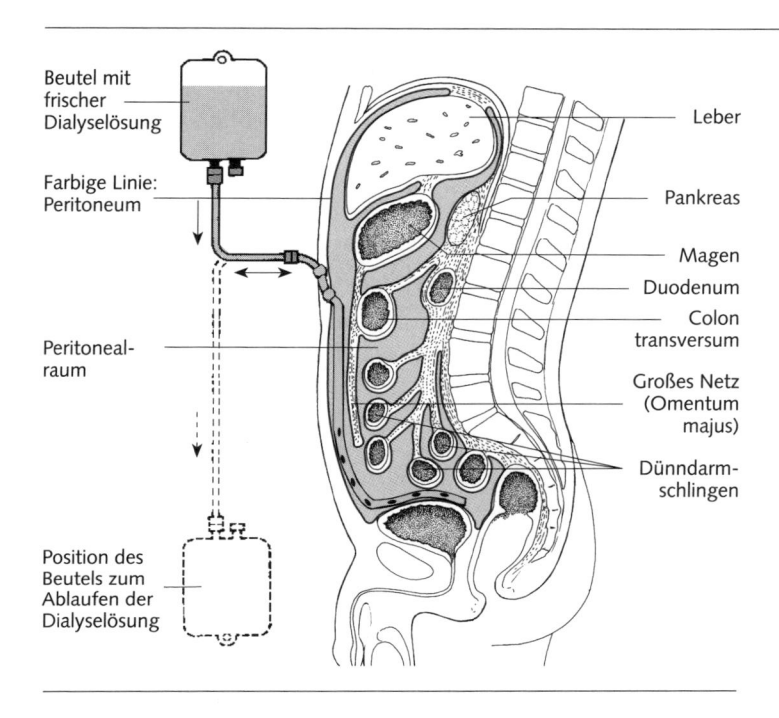

Abb. 7.3
Prinzip der kontinuierlich ambulanten Peritonealdialyse. [A400]

Komplikationen

Die Dialyse bringt eine Reihe von Problemen mit sich: Durch den raschen Entzug von Flüssigkeit und osmotisch wirksamen Substanzen während der Dialyse kann es zu Kreislaufproblemen und zu Flüssigkeitsverschiebungen innerhalb des Körpers kommen. Ebenfalls kann ein vorübergehendes Hirnödem auftreten, dass sich durch Kopfschmerzen, Schwindel, Bewusstseinsstörungen und zerebrale Krampfanfälle bemerkbar macht *(Dysequilibrium-Syndrom)*. Nehmen die Patienten zwischen den einzelnen Sitzungen zu viel Wasser oder Kalium auf, entwickelt sich eine Überwässerung mit Hypertonie bzw. eine Hyperkaliämie mit Herzrhythmusstörungen. Den Shunt selbst betreffen Komplikationen wie Entzündungen, Verschluss durch Thrombose und Blutungen.

Nierentransplantation

Einzige Alternative zur lebenslangen Dialyse ist eine Nierentransplantation. Zentral (im Eurotransplant-Zentrum in Leiden/Holland) werden dabei die Spendernieren an einen geeigneten Empfänger unter Berücksichtigung bestmöglicher Gewebeverträglichkeit vermittelt.

Auf Grund möglicher Abstoßungsreaktionen auch noch nach Jahren müssen die Patienten langfristig Immunsuppressiva wie Cyclosporin A (Sandimmun®) und anfangs zusätzlich Kortikosteroide einnehmen. Unter dieser Therapie funktionieren

- Voraussetzung: Bestmögliche Gewebeverträglichkeit von Spender und Empfänger
- Therapie mit Immunsuppressiva, um Abstoßungsreaktion zu verhindern.

nach 10 Jahren noch etwa 50 % der Spendernieren. Die Transplantation entlastet den Patienten jedoch von der Abhängigkeit der regelmäßigen Dialyse und den erheblichen Einschränkungen in der Nahrungsaufnahme.

7.2.4 Harnsteine

Konkremente im Hohlsystem der Niere, in den ableitenden Harnwegen oder der Harnblase.

- Steinbildende Substanzen im Urin ↑
- Urin-pH ≤ 5,5 oder ≥ 7,0
- Harnwegsinfekte
- Harnstau
- Dursten.

Harnsteine *(Urolithiasis)* sind Konkremente, die sich im Hohlsystem der Niere, in den ableitenden Harnwegen oder in der Harnblase bilden. Etwa 5 % der deutschen Bevölkerung sind davon betroffen.

Ursachen

❽ Harnsteine entstehen, wenn der Harn zu viele steinbildende Substanzen enthält. Zu diesen Substanzen gehören Kalzium, Oxalat, Phosphat, Harnsäure und Zystin. Es bilden sich kleine Kristalle im Hohlsystem der Nieren oder in den ableitenden Harnwegen, die sich langsam vergrößern. Negativ wirken sich auch ein Urin-pH ≤ 5,5 oder ≥ 7,0, Harnwegsinfekte, Harnstau und verminderte Flüssigkeitszufuhr aus. Gehemmt wird die Steinbildung z. B. durch Zitrat. Nach der Zusammensetzung der Harnsteine unterscheidet man:

- Kalziumoxalat- bzw. Kalziumphosphatsteine: ca. 80 %
- Harnsäuresteine bei Hyperurikämie (☞ 9.3): ca. 5–15 %
- Struvitsteine (Magnesium-Ammonium-Phosphat): ca. 5–10 %
- Zystinsteine: 1–2 %.

Symptome

Kleine Harnsteine sind häufig asymptomatisch und gehen unbemerkt mit dem Harn ab.

Harnleiterkolik mit massiven Schmerzen, Brechreiz, Stuhl- und Windverhalt, Hämaturie.

❾ Größere Harnsteine verursachen oft eine **Harnleiterkolik,** wenn sich ein Stein im Harnleiter einklemmt. Die Patienten haben massive Schmerzen, die je nach Lokalisation des Steines in den Rücken, Unterbauch oder bis in die Hoden bzw. Schamlippen ausstrahlen. Begleitend treten Brechreiz sowie Stuhl- und Windverhalt auf. Häufig findet sich eine Hämaturie.

Diagnostik

- Urindiagnostik
    - Urin-Schnelltest: Erythrozyten, pH-Wert, Leukozyten, Bakterien, Protein
    - Sammelurin: Kalzium, Oxalat, Phosphat, Harnsäure und Zystin
    - Ist ein Stein nachweisbar bzw. gefunden, muss seine Zusammensetzung analysiert werden, um eine gezielte Prophylaxe einleiten zu können

7.2 Erkrankungen der Niere

- Im Ultraschall sind Steine ab einem Durchmesser von etwa 0,5 cm als Schatten und evtl. ein Harnstau mit Erweiterung von Harnleiter und Nierenbecken sichtbar
- Kalziumhaltige Harnsteine sind im Röntgenbild nachweisbar
- Kalziumfreie Harnsteine stellen sich im **i.v.-Urogramm** als Kontrastmittelaussparungen dar. Dafür wird dem Patienten intravenös Kontrastmittel gespritzt, das über die Nieren ausgeschieden wird. In etwa fünfminütigen Zeitabständen werden Röntgenbilder von Nieren und ableitenden Harnwegen angefertigt und so Veränderungen dargestellt. Bei einer Kontrastmittelaussparung ist eine weitere Abklärung unbedingt notwendig, um einen Tumor sicher auszuschließen.

Therapie

Konservative Therapie
Eine Harnleiterkolik wird mit Analgetika (z. B. Aspisol®) und Spasmolytika (z. B. Buscopan®) behandelt. Bei 75 % aller Patienten geht der Stein ab, wenn sie reichlich trinken und sich viel bewegen (z. B. Treppen steigen). Günstig wirkt sich auch die Anwendung lokaler Wärme aus.
Harnsäuresteine können medikamentös durch Harnalkalisierung (z. B. mit Uralyt-U®) und Allopurinol aufgelöst werden. Bei Verdacht auf eine Harnwegsinfektion müssen – nach Abnahme einer Blutkultur – wegen der Urosepsisgefahr sofort Antibiotika gegeben werden.

- Analgetika, Spasmolytika
- Steinabgang durch Trinken, Bewegung, Wärmeapplikation
- Antibiotika bei HWI.

Invasive Therapie
Versagen die konservativen Methoden oder wenn Harnwegsinfekte, Harnstau mit der Gefahr einer Nierenschädigung oder unbeherrschbare Schmerzen vorliegen, können Steine über folgende Verfahren entfernt werden:
- **Extrakorporale Stoßwellenlithotripsie** (ESWL): Nierenbeckensteine und hochgelegene Steine werden mittels Ultraschall genau lokalisiert, durch Stoßwellen zerstört und dann ausgeschieden. Die Erfolgsrate dieses Verfahrens ist ≥ 90 %
- **Perkutane Nephrolithotomie:** Das Nierenbecken wird durch die äußere Haut endoskopiert und ein Nierenbeckenstein mittels spezieller Instrumente entfernt
- **Ureterorenoskopie:** Steine im unteren Teil des Ureters werden über ein Zystoskop mit speziellen Zangen oder Schlingen (Zeiss-Schlinge, Dormia-Körbchen) entfernt.

Sind diese Verfahren erfolglos, müssen die Steine operativ entfernt werden.

Bei Versagen der konservativen Methoden:
- ESWL
- Perkutane Nephrolithotomie
- Entfernung des Steins mit Schlinge.

7 Niere und Harnwege

Verlegung der Harnwege:
- Kolik
- Urosepsis.

Komplikationen
Die akuten Komplikationen eines Nierensteins bestehen in der Verlegung der Harnwege mit Koliken und nachfolgendem Harnwegsinfekt, der im Extremfall zu einer Urosepsis führt. Die folgenschwerste Komplikation ist die Entwicklung einer chronischen Niereninsuffizienz bei andauernder Einengung bzw. schwelendem Harnwegsinfekt.

Steinprophylaxe

Ohne Prophylaxe hohe Gefahr erneuter Steinbildung.

❽ Werden Faktoren der Steinbildung nicht vermieden, treten bei etwa 60 % der Patienten erneut Harnsteine auf. Maßnahmen einer konsequenten Harnsteinprophylaxe sind:
- Mindestens 2 l täglich trinken
- Wenig Fleisch essen
- Harnwegsinfekte konsequent therapieren
- Abhängig von der Zusammensetzung des Steines Diät einhalten:
  - Oxalatsteine: Oxalatarme Kost bedeutet, weitgehend auf oxalsäurereiche Nahrungsmittel wie Spinat, Rhabarber, Zitrusfrüchte, schwarzen Tee, Schokolade und Nüsse zu verzichten
  - Uratsteine: Purinarme Diät, reichlich Flüssigkeit.

7.2.5 Nierenzellkarzinom

Insgesamt selten.

Der häufigste Nierentumor ist das Nierenzellkarzinom *(Hypernephrom)*, das sich vom Epithel aus entwickelt. Insgesamt kommt es selten vor.

Ursachen

Risikofaktoren:
- Nikotinabusus
- Trichlorethen, Cadmium
- Vernarbende Prozesse der Nieren.

Die Ursachen von Nierenzellkarzinomen sind nicht bekannt. Als Risikofaktoren gelten Nikotinabusus und die Belastung durch andere krebserregende Substanzen wie Trichlorethen oder Cadmium sowie erworbene Zysten in der Niere.

Symptome

Symptome meist erst im fortgeschrittenen Stadium.

Mehr als 60 % aller Nierenzellkarzinome werden zufällig entdeckt, da der Tumor erst relativ spät Symptome verursacht:
- Hämaturie, meist schmerzlos
- Flankenschmerzen, Fieber
- Gelegentlich *paraneoplastische Symptome* (☞ 4.7), wenn der Tumor Hormone produziert: Renin → Hypertonie, Erythropoetin → Polyglobulie (☞ 3.2.2).

Diagnostik

- Sonographie
- Angio-CT
- I.v.-Urogramm, Renovasographie

Die Ausbreitung des Tumors wird über Sonographie, Angio-CT und evtl. i.v.-Urogramm beurteilt. Da sich die Durchblutung eines Tumors von der des normalen Nierengewebes unterscheidet, hat auch die *Renovasographie* (Gefäßdarstellung) einen hohen Aussagewert. Die BSG ist erhöht, evtl. besteht eine Tumoranämie (☞ 3.2.1). Zur Metastasensuche werden Röntgenaufnahmen, Skelettszintigraphie sowie Sonographie und CT von Leber und Gehirn eingesetzt.

- Blut: BSG ↑, Anämie
- Metastasensuche.

Therapie

❿ Tumor, Niere und Nebenniere werden entfernt; dabei werden auch der Harnleiter mit den umgebenden Blutgefäßen und die Lymphknoten um Aorta bzw. Vena cava reseziert. Die Prognose ist abhängig von der Ausdehnung des Tumors: Ist er auf die Niere beschränkt, beträgt die 5-Jahres-Überlebensrate 70–80 %; bei Fernmetastasen sinkt sie auf unter 5 %.

Radikale Operation.

Komplikationen

- Varikozele (krampfaderartige Venenerweiterung) im linken Hodensack, wenn der Tumor die linke Nierenvene, die das Blut aus den Hodenvenen aufnimmt, infiltriert und den Blutabfluss behindert
- Frühzeitige hämatogene Metastasierung in Lunge, Knochen, Leber und Gehirn.

? Übungsfragen

❶ Welche Struktur der Niere ist bei einer Glomerulonephritis geschädigt?

❷ Was sind die Symptome eines nephrotischen Syndroms?

❸ Welche Ursachen kann ein akutes Nierenversagen haben?

❹ Beschreiben Sie den Verlauf eines akuten Nierenversagens!

❺ Nennen Sie die häufigsten Ursachen einer chronischen Niereninsuffizienz!

❻ Nennen Sie Symptome einer chronischen Niereninsuffizienz!

❼ Erläutern Sie kurz die Verfahren der Hämodialyse, Hämofiltration und der Peritonealdialyse!

❽ Wie bildet sich ein Harnstein, und wie kann man dem vorbeugen?

❾ Wie macht sich ein Harnstein bemerkbar?

❿ Wie wird ein Nierenzellkarzinom behandelt?

7.3 Harnwegsinfektionen

Harnwegsinfektionen (HWI) entstehen, wenn Krankheitserreger in die ableitenden Harnwege eindringen und sich dort vermehren. Abhängig von der Lokalisation und den Symptomen werden folgende Formen von Harnwegsinfekten unterschieden:

- **Asymptomatische Bakteriurie**
- **Zystitis** (Entzündung der Harnblase)
- **Akute Pyelonephritis** (akute Nieren- und Nierenbeckenentzündung)
- **Chronische Pyelonephritis** (chronische Nieren- und Nierenbeckenentzündung).

> Vermehrung von Krankheitserregern in den ableitenden Harnwegen.

Harnwegsinfekte sind eine häufige Infektionskrankheit. Bei Männern treten sie meist erst im höheren Alter als Folge einer Prostatavergrößerung auf. Dann haben sie jedoch meist einen komplizierteren Verlauf.

Ursachen

Häufigste Erreger von Harnwegsinfekten sind Darmbakterien, die über die Harnröhre in die Harnblase aufsteigen; es liegt dann ein sog. **aszendierender** Harnwegsinfekt vor. Frauen sind auf Grund ihrer kurzen Harnröhre und der anatomischen Nähe von Harnröhre und Anus wesentlich häufiger betroffen als Männer. Selten kommt es auf dem Blutweg – dann meist bei vorgeschädigten Nieren – zu einem Harnwegsinfekt. Begünstigende Faktoren für einen Harnwegsinfekt sind:

> - Aufsteigende Infektion durch Darmbakterien
> - Frauen wegen kurzer Harnröhre häufiger betroffen als Männer.

- Gestörter Abfluss des Harns, z. B. bei Harnsteinen, Tumoren, Prostatavergrößerung, Querschnittslähmung
- Missbrauch von nierenschädlichen Schmerzmitteln, z. B. Paracetamol, Phenazetin
- Instrumenteller Eingriff an den Harnwegen, z. B. Blasenkatheter
- Schwangerschaft
- Abwehrschwäche, Diabetes mellitus
- Kälte, Nässe
- Häufiger Geschlechtsverkehr (»Flitterwochen-Zystitis«).

Symptome

Asymptomatische Bakteriurie

Wie der Name schon sagt, hat der Patient keine Beschwerden. Die Bakterien werden zufällig im Urin nachgewiesen. Etwa 5 % aller Frauen haben eine asymptomatische Bakteriurie. Sie wird nur bei eingeengten Harnwegen *(Obstruktion)* oder in der Schwangerschaft behandelt.

> Keine Symptome. Behandlung nur bei Obstruktion der Harnwege oder während Schwangerschaft.

Zystitis

❶ Die Patienten klagen über erschwertes und schmerzhaftes Wasserlassen *(Dysurie)* bei häufigem Harndrang mit kleinen Urinmengen *(Pollakisurie)*. Es können Schmerzen über der Symphyse auftreten, nicht jedoch im Nierenlager. Meist besteht kein Fieber.

- Dysurie
- Pollakisurie
- Schmerzen über der Symphyse.

Akute Pyelonephritis

❶ Bei der akuten Pyelonephritis kommt es zu Fieber über 38 °C mit Schüttelfrost und stark beeinträchtigtem Allgemeinbefinden, evtl. verbunden mit Erbrechen, Bauch- und Kopfschmerzen. Die Nierenlager sind klopfschmerzhaft. Pollakisurie und Dysurie können fehlen.

- Fieber
- Schlechtes Allgemeinbefinden
- Klopfschmerzhaftes Nierenlager.

Chronische Pyelonephritis

Die Symptome einer chronischen Pyelonephritis sind meist nicht so ausgeprägt wie die einer akuten. Die Patienten fühlen sich abgeschlagen, klagen über dumpfe Rückenschmerzen, Klopfschmerzen im Nierenlager, Brechreiz und verlieren an Gewicht.

- Schlechtes Allgemeinbefinden
- Rücken- und Kopfschmerzen
- Brechreiz, Gewichtsverlust.

Diagnostik

Urinbefund: Bei einer Harnwegsinfektion sind im Urin Bakterien (100 000 Keime/ml Urin) und Leukozyten nachweisbar. Über eine **Urinkultur** werden die Erreger gezielt nachgewiesen: Nährboden auf einem Träger (z. B. Uricult®) wird in Urin getaucht und für 24 Stunden bei 37 °C bebrütet; die darauf wachsenden Keime werden bestimmt und gegen verschiedene Antibiotika getestet *(Antibiogramm)*.
Blutuntersuchung: Im Blut ist die BSG erhöht. Erhöhungen von Kreatinin und Harnstoff zeigen eine eingeschränkte Nierenfunktion an. Bei einer chronischen Pyelonephritis findet sich evtl. eine Anämie (☞ 3.2.1), bei eitrigen Nierenkomplikationen eine Leukozytose.
Sonographie: Abflussstörungen und ggf. verkleinerte Nieren.

- Urin: Bakterien, Leukozyten
- Urinkultur
- Blut: BSG ↑, evtl. Kreatinin ↑, evtl. Harnstoff ↑, evtl. Anämie, evtl. Leukozyten ↑
- Sonographie.

Therapie

Alle begünstigenden Faktoren, vor allem Abflusshindernisse, müssen nach Möglichkeit beseitigt werden. Die Patienten sollen viel trinken, um die Harnwege zu »spülen«, und bei Harndrang sofort zur Toilette gehen.
Die unkomplizierte Zystitis wird nach Bestimmung des Erregers über 1–3 Tage gezielt mit einem Antibiotikum behandelt, z. B. mit Gyrasehemmern (Tarivid®) oder Trimethoprim/Sulfamethoxazol (Bactrim forte®).
❷ Die **akute Pyelonephritis** wird nach Abnahme einer Urinkultur und möglichst auch einer Blutkultur »blind« mit einem Breitbandantibiotikum anbehandelt, z. B. einem Gyrasehem-

- Abflusshindernisse beseitigen
- Viel trinken
- Medikamentös je nach Form der Entzündung.

- Zystitis → akute Pyelonephritis
- Chronische Pyelonephritis → Niereninsuffizienz, Hypertonie, Abszesse
- Akute und chronische Pyelonephritis → Urosepsis.

mer. Alternativ können Aminopenezilline oder Cephalosporine gegeben werden. Sind die Erreger bekannt, wird die Therapie ggf. umgestellt. Die Patienten sollen Bettruhe einhalten und sich schonen.

Bei der **chronischen Pyelonephritis** wird die Urinkultur möglichst abgewartet und dann über eine Woche gezielt – evtl. stationär i.v. – mit einem Antibiotikum therapiert.

Merke

Grundsätzlich sollte bei jedem Harnwegsinfekt der Urin fünf Tage nach Abschluss der Therapie noch einmal bakteriologisch untersucht werden, um einem erneuten Harnwegsinfekt vorzubeugen.

Komplikationen

Eine Zystitis kann sich durch Aufsteigen der Keime von der Harnblase entlang der Harnleiter zu einer akuten Pyelonephritis entwickeln. Der weitere Übergang in eine chronische Pyelonephritis ist selten, insbesondere wenn keine zusätzlichen begünstigenden Faktoren vorliegen.

Eine chronische Pyelonephritis heilt selten vollständig aus. Es besteht die Gefahr der chronischen Niereninsuffizienz. Bei 30–50% der Patienten entwickelt sich eine renale Hypertonie (☞ 2.4.1). Es können sich Abszesse innerhalb und neben der Niere bilden.

Lebensbedrohliche Komplikation der akuten und der chronischen Pyelonephritis ist eine **Urosepsis** bei Eindringen von Erregern in die Blutbahn.

Pflege

❸ Kontaminationen der Urinprobe führen zu falschen Ergebnissen der Urinkultur und damit u.U. zu einer falschen Entscheidung für die Therapie. Um dies zu verhindern, wird *Mittelstrahlurin* für die Urinprobe gewonnen:
- Intimpflege durchführen, um Keime aus der Umgebung der Harnröhre zu entfernen
- Erste Portion der Miktion verwerfen, mit ihr werden die in der Harnröhre befindlichen Keime ausgespült
- Zweite Urinportion, den Mittelstrahl, in einem sterilen, verschließbaren Gefäß auffangen
- Letzte Portion wieder verwerfen und Urinprobe sofort ins Labor bringen.

Auf Anordnung des Arztes hin muss die Urinprobe durch Einmalkatheterisierung gewonnen werden.

? Übungsfragen

1. Wie unterscheiden sich die klinischen Symptome einer Zystitis von denen einer akuten Pyelonephritis?
2. Wie wird die akute Pyelonephritis behandelt?
3. Worauf muss bei der Gewinnung von Mittelstrahlurin geachtet werden?

7.4 Störungen des Säure-Basen-Haushalts

Störungen des Säure-Basen-Haushalts werden durch Bestimmung des **pH-Wertes** identifiziert. Der pH-Wert ist ein Maß für die H$^+$-Konzentration (Wasserstoffionenkonzentration) im Blut und liegt physiologisch zwischen 7,36 und 7,44. Mit folgenden Mechanismen sorgt der Organismus für diese Konstanz:

- CO_2-Ausscheidung über die Lunge
- H$^+$- bzw. HCO_3^- (Bikarbonat) Ausscheidung über die Niere
- Puffer, die je nachdem H$^+$-Ionen aufnehmen oder abgeben, z. B. CO_2, HCO_3^-, Phosphatpuffer sowie Hämoglobin.

pH-Wert = Maß für die H$^+$-Konzentration. Physiologischer Wert: 7,36–7,44.

Merke

> Zum Verständnis: Kohlendioxid (CO_2) entspricht einer leichten Säure, da es im Blut mit Wasser zu Kohlensäure (H_2CO_3) reagiert, die ihrerseits in HCO_3^- und H$^+$ dissoziiert (zerfällt):
> $$CO_2 + H_2O \rightleftharpoons H_2CO_3 \rightleftharpoons HCO_3^- + H^+.$$

Störungen können in diesem Gleichgewicht durch Verschiebungen der beteiligten Größen verursacht sein. Deshalb werden für die genaue Diagnostik im Rahmen der Blutgasanalyse (☞ 4.1.1) neben dem pH-Wert, der CO_2-Partialdruck (pCO_2), die Bikarbonat-Konzentration und der sog. Base excess (BE) ermittelt, d.h. die Differenz zwischen den tatsächlich nachweisbaren und den physiologisch vorkommenden Pufferbasen.

7.4.1 Alkalose

Steigt der pH-Wert im Blut auf ≥ 7,44, d.h. die H$^+$-Konzentration fällt ab, liegt eine Alkalose vor. Eine Alkalose kann Folge einer **metabolischen** (stoffwechselbedingten) oder einer **respiratorischen** (atmungsbedingten) Störung sein.

pH-Wert ≥ 7,44.

Metabolische Alkalose

Ursachen können sein:
- Verlust von Säuren, also H^+-Ionen, durch Erbrechen oder wiederholtes Absaugen von Magensaft
- Gesteigerte H^+- und K^+-Ausscheidung sowie Na^+- und Wasserrückresorption in der Niere z.B. beim primären Hyperaldosteronismus (☞ 8.4.2.) oder M. CUSHING (☞ 8.4.1)
- Anstieg von Bikarbonat bei eingeschränkter Nierenfunktion.

Symptome und Diagnostik
Durch eine verminderte, flache Atmung *(Hypoventilation)* versucht der Körper, weniger CO_2 abzuatmen und damit den Anteil von H^+-Ionen und so den Säureverlust auszugleichen. Auf Grund des resultierenden Sauerstoffmangels ist dies jedoch nur begrenzt möglich. Weitere Symptome werden durch eine gleichzeitig auftretende Hypokaliämie und Hypokalzämie hervorgerufen.
❶ Die Diagnose wird auf Grund der klinischen Symptome und über die Blutgasanalyse gestellt: pH-Wert ↑, HCO_3^- ↑, pCO_2 ↑, BE positiv.

Therapie
Therapeutisch muss die Ursache der Alkalose beseitigt werden. Ein Volumenmangel wird mit NaCl-Lösung 0,9% ausgeglichen. Eine Hypokaliämie wird mit Kalium in der Regel oral therapiert. Bei schweren Formen (pH-Wert ≥ 7,55) wird zusätzlich über einen zentralen Venenkatheter Argininhydrochlorid infundiert.

Respiratorische Alkalose

Eine respiratorische Alkalose wird durch verstärkte Atmung *(Hyperventilation)* hervorgerufen. Diese ist meist psychisch bedingt z.B. bei Angst, Aufregung, seltener wird sie durch Sauerstoffmangel oder zerebrale Störungen wie eine Meningitis verursacht.

Symptome und Diagnostik
Eine Folge der Alkalose ist die vermehrte Bindung von Kalzium im Blut. Da sich somit die Konzentration des freien Kalziums vermindert, steigt die neuromuskuläre Erregbarkeit. Es kommt zur *Hyperventilationstetanie* mit Parästhesien und Muskelzuckungen.
❶ Ergebnis der BGA: pH-Wert ↑, HCO_3^- ↓, pCO_2 ↓, BE negativ.

Ursachen:
- Verlust von H^+
- Anstieg von Basen.

- Flache Atmung
- Hypokaliämie
- Hypokalzämie
- BGA: pH-Wert ↑, HCO_3^- ↑, pCO_2 ↑, BE positiv.

Therapiert wird entsprechend der Ursache.

Ursache: Hyperventilation.

- Hyperventilationstetanie
- BGA: pH-Wert ↑, HCO_3^- ↓, pCO_2 ↓, BE negativ.

Therapie

Ist die Hyperventilationstetanie psychisch bedingt, muss der Patient zum langsamen Atmen angeleitet und beruhigt werden. Um die Atemluft mit CO_2 anzureichern, sollte der Patient in eine Plastiktüte ausatmen und diese CO_2-haltige Luft erneut einatmen.

Beruhigung, evtl. CO_2-Rückatmung.

7.4.2 Azidose

Fällt der pH-Wert im Blut auf ≤ 7,36, d.h. die H^+-Konzentration steigt an, liegt eine Azidose vor. Wie bei der Alkalose werden auch bei der Azidose eine metabolische und eine respiratorische Form unterschieden.

pH-Wert ≤ 7,36.

Metabolische Azidose

Die metabolische Azidose kann folgende Ursachen haben:
- Vermehrte Produktion von Säuren, z.B. durch Ketonkörperproduktion beim diabetischen Koma (☞ 8.5.5) oder durch Laktatproduktion bei Sauerstoffmangel
- Verlust von Bikarbonat, z.B. bei Durchfall
- Mangelnde Ausscheidung von Säuren, z.B. bei Niereninsuffizienz.

Ursachen:
- *Produktion von Säuren ↑*
- *Verlust von HCO_3^-*
- *Ausscheidung von Säuren ↓.*

Symptome und Diagnostik

Der Organismus versucht über eine vertiefte, aber regelmäßige Atmung (KUSSMAUL-Atmung), möglichst viel CO_2 abzuatmen, um so die bestehende Azidose auszugleichen. Bei einer schweren Azidose treten Blutdruckabfall und Bewusstseinsstörungen auf.
Die BGA ist wie folgt verändert: pH-Wert ↓, HCO_3^- ↓, pCO_2 ↓, BE negativ.

- *KUSSMAUL-Atmung*
- *Hypotonie, Bewusstseinsstörungen*
- *BGA: pH-Wert ↓, HCO_3^- ↓, pCO_2 ↓, BE negativ.*

Therapie

Therapeutisch muss die Ursache der Azidose beseitigt werden. Bei einer schweren Azidose (pH-Wert ≤ 7,15) wird zusätzlich langsam Bikarbonat infundiert.

- *Grunderkrankung behandeln*
- *Infusion von Bikarbonat.*

Respiratorische Azidose

Wird CO_2 vermindert abgeatmet, kommt es zu einer respiratorischen Azidose. Dies tritt bei einer Ateminsuffizienz im Rahmen unterschiedlicher Lungenerkrankungen auf, z.B. bei Asthma bronchiale (☞ 4.3.2) oder schweren Pneumonien (☞ 4.2.3). Davon abzugrenzen sind Atemstörungen durch Wirkung auf das Atemzentrum, z.B. durch Medikamente wie Benzodiazepine (Valium®) oder durch einen apoplektischen Insult.

Ursache:
- *Lungenerkrankungen*
- *Störungen des Atemzentrums.*

- Schwäche, Desorientiertheit bis Koma
- Atemnot
- BGA: pH-Wert ↓, HCO₃⁻ ↑, pCO₂ ↑, BE positiv.

- Grunderkrankung behandeln
- Ggf. Beatmung.

Symptome und Diagnostik
Die Patienten sind geschwächt, desorientiert und in schweren Fällen komatös. Sie leiden unter Atemnot und sind durch den Sauerstoffmangel zyanotisch.
Die BGA ist folgendermaßen verändert: pH-Wert ↓, HCO₃⁻ ↑, pCO₂ ↑, BE positiv.

Therapie
Kann die Atemstörung nicht durch Therapie der Grunderkrankung behoben werden, muss der Patient intubiert und beatmet werden.

Störung	pH*	pCO₂ [mmHg]	Bikarbonat [mmol/l]	BE [mmol/l]
Normwerte	7,36–7,44	36–44	22–26	−2 bis +2
Metabolische Azidose	↓ oder ↔	↔ oder ↓	↓	negativ
Metabolische Alkalose	↑ oder ↔	↔ oder ↑	↑	positiv
Respiratorische Azidose	↓ oder ↔	↑	↔ oder ↑	positiv
Respiratorische Alkalose	↑ oder ↔	↓	↔ oder ↓	negativ

* Bei kompensierten Veränderungen ist der pH durch erhöhte oder erniedrigte Bikarbonatausscheidung bzw. CO₂-Abatmung noch im Normbereich, pCO₂, BE bzw. Standardbikarbonat sind jedoch pathologisch.

Tab. 7.1 Blutgasanalyse bei den verschiedenen Störungen des Säure-Basen-Haushalts.

Merke
Faustregel: Bei metabolischen Störungen verändern sich pH-Wert, HCO₃⁻ und pCO₂ stets gleichsinnig miteinander.

? Übungsfragen

① Wie ist die BGA bei einer metabolischen bzw. respiratorischen Alkalose verändert?

② Wie entsteht eine metabolische bzw. respiratorische Azidose?

③ Wie versucht der Organismus, eine metabolische Azidose auszugleichen?

7.5 Störungen des Wasser- und Elektrolythaushalts

7.5.1 Dehydratation

Bei der Dehydratation liegt ein Wassermangel mit Volumendefizit des Körpers vor. Erkennbar ist dies anhand der **Osmolalität** des Serums, d.h. anhand des Gehaltes an osmotisch wirksamen Substanzen. Die Osmolalität wird in erster Linie vom Nariumgehalt (Na^+) des Serums bestimmt:
- Normaler Na^+-Spiegel im Serum: 135–144 mmol/l
- Hyponatriämie: Na^+-Spiegel ≤ 134 mmol/l
- Hypernatriämie: Na^+-Spiegel ≥ 145 mmol/l.

❶ Es werden drei verschiedene Formen der Dehydratation unterschieden.
- **Hypotone Dehydratation:** Na^+-Verlust größer als Wasserverlust → Hyponatriämie
- **Isotone Dehydratation:** Na^+- und Wasserverlust gleich groß → Na^+-Spiegel im Normbereich
- **Hypertone Dehydratation:** Wasserverlust größer als Na^+-Verlust → Hypernatriämie.

Ursachen
Eine Dehydratation tritt auf bei:
- Flüssigkeitsverlusten wie Erbrechen, Durchfall, Schwitzen (z. B. Fieber), Blutungen, Polyurie (z. B. Nierenerkrankungen, Diabetes mellitus, Nebenniereninsuffizienz), Verbrennungen, Flüssigkeitsansammlungen in körpereigenen Hohlräumen (z. B. Aszites)
- Verminderte Flüssigkeitsaufnahme durch Dursten, nicht adäquate Infusionstherapie.

Symptome
- Die Patienten haben starken Durst, der aber bei älteren oder bewusstseinsgestörten Menschen fehlen kann
- Haut und Schleimhäute sind trocken. Gezogene Hautfalten bleiben auf Grund des verminderten Spannungszustandes der Haut stehen
- Wenig, stark konzentrierter Urin
- Bei großen Flüssigkeitsdefiziten treten Kreislaufsymptome auf: Puls ↑, Blutdruck ↓, ZVD ↓. Die Patienten sind geschwächt, benommen und später verwirrt
- Bei hypertoner Störung kommt es oft zur Temperaturerhöhung (Durstfieber).

- Hämatokrit ↑,
  Hämoglobin ↑,
  Eiweiß ↑
- Flüssigkeitsverluste langsam ausgleichen.

Diagnostik und Therapie

Im Blut sind der Hämatokrit, das Hämoglobin und der Eiweißgehalt auf Grund des Flüssigkeitsverlustes erhöht (relative Zunahme durch »Bluteindickung«). Der Na^+-Spiegel ist je nach Art der Dehydratation verändert.

Die Ursache der Dehydratation ist nach Möglichkeit zu beseitigen. Die Wasserverluste selbst müssen langsam über Tage korrigiert werden, um Nebenwirkungen wie z. B. ein Hirnödem durch einen zu raschen Ausgleich zu vermeiden. Infusionslösungen werden auf die jeweilige Elektrolytstörung abgestimmt.

7.5.2 Hyperhydratation

Wasserüberschuss mit Volumenüberlastung.

Bei der Hyperhydratation liegt ein Wasserüberschuss mit Volumenüberlastung des Körpers vor. Analog zur Dehydratation werden auch bei der Hyperhydratation drei Formen unterschieden:

3 Formen:

- **Hypotone Hyperhydratation:** Wasserüberschuss größer als Na^+-Überschuss → Hyponatriämie
- **Isotone Hyperhydratation:** Wasserüberschuss gleich groß wie Na^+-Überschuss → Na^+-Spiegel im Serum normal
- **Hypertone Hyperhydratation:** Na^+-Überschuss größer als Wasserüberschuss → Hypernatriämie.

Ursachen:
- Herzinsuffizienz
- Nierenversagen, nephrotisches Syndrom
- Leberzirrhose
- Nebennierenüberfunktion.

Einer Hyperhydratation können verschiedene Erkrankungen und Störungen zu Grunde liegen: Herzinsuffizienz, Nierenversagen, nephrotisches Syndrom (☞ 7.2.1), Leberzirrhose mit sekundärem Hyperaldosteronismus (☞ 8.4.2), Nebennierenüberfunktion (☞ 8.4), auch eine übermäßige Infusionsbehandlung kann zur Überwässerung führen.

Symptome

- Ödeme
- Hypertonie
- Lungenödem
- Pleuraergüsse, Aszites
- Zentralnervöse Störungen.

- Gewichtszunahme und Auftreten von Ödemen auf Grund der Volumenüberlastung
- Dyspnoe bei beginnendem Lungenödem
- Ggf. Blutdruckerhöhung (aber nicht bei Herzinsuffizienz)
- Pleuraergüsse, Aszites
- Ist die Osmolalität des Serums verändert, treten zusätzlich zentralnervöse Störungen wie Kopfschmerzen, Krämpfe und im Extremfall Koma auf.

Diagnostik und Therapie

- Hämatokrit ↓,
  Hämoglobin ↓,
  Eiweiß ↓
- Therapie der Grunderkrankung
- Diuretikagabe.

Hämatokrit, Hämoglobin und Serumeiweiß sind erniedrigt. Na^+ ist entsprechend der Art der Hyperhydratation verändert. Zum einen muss die Grunderkrankung behandelt werden. Zum anderen müssen die Flüssigkeits- und Kochsalzaufnahme eingeschränkt werden. Je nach Schweregrad werden verschieden starke Diuretika verordnet. Bei Niereninsuffizienz ist die Dialyse (☞ 7.2.3) indiziert.

Merke

Sind Antibiotika intravenös angeordnet, so sollte für diese möglichst kein NaCl 0,9 % als Lösungsmittel verwendet werden.

7.5.3 Störungen des Kaliumhaushalts

Kalium (K^+) ist wesentlich an der neuromuskulären Erregungsübertragung beteiligt. Dazu liegt das positiv geladene Ion intrazellulär in hoher Konzentration, extrazellulär in niedriger Konzentration vor. Der normale K^+-Spiegel im Blut beträgt 3,6–5,0 mmol/l.

❷ Die Hauptgefahr bei allen Störungen des K^+-Haushalts besteht im Auftreten bedrohlicher Herzrhythmusstörungen (☞ 1.5) bis hin zu Kammerflimmern bzw. Herzstillstand!

Hypokaliämie

Beträgt die K^+-Konzentration im Blut ≤ 3,6 mmol/l, liegt eine Hypokaliämie vor.

- K^+-Konzentration ≤ 3,6 mmol/l.

Ursachen

Ursache ist meist ein erhöhter Verlust von K^+ über den Darm, z. B. bei Laxantien-Abusus (Abführmittel-Missbrauch), Diarrhoe, Erbrechen, oder über die Niere, z. B. bei Nierenerkrankungen, unangepasster Behandlung mit Diuretika, Hyperaldosteronismus (☞ 8.4.2). Ebenso kommt es bei einer Alkalose (☞ 7.4.1) zu einer Verlagerung von K^+ aus dem Extrazellulärraum in die Zellen.

- K^+-Verlust über Darm oder Niere
- Diuretika
- Hyperaldosteronismus
- Alkalose.

Symptome

❸ Eine Hypokaliämie vermindert die Erregbarkeit von Muskeln und Nerven. Dies äußert sich in Muskelschwäche, Obstipation und Herzrhythmusstörungen (☞ 1.5). Es können Nierenschäden und eine metabolische Alkalose (☞ 7.4.1) auftreten.

- Erregbarkeit ↓
- Ggf. Nierenschäden
- Ggf. Alkalose.

Diagnostik

Um eine Hypokaliämie zu diagnostizieren, muss immer auch der pH-Wert bestimmt werden, da K^+-Ionen mit H^+-Ionen in einem Gleichgewicht stehen. Ist der pH-Wert niedrig, befinden sich also viele H^+-Ionen im Blut, diffundieren K^+-Ionen aus dem Extrazellulärraum in die Zelle, um das Übergewicht positiv geladener Ionen auszugleichen → Hypokaliämie. Die damit veränderte Erregbarkeit der Zellen äußert sich in typischen Veränderungen im EKG (Tachykardie, Extrasystolen ☞ 1.5.1).

- pH-Wert
- EKG (Tachykardie, ES).

Therapie
Bei leichtem Mangel wird K^+ oral substituiert (Kalinor® Brause) verbunden mit K^+-haltigen Lebensmitteln wie Obstsäften und Bananen. Kaliumchlorid gleicht neben einem K^+-Mangel auch die meist gleichzeitig bestehende metabolische Alkalose aus. Bei größeren Verlusten kann K^+ i.v. substituiert werden. Dies geschieht auf Grund möglicher Herzrhythmusstörungen unter EKG-Kontrolle.

Pflege
Eine intravenöse K^+-Substitution muss besonders überwacht werden. Da K^+ bei Infusion die Venen stark reizt, darf es in Konzentrationen über 40 mmol/l nur über einen zentralvenösen Katheter gegeben werden. Wegen der Gefahr von Herzrhythmusstörungen muss es langsam über Infusionsspritzenpumpen verabreicht werden.

Wird die Infusionslösung mit K^+-Zusatz zu schnell infundiert, können auch Übelkeit und Erbrechen auftreten. In diesem Fall muss die Infusion langsamer gestellt und der Arzt informiert werden.

Hyperkaliämie
Beträgt die K^+-Konzentration $\geq$ 5,0 mmol/l im Blut liegt eine Hyperkaliämie vor.

Ursachen
Sie kann hervorgerufen werden durch:
- Unzureichende Ausscheidung von K^+, z. B. bei akutem oder chronischem Nierenversagen oder der Einnahme von kaliumsparenden Diuretika oder ACE-Hemmern
- Verschiebung von K^+ aus dem Intrazellulärraum in den Extrazellulärraum, z. B. bei Azidose (7.4.2), Insulinmangel (da Insulin die Aufnahme von Glukose und K^+ in die Körperzellen steigert) oder bei ausgedehnten Zellschäden, z. B. großen Weichteilverletzungen, Hämolyse.

Symptome und Diagnostik
❸ Es gibt kein zuverlässiges Symptom, das eine Hyperkaliämie anzeigt, deshalb muss bei gefährdeten Patienten (mit Niereninsuffizienz, unter K^+-Substitution) regelmäßig der K^+-Spiegel überprüft werden. Neuromuskuläre Störungen wie Muskelzuckungen oder Paresen sind möglich. Ab Werten $\geq$ 6,0 mmol/l treten schwere Herzrhythmusstörungen wie AV-Block oder Kammerflattern/-flimmern auf. Die Diagnose wird anhand des K^+-Spiegels im Blut und des EKGs gestellt.

Therapie

❹ Therapeutisch reicht es in leichten Fällen aus, auf stark K^+-haltige Lebensmittel zu verzichten und ursächliche Medikamente abzusetzen. Ansonsten werden Kationenaustauscher (z.B. Resonium A®) gegeben, die im Darm K^+ gegen Na^+ austauschen. Durch gleichzeitige Infusion von Insulin und Glukose wird der K^+-Einstrom in die Zellen gefördert. In schweren Fällen (schwere Herzrhythmusstörungen) ist eine sofortige Dialyse notwendig.

- K^+-Restriktion mit der Nahrung
- Kationenaustauscher
- Infusion von Glukose und Insulin
- Ggf. Dialyse.

Pflege

Eine Hyperkaliämie kann durch unsachgemäße Blutabnahme, z.B. zu lange Blutstauung, vorgetäuscht werden, da es dabei in der Blutprobe selbst zur Hämolyse der Erythrozyten und damit zum K^+-Anstieg kommt. Deshalb darf bei der Blutentnahme nur kurz gestaut werden.

»Falsche« Hyperkaliämie durch unsachgerechte Blutabnahme.

7.5.4 Störungen des Kalziumhaushalts

Die Gesamtkonzentration von Kalzium (Ca^{2+}) im Serum beträgt 2,2–2,7 mmol/l. Davon sind etwa 50% als freie Ionen vorhanden, die die biologisch aktive Form darstellen. 50% sind an Eiweiße, Bikarbonat u.a. Serumbestandteile gebunden.

Hypokalzämie

Sinkt der Ca^{2+}-Spiegel im Blut unter 2,2 mmol/l bzw. das freie Ca^{2+} unter 1,1 mmol/l, liegt eine Hypokalzämie vor.
❺ Wichtige Ursachen sind Hypoparathyreoidismus (☞ 8.3.2), Malabsorptionssyndrom (☞ 5.4.1) mit zu geringer Resorption von Ca^{2+} und Vitamin D im Darm, gestörter Vitamin-D-Haushalt wie bei Niereninsuffizienz oder eine akute Pankreatitis (☞ 6.4.1).
Klinisch zeigen die Patienten eine **hypokalzämische Tetanie**. Diese äußert sich durch Muskelzuckungen ohne Verlust des Bewusstseins. Typisch ist eine Pfötchenstellung der Hände. Weiterhin treten Parästhesien (Kribbeln, Ameisenlaufen) auf. Es kann zu EKG-Veränderungen kommen (Tetanie durch Hyperventilation ☞ 7.4.1).
Die Ursache muss gezielt behandelt und Ca^{2+} ersetzt werden. Bei einer Tetanie wird Ca^{2+} *langsam* i.v. gespritzt (Gefahr von Herzrhythmusstörungen), um den Gehalt an freiem Ca^{2+} im Blut zu erhöhen. Bei einer Langzeittherapie wird Ca^{2+} oral gegeben, evtl. in Kombination mit Vitamin D.

Ca^{2+}-Konzentration ≤ 2,2 mmol/l.

Ursachen:
- Hypoparathyreoidismus
- Malabsorptionssyndrom
- Gestörter Vitamin-D-Haushalt.

Symptome:
- Tetanie
- EKG-Veränderungen.

Therapie:
- Grunderkrankung behandeln
- Bei Tetanie: Ca^{2+} i.v., Langzeittherapie mit Ca^{2+} oral.

Hyperkalzämie

Bei der Hyperkalzämie steigt die Ca^{2+}-Konzentration im Blut über 2,7 mmol/l bzw. das freie Ca^{2+} über 1,3 mmol/l.

❺ Hyperkalzämien treten oft im Zusammenhang mit einem malignen Tumor auf, z.B. einem Bronchialkarzinom oder einem Plasmozytom (☞ 3.3.3). Der Ca^{2+}-Anstieg ist entweder durch eine Ca^{2+}-Freisetzung bei Knochenmetastasen oder durch paraneoplastische Bildung von Parathormon (bzw. ähnlichen Substanzen) des Tumors bedingt. Auch ein primärer Hyperparathyreoidismus und eine Niereninsuffizienz sind häufig für eine Hyperkalzämie verantwortlich. Seltene Ursachen sind Nebenwirkungen von Medikamenten (z.B. Thiaziddiuretika), Sarkoidose (☞ 4.4) oder Immobilisation mit Knochenabbau.

Bei 50% aller Patienten wird die Hyperkalzämie zufällig entdeckt. Mögliche Symptome sind: Herzrhythmusstörungen, Polyurie, Polydipsie (vermehrter Durst), Übelkeit, Erbrechen, Bewusstseinsstörungen.

Hyperkalzämische Krise

❻ Bei einem Ca^{2+}-Spiegel ≥ 3,5 mmol/l droht eine hyperkalzämische Krise mit massiver Polyurie, Polydipsie, Exsikkose, Fieber und Koma. Wichtigste Therapiemaßnahme ist die Steigerung der Diurese, indem Kochsalzlösung und Furosemid (Lasix®) infundiert werden. Mindestens 5 l müssen am Tag ausgeschieden werden. Die Gabe von Biphosphonaten (z.B. Ostac®) bremst die Tätigkeit der Osteoklasten (knochenabbauende Zellen). Außerdem reduzieren Kortikosteroide die Ca^{2+}-Freisetzung aus den Knochen. Bei Niereninsuffizienz ist eine Hämodialyse mit kalziumfreiem Dialysat angezeigt.

? Übungsfragen

❶ Welche Formen der Dehydratation werden unterschieden?

❷ Worin liegen die Gefahren einer Störung des Kaliumhaushaltes?

❸ Wie machen sich eine Hypo- bzw. Hyperkaliämie bemerkbar?

❹ Wie wird eine Hyperkaliämie behandelt?

❺ Welche Ursachen einer Hypokalzämie und Hyperkalzämie kennen Sie?

❻ Was ist eine hyperkalzämische Krise?

Ca^{2+}-Konzentration ≥ 2,7 mmol/l.

Häufige Ursachen:
- Maligner Tumor
- Primärer Hyperparathyreoidismus
- Niereninsuffizienz.

Symptome:
- Herzrhythmusstörungen
- Polyurie, Polydipsie, Übelkeit
- Bewusstseinsstörungen.

Symptome:
- Polyurie, Polydipsie
- Exsikkose
- Fieber
- Koma.

Therapie:
- Diuresesteigerung
- Medikamente:
  - Biphosphonate
  - Kortikosteroide.

8 Hormondrüsen und Hormone

Mit der Funktion von Hormondrüsen und Hormonen sowie deren Störungen beschäftigt sich die **Endokrinologie**. Voraussetzung für das Verständnis der endokrinologischen Erkrankungen ist die Kenntnis der physiologischen Zusammenhänge. In Abbildung 8.1 sind wichtige Hormone und ihre Wirkungsweise zusammengestellt.

Abb. 8.1 Regulationsachsen der einzelnen Hormone. [A400]

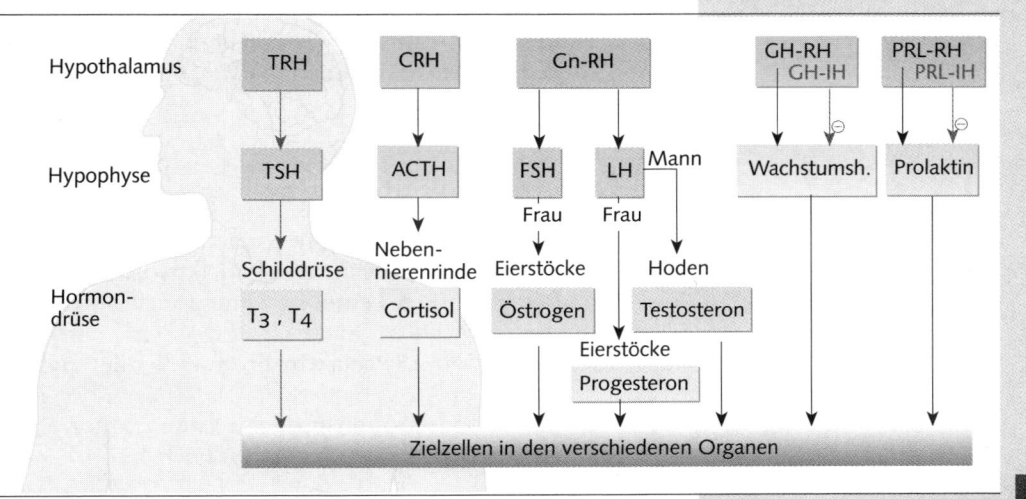

TRH = Thyreotropin-Releasing-Hormon
TSH = Thyreoidea-Stimulierendes-Hormon
T_3 = Trijodthyronin
T_4 = Tetrajodthyronin
CRH = Corticotropin-Releasing-Hormon
ACTH = Adrenocorticotropes-Hormon
GnRH = Gonadotropin-Releasing-Hormon
FSH = Follikel-Stimulierendes-Hormon
LH = Luteinisierendes-Hormon
GH-IH = Growth-Hormon-Inhibiting-Hormon
GH-RH = Growth-Hormon-Releasing-Hormon
PRL-RH = Prolaktin-Releasing-Hormon
PRL-IH = Prolaktin-Inhibiting-Hormon
MSH = Melanozyten-Stimulierendes-Hormon

8.1 Erkrankungen der Hypophyse

Hypophyse ist wichtiges Steuerorgan im endokrinen System.

Die an der Hirnbasis gelegene Hypophyse (Hirnanhangdrüse) ist ein wichtiges Steuerorgan im endokrinen System. Sie ist dem Hypothalamus im Zwischenhirn untergeordnet, der über Releasing- und Inhibiting-Hormone (RH, IH) die Hormonausschüttung in der Hypophyse reguliert. Vom Hypophysenvorderlappen (HVL) werden sog. **glandotrope Hormone** ausgeschüttet (TSH, ACTH, FSH, LH, MSH), die auf periphere Hormondrüsen wie Schilddrüse, Nebennierenrinde und Keimdrüsen wirken. Die von diesen Hormondrüsen ausgeschütteten Hormone (Schilddrüsenhormone, Steroidhormone, Geschlechtshormone) nehmen Einfluss auf verschiedene Stoffwechselvorgänge. Aus dem Vorder- und Hinterlappen der Hypophyse werden auch **direkt wirksame Hormone** freigesetzt, wie das Wachstumshormon *Somatotropin* (STH), das *antidiuretische Hormon* (ADH) und *Prolaktin*, die direkt auf ihre Zielzellen wirken.

8.1.1 Hypophysentumoren

Unterscheide:
- *Endokrin aktive Tumoren*
- *Endokrin inaktive Tumoren.*

❶ Tumoren der Hypophyse machen etwa 10 % aller Hirntumoren aus. Sie können endokrin aktiv oder inaktiv sein. Die **endokrin aktiven Tumoren** werden nach ihrer Hormonproduktion eingeteilt:
- Prolaktinom (Prolaktin-produzierender Hypophysentumor)
- Wachstumshormon-produzierender Tumor
- ACTH-produzierender Tumor (☞ 8.4.1).

Endokrin inaktive Tumoren rufen durch Schädigung des umliegenden gesunden Gewebes eine Insuffizienz des Hypophysenvorderlappens mit entsprechendem Ausfall der glandotropen Hormone hervor. Weitere Symptome sind ein zentraler Diabetes insipidus (☞ 8.1.3), Sehstörungen durch Druck des Tumors auf den N. opticus und Kopfschmerzen.

Prolaktinom

Prolaktinsezernierendes Adenom des HVL.

Das Prolaktinom ist ein prolaktinsezernierendes Adenom des Hypophysenvorderlappens und ist der häufigste Tumor der Hypophyse.

🍏 Symptome

- *Frau: Amenorrhoe, Libidoverlust, Galaktorrhoe*
- *Mann: Libido-, Potenzverlust*

Folge des erhöhten Prolaktinspiegels sind bei Frauen eine Amenorrhoe (fehlende Monatsblutung) und Libidoverlust, ggf. auch eine Galaktorrhoe (Milchaustritt aus der Brust). Bei Männern kommt es zum Libido- und Potenzverlust.

Auf Grund der Raumforderung im Schädel treten bei beiden Geschlechtern Symptome wie Kopfschmerzen und Sehstörungen (durch Druck des Tumors auf den Sehnerven) auf. Wird das übrige hormonproduzierende Gewebe der Hypophyse durch den Tumor geschädigt, kommt es zur Hypophysenvorderlappeninsuffizienz.

- Beide Geschlechter: Kopfschmerzen, Sehstörungen, evtl. HVL-Insuffizienz.

Diagnostik
Der Prolaktinspiegel im Blut ist erhöht. Bei der Blutuntersuchung werden weiterhin die Spiegel der anderen hypophysären Hormone überprüft. Der Tumor wird über das CT und die **Magnetresonanztomographie** (MRT: bildgebendes Verfahren, bei dem ohne Röntgenstrahlung mit Hilfe von Magnetfeldern Schichtaufnahmen des Körperinneren angefertigt werden, auch **NMR**) genau lokalisiert. Weiterhin erfolgt eine genaue Augenuntersuchung mit Bestimmung des Gesichtsfeldes.

- Blut: Prolaktin ↑
- MRT, CT
- Endokrinologische Funktionsdiagnostik.

Therapie
Die Therapie erfolgt primär medikamentös mit Dopaminagonisten (z. B. Bromocriptin als Pravidel®), die die Hormonproduktion hemmen. Erst wenn sich unter dieser Therapie weder der Tumor verkleinert noch der Prolaktinspiegel sinkt, wird operiert.

- Dopaminagonisten
- Operation.

Akromegalie

Die Akromegalie wird hervorgerufen durch einen Tumor des Hypophysenvorderlappens, der das Wachstumshormon STH produziert.

STH-sezernierender Tumor des HVL.

Symptome und Diagnostik
Bei Kindern und Jugendlichen verstärkt sich das Längenwachstum. Betroffene erreichen eine Körpergröße von über 2 Meter. Bei Erwachsenen wachsen die Akren (Hände, Füße, Schädel): Schuhe, Handschuhe und Hüte passen nicht mehr. Weiterhin nehmen die inneren Organe an Größe zu. Wie beim Prolaktinom können zudem Symptome auf Grund der Raumforderung des Tumors auftreten.
Der STH-Spiegel im Blut ist erhöht. Genau lokalisiert wird der Tumor mit CT und MRT, um dann operativ entfernt zu werden.

- Kinder: verstärktes Längenwachstum
- Erwachsene: verstärktes Wachstum der Akren
- Kopfschmerzen, Sehstörungen, evtl. HVL-Insuffizienz.

Therapie
Die Therapie besteht in der Entfernung des Tumors oder in seltenen Fällen in Strahlentherapie. Präoperativ sowie bei inoperablen Patienten kann der Tumor mit Bromocriptin (Pravidel®) oder Octreotid (Sandostatin®) verkleinert werden.

- Operation
- Alternativ Bromocriptin, Octreotid.

8.1.2 Hypophysenvorderlappeninsuffizienz

Unter einer Hypophysenvorderlappeninsuffizienz versteht man die unzureichende oder fehlende Hormonproduktion des Hypophysenvorderlappens.

Hormonproduktion im HVL ↓.

Ursachen
❷ Eine Hypophysenvorderlappeninsuffizienz kann hervorgerufen werden durch:
- Tumor, der das Gewebe der Hypophyse zerstört
- Neurochirurgische Operationen
- Unfälle
- Autoantikörper
- SHEEHAN-Syndrom als seltene Ursache: Ein Schock während der Geburt führt bei der Mutter zu einer Mangeldurchblutung des Hypophysengewebes mit anschließender Nekrose.

Symptome
Symptome treten erst auf, wenn bereits 80 % des HVL zerstört sind. Sie werden durch die fehlenden hypophysären Hormone in folgender Reihenfolge hervorgerufen (Merke: 7 × A):
1. LH ↓, FSH ↓ → **A**menorrhoe, **A**galaktie (fehlender Milchfluss in der Stillzeit), schwindende **A**chsel- und **A**ugenbrauenbehaarung
2. TSH ↓ → **A**pathie, Bradycardie
3. ACTH ↓ → **A**dynamie, Hypotonie
4. MSH (Melanozyten-stimulierendes-Hormon) ↓ → **a**labasterfarbene Blässe durch fehlende Hautpigmentierung.

Symptome auf Grund fehlender hypophysärer Hormone.

Diagnostik
Die endokrinologische Funktionsdiagnostik ist umfangreich: Die hypophysären Hormone im Blut werden bestimmt. Um die Stimulierbarkeit der hypophysären Hormone zu testen, werden Releasing-Hormone des Hypothalamus appliziert (☞ Diagnostik zu den einzelnen endokrinologischen Erkrankungen). Der Tumor selbst kann über CT und MRT lokalisiert werden.

- Endokrinologische Funktionsdiagnostik
- MRT, CT.

Therapie
Wenn möglich wird die Ursache der Hypophysenvorderlappeninsuffizienz behoben, z. B. durch die Operation eines Tumors. Postoperativ und bei anderen Ursachen müssen die peripheren Hormone lebenslang ersetzt werden, da ihr Ausschüttungsreiz durch die hypophysären Hormone fehlt: L-Thyroxin, Kortikosteroide, STH, bei Männern Testosteron, bei Frauen eine Östrogen-Gestagen-Kombination. Die Patienten sollten immer einen **Notfallausweis** bei sich tragen.

- Operation
- Lebenslange Substitution der fehlenden Hormone.

Komplikationen

In Belastungssituationen (z. B. bei Infekten, Operationen, Erbrechen, Diarrhoe) kommt es physiologisch zu einer erhöhten Hormonausschüttung. Auf Grund des ACTH- und TSH- Mangels kann der Körper eines Erkrankten jedoch nicht adäquat reagieren, und die Gefahr eines **hypophysären Komas** besteht: Die Patienten werden schläfrig und stuporös; Hypotonie, Bradykardie, Hypothermie, Hypoglykämie und Hypoventilation treten hinzu. Therapiert wird mit der intravenösen Gabe von Kortikosteroiden, Glukose sowie Schilddrüsenhormonen.

Hypophysäres Koma; Therapie:
- *Kortikosteroide*
- *Glukose*
- *Schilddrüsenhormone.*

8.1.3 Diabetes insipidus

Beim Diabetes insipidus ist die Wasserrückresorption in den Nieren gestört, sodass die Nieren den Harn nicht ausreichend konzentrieren können. Die Urinmenge kann bis zu 25 l Urin täglich betragen.

Wasserrückresorption in den Nieren gestört.

Ursachen und Einteilung

❸ Zu unterscheiden sind:

Zentraler Diabetes insipidus: Es besteht ein Mangel an ADH (= Antidiuretisches Hormon = Adiuretin = Vasopressin), das im Hypothalamus produziert und im Hypophysenhinterlappen freigesetzt wird. Ursache können ein Tumor, eine Operation oder Verletzung bzw. eine Entzündung im Bereich von Hypothalamus und Hypophyse sein. In einigen Fällen liegt auch eine dominante Vererbung oder Autoantikörper gegen ADH-produzierende Zellen als Ursache zu Grunde.

Nephrogener Diabetes insipidus: Die Nieren sprechen auf das ausreichend produzierte ADH nicht an. Ursachen sind verschiedene Nierenerkrankungen oder eine rezessiv vererbte Störung.

Unterscheide: Zentraler und nephrogener Diabetes insipidus.

Symptome
- Polyurie (5–25 l/ Tag), Nykturie
- Polydipsie (verstärkter Durst) mit vermehrter Flüssigkeitsaufnahme auf Grund des massiven Flüssigkeitsverlustes
- Fehlende Harnkonzentrierung
- Exsikkose bei unzureichender Flüssigkeitszufuhr

Diagnostik

Die fehlende Harnkonzentrierung wird über das spezifische Gewicht des Urins gemessen.

Im **Durstversuch** wird ein Diabetes insipidus festgestellt: Die Patienten dürfen für einen bestimmten Zeitraum keine Flüssigkeit aufnehmen. Beim Gesunden kommt es zu einer starken Urinkonzentrierung; bei einem Diabetes insipidus bleibt sie aus. Wird dann eine Testdosis ADH verabreicht, nimmt die

- *Durstversuch*
- *MRT, CT.*

Urinkonzentration beim zentralen Diabetes insipidus zu. Bei der nephrogenen Form kommt es zu keiner Veränderung, da die Nieren auf diese Testdosis nicht ansprechen. Weiterhin kann die ADH-Konzentration im Blut bestimmt werden. Ein Tumor der Hypophyse oder des Hypothalamus wird im CT und MRT lokalisiert.

Therapie

Beim zentralen und beim nephrogenen Diabetes insipidus wird versucht, die auslösende Ursache zu beheben. Ist dies nicht möglich, kann beim zentralen Diabetes insipidus ein ADH-Analogon (Desmopressin als Minirin®) über die Nasenschleimhaut gegeben werden. Bei der nephrogenen Form kann ein Therapieversuch mit Thiaziddiuretika und nichtsteroidalen Antiphlogistika unternommen werden.

- Auslösende Ursache beheben
- Zentrale Form: ADH-Analogon
- Nephrogene Form: Thiaziddiuretika, Antiphlogistika.

Patienten benötigen Notfallausweis.

Pflege

Die Patienten müssen ausreichend trinken und sollten auf Kaffee, Tee und Alkohol verzichten, da diese Getränke einen diuretischen Effekt haben. Außerdem sollten sie immer einen **Notfallausweis** bei sich tragen.

? Übungsfragen

❶ Welche Tumoren können an der Hypophyse auftreten?

❷ Wie entsteht eine Hypophysenvorderlappeninsuffizienz?

❸ Was ist der Unterschied zwischen einem zentralen und einem nephrogenen Diabetes insipidus?

8.2 Erkrankungen der Schilddrüse

Die Schilddrüse produziert die Hormone Trijodthyronin (T_3) und Thyroxin (T_4), wofür Jod benötigt wird. Diese Hormone sind beim Kind und Jugendlichen wichtig für das gesunde Wachstum, beim Erwachsenen beeinflussen sie zahlreiche Stoffwechselprozesse. Bei Erkrankungen der Schilddrüse werden abhängig von der Hormonproduktion folgende Stoffwechsellagen unterschieden:

T_3, T_4 beeinflussen Wachstum und zahlreiche Stoffwechselprozesse.

3 Stoffwechsellagen:

- **Euthyreose:** Hormonspiegel im Blut ist normal
- **Hypothyreose:** Hormonspiegel im Blut ist erniedrigt
- **Hyperthyreose:** Hormonspiegel im Blut ist erhöht.

❶ Unabhängig von der Hormonproduktion kann die Schilddrüse normal groß, vergrößert oder verkleinert sein. Eine vergrößerte Schilddrüse wird als **Struma** (Kropf) bezeichnet.

8.2.1 Euthyreote Struma

Bei der euthyreoten Struma ist die Schilddrüse vergrößert (Struma, Kropf), während die Hormonproduktion normal ist. Je nach Größe der Struma werden vier Stadien unterschieden:

4 Stadien je nach Größe.

Ia	Normal große Schilddrüse mit knotiger Veränderung
Ib	Struma, die nur bei zurückgelegtem Kopf sichtbar ist
II	Struma, die auch bei normaler Kopfhaltung sichtbar ist
III	Ausgeprägte Struma, die Nachbarorgane (s.u.) einengt bzw. verdrängt.

Tab. 8.1 Stadien der Strumagröße.

Ursache
Bis zu 30% der deutschen Bevölkerung erkranken an einer mehr oder weniger stark ausgeprägten euthyreoten Struma. Die Ursache liegt in einer zu geringen Aufnahme von Jod mit der Nahrung und dem Trinkwasser. Werden weniger als 150–200 µg Jod am Tag aufgenommen, kommt es zu einer Störung der Hormonproduktion. Die Schilddrüse wird verstärkt durch Hypothalamus und Hypophyse aktiviert. Dadurch kommt es zur Hypertrophie ihrer Zellen.

Jodmangel.

Symptome
Symptome werden durch die vergrößerte Schilddrüse hervorgerufen: Dem Patienten fällt ein verdickter Hals auf, der Hemdkragen lässt sich nicht mehr schließen. Die Schilddrüse wächst jedoch nicht nur nach außen hin sichtbar, sondern auch nach innen. Hier engt sie u.U. Luft- und Speiseröhre ein, sodass Dyspnoe und Schluckbeschwerden auftreten. Auch Blutgefäße des Halses können komprimiert werden. Durch den Jodmangel werden weiterhin Wachstumsfaktoren (EGF, IGF I) innerhalb der Schilddrüse aktiviert, die eine Hyperplasie der Schilddrüsenzellen hervorrufen. Bei lang bestehender Jodmangel-Struma kann es zu deren Autonomie kommen, d.h. dass unabhängig vom TSH-Einfluss Schilddrüsenhormone produziert werden.

- Dicker Hals
- Evtl. Dyspnoe, Schluckbeschwerde, Komprimierung von Gefäßen.

Diagnostik
Eine Struma kann getastet werden. Im Ultraschall sind ihre genaue Größe und Form, die Beziehung zu den Nachbarorganen sowie gewebliche Veränderungen (z.B. Zyste, Knoten) erkennbar. Der Schilddrüsenhormonspiegel, der TSH-Basalwert sowie der TRH-Test sind normal.

- Sonographie
- T_3, T_4, TSH, TRH normal.

TRH-Test

Im Hypothalamus wird TRH (Thyreotropin-Releasing-Hormon) gebildet, das den Hypophysenvorderlappen anregt, TSH (Thyreoidea-Stimulierendes Hormon) auszuschütten. TSH wiederum stimuliert die Schilddrüsenfunktion. Wird dem Patienten TRH i.v. gespritzt, so steigt die TSH-Produktion über den Normalbereich hinaus an. Ein fehlender Anstieg spricht für eine Hyperthyreose mit Unterdrückung des TSH durch die vermehrten peripheren Hormone im Regelkreis; ein überschießender Anstieg weist umgekehrt auf eine Hypothyreose hin.

Merke

> Jede karzinomverdächtige Veränderung in der Schilddrüse, z. B. ein einzelner Knoten, muss punktiert und das entnommene Gewebe zytologisch oder histologisch untersucht werden.

Bei Karzinomverdacht Punktion.

Therapie

Medikamentöse Therapie

Zur Strumatherapie wird Jodid allein oder in Kombination mit Thyroxin eingesetzt. Bei einer kleinen Struma werden trotz des normalen Hormonspiegels Hormone substituiert (Euthyrox®). Die Schilddrüse wird so entlastet und verkleinert sich meist wieder. Diese Therapie dauert etwa ein Jahr. Danach erhalten die Patienten Jodid, um einer erneuten Struma vorzubeugen.

- Hormonsubstitution
- Subtotale Strumektomie
- Radiojodtherapie
- Prophylaxe: Jodid.

Operative Therapie

Große oder autonome Strumen werden operiert, wobei ein kleiner Rest Schilddrüsengewebe belassen wird (*subtotale Strumektomie*). Ist ein Patient inoperabel, kann eine große Struma auch durch eine Radiojodtherapie verkleinert werden.

Radiojodtherapie

Besteht ein erhöhtes Operationsrisiko oder eine Rezidivstruma wird eine Radiojodtherapie durchgeführt: Die Patienten schlucken hierzu radioaktives Jod (^{131}J), welches ausschließlich in der Schilddrüse gespeichert wird. Die radioaktive Strahlung des Jods zerstört das Schilddrüsengewebe. Die Belastung für die Umgebung ist gering, da die Strahlung mit zunehmender Entfernung rasch abnimmt.

8.2.2 Hyperthyreose

Bei einer Hyperthyreose (Schilddrüsenüberfunktion) werden übermäßig Schilddrüsenhormone produziert. Sie führt zu einer starken Aktivierung zahlreicher Stoffwechselprozesse, die den gesamten Organismus betreffen.

Schilddrüsenüberfunktion.

Ursache

Die häufigste Ursache der Hyperthyreose ist eine **Schilddrüsenautonomie**. Die Schilddrüse produziert dabei unabhängig von der Steuerung durch Hypothalamus und Hypophyse Hormone. Dies kann innerhalb der Schilddrüse in gut abgrenzbaren Knoten, sog. **Adenomen**, geschehen oder auch diffus das gesamte Schilddrüsengewebe betreffen. Der Schilddrüsenautonomie liegt meist eine Struma bei Jodmangel zu Grunde. Weiterhin kann eine Hyperthyreose durch Autoantikörper gegen TSH-Rezeptoren (TRAK) hervorgerufen werden, die die Synthese von Schilddrüsenhormonen anregen. Diese Erkrankung heißt **M. BASEDOW**.

Seltenere Ursachen sind eine Schilddrüsenentzündung *(Thyreoiditis)*, ein Schilddrüsenkarzinom oder eine ungewollte Überdosierung von Schilddrüsenhormonen im Rahmen einer Therapie.

- Schilddrüsenautonomie durch Jodmangelstruma, Adenom
- M. BASEDOW
- Selten: Schilddrüsenkarzinom, Schilddrüsenentzündung, Überdosierung von Schilddrüsenhormonen.

Symptome

Die Symptome einer Hyperthyreose leiten sich v.a. von den Wirkungen ihrer Hormone ab:
- Struma bei 70–90 % der Patienten
- Psychische Veränderungen wie Nervosität, Unruhe, Schlaflosigkeit
- Tachykardie, manchmal Herzrhythmusstörungen; erhöhtes Herzzeitvolumen mit großer Blutdruckamplitude (Spanne zwischen systolischem und diastolischem RR-Wert)
- Gewichtsverlust, obwohl die Patienten auf Grund des erhöhten Energiebedarfs oft Heißhunger haben
- Gesteigerte Stuhlfrequenz, Neigung zu Durchfall
- Wärmeintoleranz mit warmer, feuchter Haut
- Weiches, dünnes Haar
- Beim M. BASEDOW kommt es häufig zusätzlich zu einer **endokrinen Orbitopathie** mit Exophthalmus (Hervortreten des Augapfels aus der Augenhöhle), seltenem Lidschlag und Verschlechterung des Sehvermögens. Seltener tritt ein prätibiales Myxödem auf (Gewebeschwellung vor dem Schienbein).

Bei Patienten über 60 Jahren verläuft eine Hyperthyreose häufig weniger deutlich mit z.T. unspezifischen Symptomen wie Gewichtsverlust, Herzrhythmusstörungen, Herzinsuffizienz bzw. depressiven Verstimmungen. Sie wird deshalb meist erst spät diagnostiziert.

- Struma
- Nervosität, Unruhe
- Tachykardie
- Heißhunger
- Wärmeintoleranz.

Patienten > 60 Jahre geringe Symptome.

Diagnostik

Die Spiegel der Schilddrüsenhormone im Blut sind erhöht, das TSH erniedrigt. Im TRH-Test steigt die TSH-Produktion durch die Hypophyse nur unwesentlich an. Beim M. BASEDOW sind Autoantikörper gegen das Schilddrüsengewebe nachweisbar.

- T_3 ↑, T_4 ↑, TSH ↓
- Szintigraphie
- Bei M. BASEDOW: Autoantikörper im Blut ↑.

Die **Szintigraphie** der Schilddrüse stellt die Aufnahme und Verteilung einer radioaktiven Substanz in der Drüse bildlich dar; mit diesem Funktionstest lässt sich bei niedrigem TSH-Spiegel die Autonomie des Gewebes nachweisen.

Therapie

- Thyreostatika
- Subtotale Strumektomie
- Adenomausschälung
- Radiojodtherapie.

Um eine euthyreote Stoffwechsellage herzustellen, wird die Synthese von Schilddrüsenhormonen durch Thyreostatika (z. B. Thiamazol als Favistan®) blockiert oder die Jodaufnahme in die Schilddrüse gehemmt (Perchlorat als Irenat®). Daran sollte sich nach Möglichkeit die operative Entfernung der Schilddrüse anschließen, bei der ein Rest Gewebe belassen wird. Einzelne Adenome als Ursache einer Hyperthyreose werden aus der Schilddrüse operativ ausgeschält. Bei kleineren Strumen, beim M. BASEDOW oder bei Kontraindikationen für eine Operation kann auch eine Radiojodtherapie durchgeführt werden.

Komplikationen

Thyreotoxische Krise bei Gabe jodhaltiger Medikamente und Rö-Kontrast-Mittel.

Betroffene Patienten sind bei versehentlicher Gabe jodhaltiger Medikamente oder Röntgenkontrastmittel durch eine **thyreotoxische Krise** gefährdet. Ihre Symptome sind erheblich stärker ausgeprägt als die der Hyperthyreose: Hohes Fieber, ausgeprägte Tachykardie und ein Erregungszustand mit möglichem Übergang in ein Koma werden durch die erhöhte Stoffwechselaktivität verursacht. Die Patienten sind vital bedroht und müssen auf der Intensivstation behandelt werden. Neben einer symptomatischen Therapie (Flüssigkeits-, Elektrolyt- und Kalorienersatz, β-Blocker, Temperatursenkung) wird Thiamazol gegeben, um die weitere Hormonsynthese zu hemmen.

8.2.3 Hypothyreose

Schilddrüsenunterfunktion.

Eine Hypothyreose (Schilddrüsenunterfunktion) ist durch unzureichende Produktion von Schilddrüsenhormonen gekennzeichnet. Es wird eine primäre von einer sekundären Form unterschieden: Bei der **primären Hypothyreose** liegt die Störung in der Schilddrüse selbst. Die seltene **sekundäre Hypothyreose** tritt im Rahmen einer Hypophysenvorderlappeninsuffizienz auf, bei der zu wenig TSH ausgeschüttet wird.

Ursachen

- HASHIMOTO-Thyreoiditis
- Radikale Strumektomie, Radiojodtherapie
- Überdosierung von Thyreostatika
- Angeboren.

Ursache einer Hypothyreose ist häufig eine vorausgegangene Schilddrüsenentzündung, eine sog. HASHIMOTO-**Thyreoiditis**, bei der durch die andauernde Entzündung Schilddrüsengewebe durch Bindegewebe ersetzt wird. Weitere Ursachen sind radikale Strumektomie, Radiojodtherapie, Überdosierung von Thyreostatika oder eine angeborene Hypothyreose.

Symptome

❷ Entgegengesetzt zur Hyperthyreose treten bei der Hypothyreose auf:
- Müdigkeit, Antriebsschwäche, Verlangsamung, allgemeines Desinteresse
- Bradykardie, Herzvergrößerung mit Herzinsuffizienz
- Arteriosklerose infolge einer Hypercholesterinämie
- Obstipation
- Kälteempfindlichkeit
- Kühle, blasse, trockene und schuppende Haut sowie trockene und brüchige Haare
- Generalisiertes Myxödem ggf. verbunden mit Gewichtszunahme durch vermehrte Einlagerung von Schleimsubstanzen und Wasser ins Unterhautgewebe
- Raue und heisere Stimme.

- Antriebsschwäche
- Bradykardie
- Obstipation
- Kälteempfindlichkeit.

Diagnostik

❸ Die Spiegel der Schilddrüsenhormone im Blut sind erniedrigt. Bei einer primären Hypothyreose ist das TSH erhöht; wird TRH i.v. gespritzt, steigt das TSH überschießend an. Im Szintigramm ist die Radionuklidspeicherung vermindert oder fehlt ganz. Bei der Hashimoto-Thyreoiditis lassen sich außerdem Autoantikörper (TAK und anti-TPO-Antikörper) nachweisen.

- $T_3 \downarrow$, $T_4 \downarrow$ TSH $\uparrow$, Anstieg von TSH im TRH-Test
- Szintigraphie
- Evtl. Autoantikörper.

Therapie

Lebenslang müssen Schilddrüsenhormone (z. B. Euthyrox®) eingenommen werden.

Einnahme von Schilddrüsenhormonen.

Komplikationen

In sehr seltenen Fällen tritt ein lebensbedrohliches **Myxödemkoma** mit verstärkten Hypothyreosezeichen auf: Hypothermie, Hypoventilation, Bradykardie, Hypotonie, Hypoglykämie und Bewusstseinsstörungen. Die Patienten werden auf der Intensivstation vorsichtig erwärmt und bei Bedarf beatmet. Sie erhalten T_4, Kortikosteroide und Glukose.

Myxödemkoma.

8.2.4 Malignome der Schilddrüse

Malignome der Schilddrüse machen insgesamt 0,5 % aller bösartigen Tumoren aus. Sie werden wie folgt eingeteilt:
- Differenziertes Karzinom: papillär (50–60 %) oder follikulär (20–30 %)
- Undifferenziertes (anaplastisches) Karzinom (5–10 %)
- Medulläres Karzinom, ausgehend von den kalzitoninproduzierenden C-Zellen (ca. 5 %).

Die Karzinomentstehung wird durch genetische Faktoren und ionisierende Strahlen begünstigt.

- Struma mit hartem Knoten
- Heiserkeit, Schluck-, Atembeschwerden
- Schmerzen.

Symptome und Komplikationen

Die Patienten haben häufig eine Struma, innerhalb derer sich ein harter Knoten tasten lässt. Im fortgeschrittenen Stadium kann der Tumor so weit ausgedehnt sein, dass die Patienten durch Infiltration des zum Kehlkopf ziehenden N. recurrens heiser sind. Sie können Schluckbeschwerden sowie Schmerzen im Hals-, Ohr- oder Hinterhauptsbereich haben. Mitunter sind Lymphknotenmetastasen am Hals und oberhalb der Klavikula tastbar. Metastasen finden sich auch in der Lunge und im Skelett.

- Sonographie, Szintigraphie: kalter Knoten
- Feinnadelpunktion, u. U. OP.

Diagnostik

Sonographie und Szintigraphie stützen die Diagnose. Szintigraphisch imponiert ein Karzinom meist als **kalter Knoten**, in dem radioaktives Jod nicht gespeichert wird. Jeder Verdacht muss definitiv durch eine Feinnadelpunktion und – falls das nicht ausreicht – durch eine Operation abgeklärt werden. Weiterhin werden CT und/oder MRT der Halsregion durchgeführt.

- OP
- Hochdosierte Radiojodtherapie, evtl. Strahlentherapie
- Postoperativ: Hochdosiert Schilddrüsenhormone.

Therapie

Schilddrüse und regionale Lymphknoten werden radikal chirurgisch entfernt. Daran schließt sich eine hochdosierte Radiojodtherapie mit ^{131}J an, um möglichst alle noch bestehenden jodspeichernden Schilddrüsenreste sowie Metastasen zu zerstören. Bei undifferenzierten Tumoren, die meist kein Jod speichern, wird statt einer Radiojodtherapie eine perkutane Strahlenbehandlung durchgeführt.

Postoperativ erfolgt in jedem Fall eine hochdosierte Behandlung mit Schilddrüsenhormonen, um die TSH-Sekretion der Hypophyse zu unterdrücken, da TSH ein Wachstumsreiz für die Tumorzellen ist. Weiterhin wird so die auf Grund der Operation bestehende Hypothyreose ausgeglichen. Kontrolluntersuchungen finden alle sechs Monate statt. Thyreoglobulin dient als Tumormarker. Sein Anstieg deutet auf ein Rezidiv oder Metastasen hin.

8.3 Erkrankungen der Nebenschilddrüsen

Die vier Nebenschilddrüsen *(Epithelkörperchen)*, an der Rückseite der Schilddrüse gelegen, schütten bei erniedrigtem Ca^{2+}-Spiegel im Blut Parathormon (PTH) aus. PTH mobilisiert Ca^{2+} aus den Knochen und vermindert dessen Ausscheidung über die Nieren, sodass der Ca^{2+}-Spiegel im Blut steigt.

8.3.1 Hyperparathyreoidismus

Wird von den Nebenschilddrüsen zu viel Parathormon gebildet, liegt ein Hyperparathyreoidismus vor.

Parathormon im Blut ↑.

Ursachen
Zu unterscheiden sind ein primärer von einem sekundären Hyperparathyreoidismus: Der **primäre Hyperparathyreoidismus** wird meist durch ein Adenom (85%), eine allgemeine Vergrößerung *(Hyperplasie)* der Nebenschilddrüsen (15%) oder sehr selten durch ein Karzinom (≤ 1%) verursacht. Der **sekundäre Hyperparathyreoidismus** wird durch einen erniedrigten Ca^{2+}-Spiegel (☞ 7.5.4) im Blut hervorgerufen. Daraufhin wird reaktiv vermehrt PTH ausgeschüttet, um den Ca^{2+}-Spiegel wieder anzuheben.

- Primäre Form: Adenom, Hyperplasie, Karzinom
- Sekundäre Form: Ca^{2+} ↓.

Symptome und Diagnostik
❹ Ungefähr die Hälfte der Patienten hat keinerlei Beschwerden. Häufig wird ein Hyperparathyreoidismus zufällig auf Grund der Hyperkalzämie diagnostiziert. Die klassischen Symptome sind »Bein-, Stein- und Magenpein«:
- »Steinpein«: Nierensteine auf Grund des erhöhten Ca^{2+}-Spiegels und der damit verbundenen höheren Ca^{2+}-Ausscheidung
- »Beinpein«: Wirbelsäulen- und Gliederschmerzen durch den gesteigerten Knochenabbau
- »Magenpein«: Obstipation, Übelkeit, Gewichtsabnahme, Magengeschwüre, selten Pankreatitis
- Depressive Verstimmungen, rasche Ermüdbarkeit.

Beim sekundären Hyperparathyreoidismus treten zusätzlich Symptome der Grunderkrankung auf.

»Bein-, Stein-, Magenpein«.

Diagnostik
PTH und Ca^{2+} im Blut sind erhöht, während der Phosphatspiegel erniedrigt ist. Eine erhöhte alkalische Phosphatase weist auf einen erhöhten Knochenstoffwechsel hin. Ein Adenom wird mittels Sonographie lokalisiert. Im Zweifelsfall wird zusätzlich ein CT oder MRT durchgeführt.

- PTH ↑, Ca^{2+} ↑, Phosphat ↓, AP ↑
- Sonographie, evtl. CT.

Therapie
Adenomatös vergrößerte Nebenschilddrüsen werden operativ entfernt. Sind alle vier Nebenschilddrüsen hyperplastisch, werden drei entfernt und die vierte auf den Unterarm verpflanzt. Hier ist sie dann bei einer eventuell notwendigen zweiten Operation leicht und komplikationslos aufzufinden.

Operation.

Komplikationen
Ein Hyperparathyreoidismus kann jederzeit und ohne besondere Vorboten eine lebensgefährliche **hyperkalzämische Krise** (☞ 7.5.4) verursachen.

Hyperkalzämische Krise.

8.3.2 Hypoparathyreoidismus

Wird vom Organismus zu wenig PTH gebildet liegt ein Hypoparathyreoidismus vor. Am häufigsten ist ein Hypoparathyreoidismus Folge einer Schilddrüsenoperation, bei der die Nebenschilddrüsen geschädigt oder versehentlich entfernt wurden.

- PTH im Blut ↓
- Schädigung der Nebenschilddrüsen durch OP im Halsbereich.

Symptome
Auf Grund des niedrigen Ca^{2+} ist die Erregbarkeit von Muskeln und Nerven erhöht. Es kommt zur sog. **Tetanie** mit Muskelkrämpfen (typisch: Pfötchenstellung der Hände) und Parästhesien (Missempfindungen der Haut ohne äußeren Reiz). Langfristig treten Haar- und Nagelwuchsstörungen, Katarakt (grauer Star), Osteosklerose (Verdichtung des Knochengewebes mit verminderter Elastizität), erhöhte Reizbarkeit und depressive Verstimmungen auf.

- Tetanie
- Haar- und Nagelwuchsstörungen
- Katarakt
- Osteosklerose
- Psychische Veränderungen.

Diagnostik
Im Blut sind typischerweise PTH, Ca^{2+} und Magnesium (Mg^{2+}) erniedrigt, während der Phosphatspiegel erhöht ist.

PTH ↓, Ca^{2+} ↓, Mg^{2+} ↓, Phosphat ↑.

Therapie
Langfristig wird ein Hypoparathyreoidismus mit Vitamin D und Ca^{2+} oral therapiert. Der Kalziumspiegel muss regelmäßig kontrolliert werden (Therapie der Tetanie ☞ 7.5.4).

Vitamin D, Ca^{2+} oral.

Übungsfragen
1. Was ist eine Struma?
2. Wie unterscheidet sich eine Hyperthyreose von einer Hypothyreose?
3. Welche Laborwerte sind bei einer Hyper- bzw. Hypothyreose verändert?
4. Was sind die typischen Symptome eines Hyperparathyreoidismus?
5. Was ist eine Tetanie?

8.4 Erkrankungen der Nebenniere

Die Nebenniere besteht aus einem Rinden- und einem Markanteil, in denen unterschiedliche Hormone gebildet werden. Im **Nebennierenmark** (NNM) werden die Katecholamine Adrenalin und Noradrenalin gebildet. Die **Nebennierenrinde** (NNR) produziert in ihren drei Zonen jeweils Steroide (Zonen von außen nach innen):

Nebennierenmark: Katecholamine.

- Mineralokortikoide (z. B. Aldosteron) in der *Zona glomerulosa*
- Kortikosteroide (z. B. Kortisol) in der *Zona fasciculata*
- Androgene (z. B. Dehydroepiandrosteron) in der *Zona reticularis*.

Als Folge einer erhöhten oder erniedrigten Hormonproduktion treten verschiedene Krankheitsbilder auf.

Nebennierenrinde:
- Mineralokortikoide
- Kortikosteroide
- Androgene.

8.4.1 CUSHING-Syndrom

Beim CUSHING-Syndrom (Hyperkortisolismus) werden vermehrt Kortikosteroide, überwiegend Kortisol, gebildet oder von außen zugeführt.

Kortikosteroide im Blut ↑.

Ursachen

❶ Ursache ist eine vermehrte Produktion oder Zufuhr von Kortisol oder ACTH:
- Exogenes bzw. iatrogenes CUSHING-Syndrom durch Langzeitbehandlung mit Kortikosteroiden (am häufigsten)
- Zentrales Cushing-Syndrom (= eigentlicher M. CUSHING): Ein Mikroadenom im Hypophysenvorderlappen produziert überschießend ACTH → Stimulation der Nebennierenrinde → Nebennierenrindenhyperplasie mit vermehrter Kortisolproduktion
- Paraneoplastische ACTH-Sekretion durch einen Tumor, z. B. ein Bronchialkarzinom (☞ 4.7) oder ein Karzinoid
- Kortisolproduzierender Tumor der Nebennierenrinde.

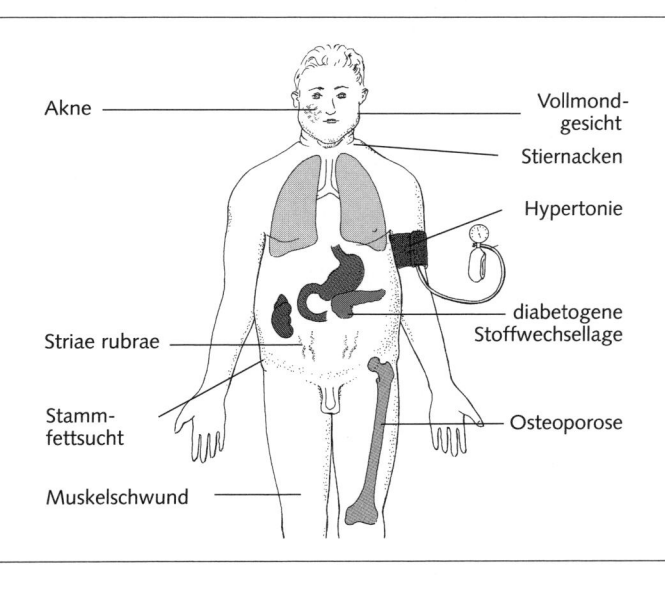

Abb. 8.2 Symptome bei CUSHING-Syndrom. [A400]

Abzuleiten von den Wirkungen der Kortikosteroide.

Symptome
❷ Das klinische Bild eines CUSHING-Syndroms wird durch die Wirkung der Kortikosteroide auf die verschiedenen Gewebe und Zellen hervorgerufen (☞ Abb. 8.2):
- Fettstoffwechsel: Umverteilung des Fettgewebes mit sog. Vollmondgesicht, Stiernacken und Stammfettsucht; Hypercholesterinämie
- Osteoporose (☞ 10.2.1), Muskelschwund, Adynamie, da Kortikosteroide dem Eiweißaufbau *(Anabolismus)* entgegenwirken
- Diabetogene Stoffwechsellage mit erhöhtem Blutzucker, da Kortisol zu den Gegenspielern des Insulins gehört
- Haut: Akne, Furunkel, Ulzera, Striae rubrae (dunkelrote Streifen auf Grund der Bindegewebsschwäche der Haut)
- Hypertonie (☞ 2.4.1)
- Bei Frauen: männlicher Behaarungstyp, Zyklusstörungen (durch androgene Begleitwirkung)
- Psychische Veränderungen, z. B. Depressionen.

Diagnostik
Die Diagnose wird über das klinische Bild sowie über die pathologischen Blutwerte gestellt: Leuko-, Thrombo-, Erythrozyten ↑, Lymphozyten ↓, eosinophile Granulozyten ↓. Das Kortisol in Blut und Urin ist erhöht.

- Leuko-, Thrombo-, Erythrozyten ↑, Lymphozyten ↓, eosinophile Granulozyten ↓, Kortisol ↑
- Dexamethason-Hemmtest
- CRH-Stimulationstest
- CT, MRT.

Dexamethason-Hemmtest
Der Dexamethason-Hemmtest ist pathologisch: Der Patient nimmt um Mitternacht 2 mg Dexamethason ein. Das um 8.00 Uhr bestimmte Kortisol im Blut ist im Gegensatz zum Gesunden nicht supprimiert (vermindert).

CRH-Stimulationstest
Der CRH-Stimulationstest dient dazu, ein zentrales CUSHING-Syndrom von einem Nebennierentumor oder einer paraneoplastischen ACTH-Sekretion zu unterscheiden. CRH wird intravenös gespritzt. Beim zentralen CUSHING-Syndrom steigt ACTH an. Dies wird bei einem Tumor der Nebennierenrinde sowie beim paraneoplastischen CUSHING-Syndrom nicht beobachtet, da hierbei die Hypophysenfunktion intakt ist und ihre Reaktion deshalb durch die bereits stark erhöhten Steroid- bzw. ACTH-Spiegel unterdrückt wird.

CT, MRT
CT und MRT von Schädel bzw. Nebennieren lokalisieren das Adenom oder den Tumor genau.

Therapie

Bei Tumoren der Nebennierenrinde wird die betroffene Nebenniere operativ entfernt. Postoperativ erhält der Patient Steroide bis die noch vorhandene, zunächst jedoch atrophische Nebenniere ihre Funktion aufgenommen hat. Ein Tumor der Hypophyse wird ebenfalls operiert. Bei paraneoplastischer ACTH-Produktion muss der Primärtumor behandelt werden.

- Operation
- Postoperativ vorübergehend Gabe von Steroiden.

8.4.2 Hyperaldosteronismus

Produziert die Nebennierenrinde vermehrt Mineralokortikoide, vor allem Aldosteron, kommt es zum Hyperaldosteronismus. Zur Erinnerung: Aldosteron fördert in der Niere die Rückresorption von Na^+ und Wasser sowie die Ausscheidung von K^+ und H^+.

Mineralokortikoide im Blut ↑.

Ursachen

Es werden primärer und sekundärer Hyperaldosteronismus unterschieden. Die **primäre Form**, das sog. Conn-Syndrom, wird in 80 % der Fälle durch ein Aldosteron-produzierendes Adenom der Nebennierenrinde hervorgerufen, seltener durch eine allgemeine Hyperplasie der Nebennierenrinde. Die **sekundäre Form** wird durch eine übermäßige Stimulation des Renin-Angiotensin-Systems verursacht (die Aldosteronsekretion wird durch Angiotensin II stimuliert), z. B. bei Mangeldurchblutung der Niere infolge einer Nierenarterienstenose (☞ 2.4.1) oder einer ausgeprägten Herzinsuffizienz.

- Primäre Form = Conn-Syndrom: Adenom, Hyperplasie
- Sekundäre Form: Stimulation des Renin-Angiotensin-Systems.

Symptome

Leitsymptom ist eine Hypertonie mit ihren Folgeschäden (☞ 2.4.1). Daneben treten eine metabolische Alkalose (☞ 7.4.1) und eine Hypokaliämie (☞ 7.5.3) mit ihren typischen Symptomen auf wie Muskelschwäche, Obstipation, EKG-Veränderungen, Polyurie, Polydipsie.

- Hypertonie
- Metabolische Alkalose
- Hypokaliämie.

Diagnostik

Der K^+-Spiegel ist vermindert, während der Na^+-Spiegel erhöht ist. In der Blutgasanalyse zeigt sich eine metabolische Alkalose. Beim Conn-Syndrom ist der Reninspiegel erniedrigt, beim sekundären Hyperaldosteronismus hingegen erhöht. Ein Adenom der Nebennierenrinde wird mit Hilfe von Sonographie, CT, MRT und Szintigraphie der Nebennieren lokalisiert.

- Blut: K^+ ↓, Na^+ ↑, Renin ↑ / ↓
- Metabolische Alkalose
- Sonographie, CT, MRT, Szintigraphie.

Therapie
Beim Adenom der Nebennierenrinde wird die Nebenniere operativ entfernt. Eine Nebennierenrindenhyperplasie wird konservativ mit Aldosteronantagonisten (z. B. Spironolakton als Aldactone®) und Antihypertensiva behandelt. Beim sekundären Hyperaldosteronismus erfolgt nach Möglichkeit eine Behandlung der Grundkrankheit.

- Operation
- Aldosteronantagonisten
- Antihypertensiva.

8.4.3 Nebennierenrindeninsuffizienz
Bei der Nebennierenrindeninsuffizienz (Unterfunktion der Nebennierenrinde, Hypokortisolismus) werden zu wenig Steroidhormone (v.a. Aldosteron, Kortisol) produziert.

Steroidmangel.

Ursachen
❸ Bei der **primären Form**, dem sog. **M. Addison,** ist das Nebennierenrindengewebe geschädigt. Gluko- und Mineralokortikoide sind vermindert, der ACTH-Spiegel ist erhöht. Als Ursachen kommen in Frage:

Primäre Form: M. Addison.

- Autoimmunerkrankung (70 %), bei der Autoantikörper die Nebennierenrinde zerstören
- Infektionskrankheiten wie Tuberkulose, AIDS, Zytomegalie (☞ 11.2.4)
- Metastasen in der Nebennierenrinde
- Akute Blutungen in die Nebennierenrinde.

❸ Bei der **sekundären Form** liegt die Störung im Hypothalamus oder Hypophysenvorderlappen. ACTH und damit auch die Kortikosteroide sind erniedrigt. Eine weitere Ursache kann eine Langzeitbehandlung mit Kortikosteroiden sein. Die Mineralokortikoide sind bei der sekundären NNR-Insuffizienz nur gering betroffen. Dafür findet man oft auch Störungen anderer Hypophysenfunktionen (Hypophysenvorderlappeninsuffizienz ☞ 8.1.2).

Sekundäre Form:
- Störung in Hypothalamus oder Hypophyse
- Langzeitbehandlung mit Kortikosteroiden.

Symptome
Klinische Symptome treten meist erst auf, wenn bereits 90 % der Nebennierenrinde zerstört sind. Die Patienten sind schwach und ermüden rasch; sie leiden unter Übelkeit, verlieren an Gewicht und haben einen niedrigen Blutdruck. Haut und Schleimhäute sind bei der primären Form braun pigmentiert, da ACTH auch eine Melanozyten-stimulierende Wirkung hat.

- Müdigkeit, Gewichtsverlust, Übelkeit
- Hypotonie
- Bronzefarbene Haut.

Diagnostik
Im Blut ist der Kortisolspiegel erniedrigt. Je nach Ursache der Nebenniereninsuffizienz ist der ACTH-Spiegel erhöht (primäre Form) oder erniedrigt (sekundäre Form). Bei einem Mangel an Mineralokortikoiden ist der Na^+-Spiegel im Serum erniedrigt, während K^+ erhöht ist.

Kortisol ↓, ATCH ↓/↑
- ACTH-Kurztest
- Sonographie
- Röntgen, CT
- Angiographie.

Mit Hilfe des **ACTH-Kurztestes** kann eine primäre von einer sekundären Nebenniereninsuffizienz unterschieden werden: ACTH wird intravenös verabreicht. Bei der primären Form bleibt der Kortisolspiegel im Blut unverändert, da die Nebennierenrinde keine Kortikosteroide produzieren kann. Bei der sekundären Form steigt er an, da die Nebennierenrinde vermehrt stimuliert wird. Differenzialdiagnostisch erfolgt auch ein CRH-Test.

Um die Ursache der Nebenniereninsuffizienz festzustellen, wird nach Autoantikörpern gesucht. An bildgebenden Verfahren werden je nach Verdacht eine Sonographie, Abdomen-Leeraufnahme, ein CT und evtl. eine Angiographie durchgeführt.

Therapie

Die fehlenden Kortikosteroide werden entsprechend dem tageszeitlichen Rhythmus der Kortisolausschüttung ersetzt (höchste Dosis am Morgen). Bei Operationen, Infekten u.a. Belastungssituationen erhalten die Patienten eine höhere Dosierung. Bei der primären Form werden zusätzlich die fehlenden Mineralokortikoide ersetzt (z. B. durch Gabe von Fludrokortison als Astonin H®).

Substitution von Kortikosteroiden.

Merke

> Sollen Kortikosteroide bei einer Langzeitbehandlung abgesetzt werden, darf dies nie abrupt geschehen. Die Gabe von Kortikosteroiden hemmt die körpereigene CRH- und ACTH-Produktion. Bei plötzlichem Absetzen besteht die Gefahr einer akuten Nebennierenrindeninsuffizienz, da der Körper die eigene Hormonproduktion nicht so rasch wieder aufnehmen kann. Deshalb muss die Dosis von Kortikosteroiden langsam vermindert werden.

Komplikationen

Eine unerkannte Nebennierenrindeninsuffizienz ist gefährlich, da es bei besonderen Belastungen (z. B. Infekt, Unfall) zur akuten Dekompensation, der **ADDISON-Krise** kommt: Die Patienten sind stark exsikkiert, hypoglykämisch, erbrechen und haben Durchfälle. Die Folge ist ein Schock mit Oligurie und Bewusstseinsstörungen bis hin zum Koma. Die intensivmedizinische Therapie besteht hauptsächlich in der Gabe von Glukose, Volumen und Kortikosteroiden.

ADDISON-Krise in Stresssituationen.

8.4.4 Phäochromozytom

Das Phäochromozytom ist ein Tumor, der die Katecholamine Adrenalin und Noradrenalin sezerniert. In 85 % der Fälle liegt er im Nebennierenmark; 15 % der Phäochromozytome gehen vom Sympathikus (Grenzstrang) aus. Phäochromozytome treten in 10 % der Fälle familiär gehäuft auf.

Tumor in Nebennierenmark oder Sympathikus → Produktion von Adrenalin und Noradrenalin.

Symptome

Da vom Tumor vermehrt Katecholamine sezerniert werden, kommt es zur Gefäßverengung mit nachfolgendem Blutdruckanstieg. Das Phäochromozytom ist für 0,1 % aller Hypertonien verantwortlich. Bei etwa der Hälfte der Patienten treten hypertone Blutdruckkrisen auf, die andere Hälfte hat eine konstante Hypertonie. Während einer Hochdruckkrise klagen die Patienten über Kopfschmerzen, Schwitzen, Herzklopfen und Tremor. Weitere Zeichen sind blasse Haut und Gewichtsverlust auf Grund des gesteigerten Energieumsatzes durch die Katecholaminwirkung.

- Hypertonie, hypertone Blutdruckkrisen
- Blasse Haut
- Gewichtsverlust.

Diagnostik

- Im Routinelabor zeigen sich bei 30 % eine Hyperglykämie mit Glukosurie und eine Leukozytose
- Zur speziellen Diagnostik gehören die Bestimmung der Katecholamine und ihrer Abbauprodukte (Vanillinmandelsäure, Metanephrine) im 24-Sunden-Urin sowie die Messung der Katecholaminspiegel im Blut während einer Hochdruckkrise
- Sonographie, CT oder MRT der Nebennieren lokalisieren das Phäochromozytom. Eine Szintigraphie mit J-MIBG (Metajodbenzylguanidin) dient der Suche nach weiteren Zellen sowie Metastasen des Phäochromozytoms außerhalb der Nebennieren.

- Bestimmung der Katecholamine
- Vanillinmandelsäure im Urin
- Ggf. CT, MRT
- Szintigraphie zur Metastasensuche.

Therapie

Nach Möglichkeit wird der Tumor operativ entfernt. Die Operation beinhaltet ein hohes Risiko der Blutdruckentgleisung, da es bei Berührung des Tumors zu einer starken Katecholaminausschüttung kommt. Präoperativ oder bei inoperablen Patienten werden α-Rezeptoren-Blocker (Phenoxybenzamin) eingesetzt, die den Wirkungsort der Katecholamine blockieren.

- Operation
- α-Blocker.

Komplikationen

- Im Vordergrund steht die Gefahr einer hypertensiven Krise (☞ 2.4.1)
- 10 % aller Phäochromozytome sind bösartig und können metastasieren
- Selten tritt zusammen mit einem Phäochromozytom ein medulläres Schilddrüsenkarzinom (☞ 8.2.4) auf.

? Übungsfragen

① Wodurch kann ein CUSHING-Syndrom hervorgerufen werden?

② Wie äußert sich ein CUSHING-Syndrom?

③ Welche Hormone sind bei einer Nebennierenrindeninsuffizienz vermindert?

④ Wie äußert sich ein Phäochromozytom?

8.5 Diabetes mellitus

Der Diabetes mellitus (Zuckerkrankheit) ist eine chronische Erkrankung, die durch einen Insulinmangel bzw. eine verminderte Insulinwirkung hervorgerufen wird. Man unterscheidet Typ I-, Typ II- und sekundären Diabetes.

Insulinmangel oder Insulinwirkung ↓.

Ursachen und Einteilung

❶ **Typ I-Diabetes** (10%): Die insulinproduzierenden B-Zellen der LANGERHANS-Inseln im Pankreas gehen zu Grunde, sodass es zu einem absoluten Insulinmangel kommt. Als Ursache wird eine Autoimmunerkrankung angenommen. Die Erkrankung tritt meist schon im Jugend- bzw. frühen Erwachsenenalter auf.

❶ **Typ II-Diabetes** (90%): Die Insulinsekretion ist gestört: Anfangs steigt die Insulinkonzentration im Blut nach Kohlenhydrataufnahme verspätet und verzögert an, später ist sie vermindert. Zusätzlich ist die Insulinempfindlichkeit der Zielzellen herabgesetzt, es liegt eine sog. **Insulinresistenz** vor. 80% aller Typ II-Diabetiker sind übergewichtig, was die Entstehung der Stoffwechselstörung begünstigt. Der Typ II-Diabetes mellitus gehört zum sog. metabolischen Syndrom (☞ 9.1).

Unterscheide:
- Typ I-Diabetes
- Typ II-Diabetes
- Sekundärer Diabetes.

Sekundärer Diabetes: Er wird durch andere Grunderkrankungen oder durch Medikamenteneinnahme hervorgerufen, z.B. durch Pankreaserkrankungen (☞ 6.4), endokrine Erkrankungen mit vermehrter Produktion von Hormonen, die dem Insulin entgegenwirken (z.B. M. CUSHING, Akromegalie) oder Medikamente wie Kortikosteroide, Diuretika vom Typ der Benzothiadiazine.

8.5.1 Symptome und Diagnostik des Diabetes mellitus

Symptome
Die Symptome eines Typ I-Diabetes entwickeln sich meist schnell innerhalb von Tagen bis Wochen, während sich ein Typ II-Diabetes schleichend bemerkbar macht:

Typ I → schnell
Typ II → schleichend.

- Allgemeinsymptome wie Leistungsminderung, Müdigkeit
- Vorübergehende Hypoglykämien (Unterzuckerung) mit Heißhunger, Schwitzen, Kopfschmerzen
- Hyperglykämien mit Glukosurie und Polyurie: Der Betroffene hat Durst und trinkt viel, trotzdem kommt es häufig zur Exsikkose und Gewichtsabnahme
- Hauterscheinungen wie Juckreiz, Pilzinfektionen, Furunkel
- Potenzstörungen, Amenorrhoe.

- Nüchtern-Blutzuckerspiegel ↑
- Oraler Glukosetoleranztest
- HbA_{1c}: Kontrolle des BZ der letzten 1–3 Monate.

Diagnostik

Der Nüchtern-Blutzuckerspiegel im Blut ist auf ≥ 126 mg/dl (≥ 7,0 mmol/l) erhöht. Steigt er über 150–180 mg/dl, wird die sog. Nierenschwelle überschritten und Glukose mit dem Urin ausgeschieden *(Glukosurie)*, die dort nachweisbar ist. In Zweifelsfällen (Nüchtern-Blutzucker zwischen 110 und 126 mg/dl) wird ein oraler Glukosetoleranztest durchgeführt.

Oraler Glukosetoleranztest (oGTT)

Vor dem Test muss der Patient über drei Tage mindestens 150 g Kohlenhydrate täglich zu sich nehmen; 10 Stunden vor dem Test bleibt er jedoch nüchtern. Nach Bestimmung des Nüchtern-Blutzuckers trinkt der Patient 75 g Glukose innerhalb von 5 Minuten. 2 Stunden später wird erneut der Blutzucker (BZ) gemessen. Ist der BZ nach 2 Stunden ≥ 200 mg/dl, liegt ein Diabetes mellitus vor. Bei Werten zwischen 140 und 200 mg/dl spricht man von einer *pathologischen Glukosetoleranz*. Der oGTT sollte nicht bei Fieber, nach einem Herzinfarkt oder während der Menstruation durchgeführt werden. Zu beachten ist auch, dass bestimmte Medikamente wie Benzothiadiazine, Kortikosteroide und Östrogene den BZ erhöhen.

Glykohämoglobine (HbA_{1c})

In Abhängigkeit von der BZ-Konzentration liegt ein Teil des Hämoglobins in einer chemischen Bindung mit Glukose vor. Der Anteil dieser Glykohämoglobine am Gesamthämoglobin ist proportional zum durchschnittlichen BZ-Spiegel der vorausgegangenen 1–3 Monate (sog. Blutzuckergedächtnis). Deshalb stellt der HbA_{1c}-Wert einen ausgezeichneten Parameter zur Kontrolle der Stoffwechseleinstellung beim Diabetes dar. Normwert beim Gesunden: ≤ 7%.

8.5.2 Therapie des Diabetes mellitus

Therapieziel

❷ Ziel der Therapie ist eine Normalisierung der BZ-Werte, der Triglyzeridwerte und des Körpergewichtes. Dies gelingt durch Diät, Gabe von oralen Antidiabetika und Insulin. Je nach Schweregrad und Form des Diabetes reicht eine der Maßnahmen aus, oder es können alle drei miteinander kombiniert werden.
Die BZ-Werte sollten im Tagesprofil zwischen 80 und 160 mg/dl gehalten werden. Bei Schwangeren ist eine besonders sorgfältige Überwachung erforderlich, um Schäden des Ungeborenen zu vermeiden. Der BZ soll in dieser Zeit auf niedrige Werte zwischen 60 und 120 mg/dl eingestellt werden, wie sie normalerweise während einer Schwangerschaft zu finden sind.
Wichtig ist auch, den Patienten über die Folgen seiner Erkrankung aufzuklären, damit er Einsicht für Diät und Therapie erhält und deren Umsetzung gewährleistet ist.

- BZ, Triglyzeride, Körpergewicht im Normbereich
- Keine Hypoglykämien.

Diätetische Therapie

Die – meist übergewichtigen – Typ II-Diabetiker sollten gezielt ihr Gewicht reduzieren und ihre Ernährungsgewohnheiten umstellen. Gelingt dies, ist eine weitere medikamentöse Therapie häufig überflüssig. Patienten mit Typ I-Diabetes müssen Nahrungsaufnahme und Insulindosis optimal aufeinander abstimmen.
Grundlage einer Diabetes-Diät ist die Beachtung der Kohlenhydrat- und Fettaufnahme. Dabei müssen Energie- und Nährstoffbedarf des Patienten gedeckt werden. Im Grunde sollte die Ernährung einer vollwertigen Kost entsprechen, mit wenig Anteil von Monosacchariden (Zucker, Weißmehl) und Fett zu Gunsten von Vollkornprodukten sowie frischem Obst und Gemüse. Grobe Richtlinien sind:

- Der tägliche Energiebedarf in Kalorien (kcal) beträgt bei leichter körperlicher Arbeit: Normalgewicht in kg × 32
- Die Nahrungsaufnahme soll sich auf drei Haupt- und drei Zwischenmahlzeiten verteilen
- Die Nahrung sollte folgendermaßen zusammengesetzt sein:
  - 50–60 % der Gesamtkalorien aus Kohlenhydraten; ihre Berechnung erfolgt in Broteinheiten (BE): 1 BE = 12 g Kohlenhydratäquivalent = 25 g Brot
  - 30 % der Gesamtkalorien aus Fett
  - 10–15 % der Gesamtkalorien aus Eiweiß
- Als Getränke eignen sich Mineralwasser und ungesüßte Tees. Keine Limonaden mit normalem Zuckergehalt! Vorsicht bei Alkohol → Gefahr einer Hypoglykämie, da Alkohol die Glukoneogenese (Neubildung von Glukose, z. B. aus Milchsäure = Lactat) in der Leber hemmt

- Gewichtsreduktion (Typ II)
- Kohlenhydrataufnahme beachten
- Vollwertige Ernährungsweise.

- Regelmäßige körperliche Aktivität senkt den Blutzuckerspiegel. Starke körperliche Belastung muss bei der Insulindosierung berücksichtigt werden.

Orale medikamentöse Therapie

Da Typ II-Diabetiker einen relativen Insulinmangel haben, kann der Insulinspiegel durch Medikamente angehoben werden. Bei Typ I-Diabetikern ist dies auf Grund des absoluten Insulinmangels nicht möglich.

Möglich bei Typ II-Diabetikern:
- *Biguanide*
- *Sulfonylharnstoffe*
- *Glitazone*
- *Hemmstoffe der KH-Resorption.*

- **Biguanide** (Metformin als Glucophage®) verzögern die Kohlenhydratresorption aus dem Darm, fördern die Glukoseaufnahme in die Muskulatur, hemmen die Glukoneogenese in der Leber und erleichtern die Gewichtsabnahme, da sie den Appetit senken. *Nebenwirkungen:* Lebensgefährliches laktatazidotisches Koma, wenn Gegenanzeigen nicht beachtet werden, Magen-Darm-Beschwerden
- **Sulfonylharnstoffe** (Glibornurid als Glutril®, Glibenclamid als Euglucon®) stimulieren die Insulinausschüttung des Pankreas und wirken so blutzuckersenkend. Im fortgeschrittenen Stadium des Diabetes können sie mit Insulin kombiniert werden. *Nebenwirkungen:* Hypoglykämien bei falscher Einnahme, Magen-Darm-Beschwerden, Allergien
- **Glitazone** (z. B. Rosiglitazon als Avanida®) erhöhen die Empfindlichkeit peripherer Zellen für Insulin. Sie werden entweder mit Sulfonylharnstoffen oder Biguaniden kombiniert. *Nebenwirkungen:* Gewichtszunahme, Ödeme
- **Glinide** (z. B. Repaglinide als NovoNorm®) erhöhen kurzfristig die Insulinausschüttung aus den B-Zellen. *Nebenwirkungen:* Hypoglykämien, gastrointestinale Beschwerden, Sehstörungen, Allergien
- **Hemmstoffe der Kohlenhydratresorption** im Magen-Darm-Trakt (z. B. Enzymhemmer Acarbose als Glucobay®, Quellstoff Guar als Glucotard®). Durch die verzögerte Resorption werden Blutzuckerspitzen nach den Mahlzeiten verhindert. Diese Präparate können zur Unterstützung der Insulinbehandlung auch beim Typ I-Diabetes eingesetzt werden. *Nebenwirkungen:* anfangs Blähungen und Durchfall.

Insulintherapie

Insulinarten mit unterschiedlichem Wirkungsspektrum.

Typ I-Diabetiker sowie Typ II-Diabetiker, bei denen eine orale medikamentöse Therapie nicht mehr ausreicht, benötigen Insulin (grundsätzlich Humaninsulin), welches subkutan gespritzt wird. Man unterscheidet:
- **Kurzwirkende Insuline**
  - Normalinsulin (z. B. Actrapid® HM, Humaninsulin® Normal): Spritz-Essabstand 15–20 Min., Wirkungsgipfel nach 1–2 Std., Wirkdauer 4–6 Std.

- Insulinanaloga (z.B. Insulin-Lispro als Humalog®): kein Spritz-Ess-Abstand
- **Verzögerungsinsuline** mit längerer Wirkdauer:
  - Intermediärinsuline (Insuman Basal®): Wirkungsbeginn nach 30–90 Min., Wirkungsgipfel nach 4–12 Std., Wirkdauer 9–18 Std.
  - Langzeitinsuline (z.B. Ultratard® HM): Wirkungsbeginn nach 3–4 Std., Wirkdauer über 24 Std.
- **Mischinsuline** (Humanmix® 25, 50): Mischungen aus Normalinsulin und Intermediärinsulin, in verschiedenen Verhältnissen erhältlich, Spritz-Essabstand 30 Min.

In der Insulintherapie gibt es drei Therapieansätze:

Konventionelle Insulintherapie
$2/3$ der Tagesdosis an Mischinsulin werden jeweils morgens und $1/3$ der Tagesdosis wird abends vor dem Essen gespritzt. Dieses Therapieschema ist starr und fordert vom Patienten, dass er sich genau an seine Esszeiten hält. Verschiebt er Mahlzeiten oder lässt sie aus, besteht Gefahr der Hypoglykämie.

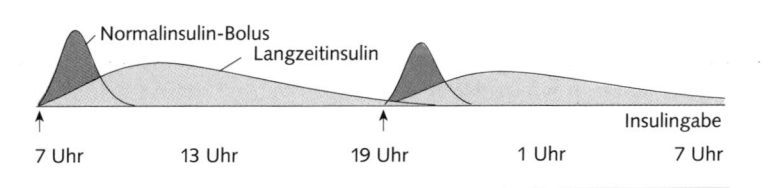

3 Therapieansätze:
- Konventionelle Insulintherapie
- Intensivierte konventionelle Insulintherapie
- Insulinpumpentherapie.

Abb. 8.3 Blutzuckerverlauf bei konventioneller Insulintherapie. [A300]

Intensivierte konventionelle Insulintherapie (ICT)
Basis-Bolus-Konzept: 40–50% des Gesamttagesbedarfes an Insulin werden abends als Verzögerungsinsulin gespritzt. Die restlichen 50–60% werden als Normalinsulin, als sog. **Bolus**, jeweils vor den Mahlzeiten gegeben. Die Höhe der einzelnen Dosis richtet sich nach den Broteinheiten der geplanten Mahlzeit, dem vor dem Essen gemessenen BZ-Wert und der Tageszeit. Bei dieser Therapieform muss der Patient mehr Eigenleistung erbringen, kann dafür jedoch seinen Tagesablauf flexibler gestalten.

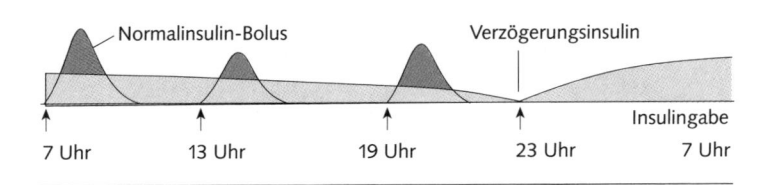

Abb. 8.4 Blutzuckerverlauf bei intensivierter konventioneller Insulintherapie. [A300]

Insulinpumpentherapie

Über eine außerhalb des Körpers gelegene Pumpe wird kontinuierlich über den gesamten Tag subkutan Normalinsulin infundiert. Vor den Mahlzeiten wird ähnlich wie bei der intensivierten konventionellen Insulintherapie zusätzlich ein Bolus infundiert.

Abb. 8.5 Blutzuckerverlauf bei Insulinpumpentherapie. [A300]

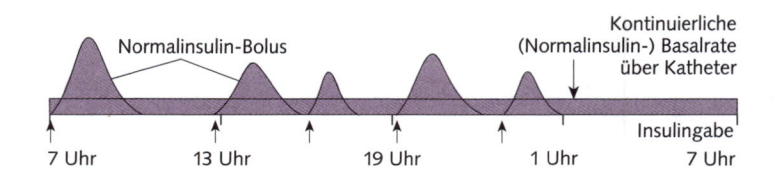

8.5.3 Folgen des Diabetes mellitus

❸ Der Diabetes mellitus gefährdet die Patienten einerseits durch akute Stoffwechselentgleisungen (☞ 8.5.4, 8.5.5), andererseits durch Langzeitschäden auf Grund des trotz Therapie häufig erhöhten Glukosespiegels. Die Patienten müssen ausführlich und, wenn möglich, in regelmäßigen Abständen über ihre Erkrankung und deren Folgen informiert werden.

- Zu den wichtigsten Spätfolgen gehört die Arteriosklerose der großen arteriellen Blutgefäße, die **Makroangiopathie**, die verschiedene Organsysteme betreffen kann:
    - Koronare Herzkrankheit mit Herzinfarkt
    - Periphere arterielle Verschlusskrankheit
    - Ischämischer Hirninfarkt
- Daneben finden sich diabetesspezifische Veränderungen an den kleinen arteriellen Blutgefäßen, die als **Mikroangiopathie** bezeichnet werden:
    - Diabetische Nephropathie: Nierenfunktionsstörung, die über Jahre bis zur Dialysepflicht führt. 30 % aller Dialysepatienten sind Diabetiker
    - Diabetische Retinopathie: Schäden an der Netzhaut durch Gefäßneubildungen, Einblutungen, Netzhautablösungen. 30 % aller Erblindungen in Europa werden durch Diabetes verursacht
- Die **diabetische Neuropathie** wird wahrscheinlich durch eine Schädigung der Blutgefäße verursacht, die die Nerven versorgen:
    - Periphere Polyneuropathie: Sensibilitätsstörungen, verminderte Schmerzempfindung, Lähmungen besonders an Füßen und Unterschenkeln
    - Autonome Neuropathie: Betroffen ist das vegetative (autonome) Nervensystem. Mögliche Symptome sind Herzrhythmusstörungen, Blutdruckregulationsstörun-

---

- Makroangiopathie
- Mikroangiopathie
- Diabetische Neuropathie
- Diabetischer Fuß
- Immunabwehrschwäche
- Triglyzeride ↑.

gen, fehlende Schmerzempfindung z. B. beim Herzinfarkt, Magenentleerungsstörungen mit Völlegefühl, Verdauungsstörungen, Blasenentleerungsstörungen, fehlende Erektionen, mangelhafte Gegenregulation bei Hypoglykämien
- **Diabetischer Fuß:** Das Zusammenspiel von Makro- und Mikroangiopathie, Neuropathie und erhöhter Infektneigung kann bereits bei kleinsten Fußverletzungen zu Geschwüren mit Knochenbeteiligung und Gangrän führen. Operationen oder sogar Amputationen sind oft die letzte Therapiemöglichkeit
- **Verminderte Immunabwehr** mit häufigen Infekten (vor allem bakterielle Hautinfekte und Harnwegsinfekte)
- **Hypertriglyzeridämie** (☞ 9.2) mit Fettleber.

Pflege

Hautpflege
Um Infektionen der Haut, z. B. mit Candida albicans, zu verhindern, müssen die Patienten ihre Haut sorgfältig pflegen. Nach dem Waschen sollte die Haut (vor allem auch in Hautfalten) sorgfältig getrocknet werden. Trockene Haut sollte eingecremt werden. Mögliche Verletzungen müssen besonders beobachtet werden, um eine Infektion rechtzeitig erkennen und behandeln zu können.

Fußpflege
Der Fußpflege gilt besondere Aufmerksamkeit:
- Einengende Schuhe meiden, um Druckstellen zu verhindern
- Füße täglich waschen; dabei Zehenzwischenräume bewusst säubern und sorgfältig abtrocknen
- Ggf. rissige Hautstellen eincremen, aber nicht die Zehenzwischenräume
- Zehennägel gerade schneiden; nicht die Ecken der Nägel abschneiden, um Einwachsen zu verhindern
- Füße aufmerksam auf Druckstellen, Blasen, Hornhaut hin beobachten. Auf Grund der Sensibilitätstörungen sind diese oft nicht zu spüren.

8.5.4 Hypoglykämischer Schock

Ein hypoglykämischer Schock ist gekennzeichnet durch die Symptome eines erniedrigten BZ-Spiegels (meist ≤ 40 mg/dl, ≤ 2,5 mmol/l).

Ursachen

BZ ≤ 40 mg/dl durch:
- Überdosierung von Insulin oder Sulfonylharnstoffen
- Körperliche Belastung, Alkohol
- Insulinom, schwere Lebererkrankungen.

❹ Ein hypoglykämischer Schock tritt meist dann auf, wenn Insulin oder Sulfonylharnstoffe bei einem Diabetiker im Vergleich zur Kohlenhydrataufnahme überdosiert worden sind. Aber auch starke körperliche Belastungen und Alkoholgenuss können Auslöser sein. Bei Nicht-Diabetikern ist eine schwere Hypoglykämie z. B. Folge eines Insulinoms (☞ 6.4.3) oder einer schweren Lebererkrankung (Glukoneogenese ↓).

Symptome

- Heißhunger
- Schwitzen, Zittern
- Tachykardie
- Bewusstseinsstörungen bis Bewusstlosigkeit.

Ein hypoglykämischer Schock kann plötzlich innerhalb von Minuten auftreten. Die Patienten verspüren Heißhunger, werden unruhig, schwitzen und zittern. Es entwickelt sich eine Tachykardie. Da Glukose die einzige Energiequelle der Gehirnzellen ist, reagieren diese besonders empfindlich auf Hypoglykämien: Es kommt zu Bewusstseinsstörungen bis hin zur Bewusstlosigkeit. Außerdem können Krämpfe sowie zentrale Atem- und Kreislaufregulationsstörungen auftreten.

Diagnostik und Therapie

Glukosegabe

- Sofort Gabe von Glukose oral oder i.v
- BZ-Stix, Blutprobe abnehmen.

Besteht der Verdacht eines hypoglykämischen Schocks, z. B. bei bekanntem Diabetes, muss dem Patienten sofort Glukose zugeführt werden.
- Ist der Patient noch bei Bewusstsein, werden 5–10 g Glukose oral verabreicht in Form von Würfel- oder Traubenzucker, Schokolade oder zuckerhaltigen Getränken (z. B. Cola, Apfelsaft, jedoch keine Light-Produkte!)
- Bei schweren Hypoglykämien werden 25–100 ml 40%ige Glukose und anschließend 5%ige Glukose infundiert, bis der BZ-Spiegel auf 200 mg/dl angestiegen ist. Immer sollte nach der Ursache der Hypoglykämie gesucht und die Diabetes-Medikation überprüft werden.

Blutzuckerbestimmung

Der BZ-Stix bestätigt den Verdacht auf einen hypoglykämischen Schock. Wenn möglich, sollte zusätzlich venös Blut abgenommen werden, um später die Ursache der Hypoglykämie feststellen zu können.

8.5.5 Diabetisches Koma

❹ Das diabetische Koma *(Coma diabeticum)*, auch hyperglykämischer Schock genannt, tritt bei extrem hohen Blutzuckerwerten auf. Diese kommen zu Stande, wenn zu wenig Insulin von außen zugeführt wird (z. B. vergessene Injektion, zu niedrige Dosierung) oder mehr Insulin als sonst benötigt wird (z. B. bei Infektionen, Diätfehlern, Herzinfarkt). Man unterscheidet das ketoazidotische vom hyperosmolaren Koma. Beide Komaformen kündigen sich durch Appetitlosigkeit, Erbrechen, Durst, Polydipsie, Polyurie, Schwäche und Tachypnoe an. Die Patienten sind zunehmend bewusstseinsgetrübt und zeigen Schocksymptome (Puls ↑, Blutdruck ↓).

Hyperglykämie durch Insulinmangel:
- Appetitlosigkeit, Schwäche
- Erbrechen
- Durst, Polydipsie
- Polyurie
- Tachypnoe.

Ketoazidotisches Koma
Es ist typisch für den Typ I-Diabetiker und entwickelt sich innerhalb von Stunden bis Tagen. Der Insulinmangel führt zu einer Hyperglykämie (BZ 300–700 mg/dl) und Lipolyse (Fettabbau) mit Produktion von sauren Ketonkörpern. Diese rufen eine metabolische Azidose (☞ 7.4.2) hervor mit vertiefter, sog. KUSSMAUL-Atmung und obstartigem Azetongeruch in der Atemluft. Es können auch Peritonitis-ähnliche Symptome auftreten.

Rascher Beginn, v.a. bei Typ I-Diabetikern.
- Hyperglykämie, Lipolyse
- Metabol. Azidose (KUSSMAUL-Atmung)
- Obstartiger Foetor
- Peritonitis-ähnliche Symptome.

Hyperosmolares Koma
Es entsteht meist schleichend beim Typ II-Diabetiker mit BZ-Werten ≥ 600 mg/dl. Diese führen zu einer massiven Glukosurie mit hohen Wasser- und Elektrolytverlusten über die Nieren. Folge ist eine Exsikkose. Im Gegensatz zum ketoazidotischen Koma entwickelt sich keine Azidose, da das vom Körper noch in geringer Menge produzierte Insulin reicht, um die Lipolyse zu hemmen.

Schleichender Beginn, v.a. bei Typ II-Diabetikern.
- Glukosurie mit Wasser- und Elektrolytverlusten
- Exsikkose.

Therapie
Die Therapie beider Komaformen erfolgt auf der Intensivstation:
- Allgemeinmaßnahmen
  - Atmung, Kreislauf, Wasser- und Elektrolythaushalt, Blutwerte (BZ, K^+, BGA) engmaschig kontrollieren
  - Blasenkatheter zur genauen Bilanzierung legen
  - Zentralvenösen Katheter zur Messung des zentralen Venendrucks legen
  - Magensonde legen wegen Aspirationsgefahr
- Volumensubstitution, um Flüssigkeitsdefizit auszugleichen
- Gabe von Insulin über Perfusor. BZ dabei um höchstens 100 mg/dl pro Stunde senken, da sonst die Gefahr eines Hirnödems besteht

- Gabe von K⁺, da durch Insulin vermehrt K⁺ in die Zellen einströmt und sich so eine Hypokaliämie (☞ 7.5.3) entwickeln kann
- Bei einem pH-Wert ≤ 7,1 ggf. Bikarbonat infundieren, um den Säure-Basen-Haushalt zu korrigieren.

Tab. 8.2 ❺ Unterscheidung hyperglykämisches Koma und hypoglykämischer Schock.

	Hyperglykämisches Koma	Hypoglykämischer Schock
Beginn	Langsam über Tage	Rasch (Minuten)
Bedürfnis	Starker Durst	Heißhunger
Muskulatur	Hypoton	Hyperton, Tremor
Haut	Trocken	Feucht
Atmung	Vertieft bei Ketoazidose	Normal
Augäpfel	Weich, eingefallen	Normal
Symptome	Fieber, Bauchschmerz	Zerebrale Krampfanfälle

Merke

❻ Bei unklarem Koma eines Diabetikers kein Insulin, sondern Glukose geben und Wirkung abwarten. Insulin wäre bei einem hypoglykämischem Schock u.U. tödlich. Zusätzliche Glukose bei einem hyperglykämischen Koma verursacht jedoch keine weitere gravierende Verschlechterung der Lage.

? Übungsfragen

❶ Was ist der Unterschied zwischen einem Typ I- und einem Typ II-Diabetes?

❷ Wie wird ein Diabetes mellitus therapiert?

❸ Was sind die Spätkomplikationen eines Diabetes mellitus?

❹ Was sind Ursachen eines hypoglykämischen Schocks bzw. hyperglykämischen Komas?

❺ Wie wird ein hypoglykämischer Schock von einem hyperglykämischen Koma unterschieden?

❻ Was wird bei einem unklaren Koma eines Diabetikers gemacht?

9 Ernährung und Stoffwechsel

9.1 Adipositas

❶ Adipositas (Fettleibigkeit) liegt vor, wenn die Fettmasse bei Frauen mehr als 30% des Körpergewichtes und bei Männern mehr als 20% ausmacht. Damit steigt das Risiko für gesundheitliche Probleme.

Fettmasse
bei Frauen ≥ 30%,
bei Männern ≥ 20%
des Körpergewichtes.

Ursachen
Übersteigt die Energiezufuhr (z. B. durch fettreiche, hochkalorische Ernährung) den Energieverbrauch (z. B. bei mangelnder Bewegung), lagert der Körper die überschüssige Energie zur Reserve in Form von Fett ab. Bei der Entstehung der Adipositas spielen genetische und psychische Faktoren sowie die Ernährungs- und Lebensweise eine Rolle. Selten ist eine Adipositas durch endokrine Erkrankungen, wie M. Cushing (☞ 8.4.1), Hypothyreose (☞ 8.2.3), Insulinom (☞ 6.4.3), oder durch einen Hirntumor des Hypothalamus bzw. der Hypophyse bedingt.

- Energiezufuhr ≥ Energieverbrauch
- Genetische, psychische Faktoren
- Ernährungs-, Lebensweise
- Selten endokrine Erkrankungen.

Symptome und Risiken
Adipositas begünstigt das metabolische Syndrom, die Kombination von Hyperlipoproteinämie (☞ 9.2), Hyperurikämie (☞ 9.3), essenzieller Hypertonie (☞ 2.4.1), Typ II-Diabetes und Arteriosklerose.

❷ Adipositas ist u.a. ein Risikofaktor für folgende Erkrankungen:
- Koronare Herzerkrankung (☞ 1.2)
- Beinvenenthrombose mit ihren Komplikationen (☞ 2.1.3)
- Cholezystolithiasis (☞ 6.3.1)
- Maligne Tumorerkrankungen (v. a. von Uterus, Gallenwegen, Rektum, Brust, Prostata)
- Arthrose (☞ 10.2.2).

Metabolisches Syndrom:
- Hyperlipoproteinämie
- Hyperurikämie
- Essenzielle Hypertonie
- Typ II-Diabetes
- Arteriosklerose.

Eine Adipositas beeinträchtigt häufig auch das psychische Wohlbefinden, insbesondere das Selbstwertgefühl der Patienten.

Diagnostik
Zur Orientierung dient das Normalgewicht nach Broca:
Körpergröße [cm] − 100 = Normalgewicht [kg].
Wird dieses um 20% und mehr überschritten ist der Patient übergewichtig.

Normalgewicht nach Broca: Körpergröße [cm] − 100.

BMI = Körpergewicht [kg]/Körpergröße [m²].

Eine andere Richtgröße stellt der **Body-Mass-Index**, BMI (Körpermassenindex) dar:
BMI = Körpergewicht [kg]/Quadrat der Körpergröße [m²].
Ein Body-Mass-Index von mehr als 27,5 kg/m² ist als gesundheitlich bedenklich zu betrachten.

Tab 9.1 Einteilung des Gewichtes nach dem Body-Mass-Index.

Lebensalter (Jahre)	Untergewicht (kg/m²)	Normalgewicht (kg/m²)	Übergewicht (kg/m²)
19–24	< 19	19–24	> 24
25–34	< 20	20–25	> 25
35–44	< 21	21–26	> 26
45–54	< 22	22–27	> 27
55–64	< 23	23–28	> 28
> 64	< 24	24–29	> 29

- Gewichtsabnahme von 0,5 kg/Woche
- Kalorienzufuhr: ca. 1200 kcal/Tag
- Problem: Zielgewicht halten.

Therapie

Eine Therapie hat nur Erfolg, wenn der Patient motiviert ist, sein Gewicht zu reduzieren. Angestrebt wird eine langsame Gewichtsabnahme von 0,5 kg pro Woche über drei bis sechs Monate. Deshalb sollte die Kalorienzufuhr auf etwa 1200 kcal/Tag beschränkt sein. Diäten mit weniger Kalorienzufuhr, sog. Niedrigst-Kalorien-Diäten oder Fasten, dürfen nur zeitlich begrenzt und unter ärztlicher Kontrolle durchgeführt werden. Neben der Kalorienreduktion sollte immer auch ein körperliches Training erfolgen.

Meist ist jedoch nicht die eigentliche Gewichtsreduktion das Problem, sondern das Halten des Zielgewichtes. Dies setzt eine dauerhafte Umstellung der Ernährungs- und Lebensgewohnheiten voraus. Unterstützung dabei bieten Selbsthilfegruppen oder auch Verhaltenstherapie (Frustrationsbewältigung ohne sinnloses Essen, Wiedererlernen eines natürlichen Hunger- und Sättigungsgefühls).

9.2 Hyperlipoproteinämie

Lipoproteine:
- Energieträger
- Strukturmolekül
- Ausgangssubstanz für Hormone und Gallensäuren.

Lipoproteine bestehen aus Lipiden (Triglyzeride, Cholesterin, Phospholipide) und Apolipoproteinen, die die Lipide binden und im Plasma transportieren. Die wichtigsten Lipide im Blutplasma sind die Triglyzeride als Energieträger und das Cholesterin als Strukturmolekül der Zellmembran sowie als Ausgangssubstanz der Steroidhormone und Gallensäuren. Nach ihrer Dichte, d.h. nach dem spezifischen Gewicht, werden vier

9.2 Hyperlipoproteinämie

Klassen von Lipoproteinen unterschieden, die verschiedene Transportfunktionen im Fettstoffwechsel erfüllen:
- **Chylomikronen** (geringste Dichte) transportieren Triglyzeride vom Darm zur Leber und anderen Organen und Geweben
- **VLDL** (very low density lipoprotein) transportieren Triglyzeride von der Leber zu anderen Organen und Geweben
- **LDL** (low density lipoprotein) transportieren Cholesterin von der Leber zu anderen Organen und Geweben
- **HDL** (high density lipoprotein) tranportieren Cholesterin von der Körperperipherie zur Leber. HDL gilt als Schutzfaktor gegen Arteriosklerose.

4 Klassen abhängig von ihrer Dichte, Transportfunktion:
- *Chylomikronen*
- *VLDL*
- *LDL*
- *HDL.*

Einteilung
Die Hyperlipoproteinämien (Lipidstoffwechselstörung) werden in drei Gruppen unterteilt:
- **Hypertriglyzeridämie:** Konzentration der Triglyzeride im Serum ≥ 200 mg/dl
- **Hypercholesterinämie:** Konzentration des Cholesterins im Serum ≥ 200 mg/dl
- **Kombinierte Hyperlipoproteinämie:** erhöhte Konzentration der Triglyzeride *und* des Cholesterins im Serum.

Ursachen
Primäre Hyperlipoproteinämien sind genetisch bedingt. Darunter gibt es einige seltene Formen mit Cholesterin- und Triglyzeridwerten bis 1000 mg/dl. **Sekundäre Hyperlipoproteinämien** entstehen infolge anderer Grunderkrankungen wie Adipositas, schlecht eingestelltem Diabetes mellitus, nephrotischem Syndrom (☞ 7.2.1), Cholestase, Hypothyreose (☞ 8.2.3) oder bei fettreicher Kost oder erhöhtem Alkoholkonsum. Bei 85% aller Patienten mit einer Hyperlipoproteinämie treffen genetische und ernährungsbedingte Faktoren wie Übergewicht und Alkoholkonsum zusammen. Hyperlipoproteinämien gehören zum metabolischen Syndrom (☞ 9.1).

- *Primäre Form: Genetisch bedingt*
- *Sekundäre Form: z.B. Adipositas, schlecht eingestellter Diabetes mellitus, nephrotisches Syndrom, Cholestase, Hypothyreose*
- *Gehören zum metabolischen Syndrom.*

Symptome
Eine Hyperlipoproteinämie, vor allem die Erhöhung des Cholesterinspiegels, ist ein hoher Risikofaktor der Arteriosklerose mit ihren Folgeerkrankungen: Koronare Herzkrankheit (☞ 1.2) und Herzinfarkt (☞ 1.3), pAVK (☞ 2.2.1), ischämischer Insult des Gehirns.
Bei ausgeprägter Hypertriglyzeridämie besteht die Gefahr einer Pankreatitis (☞ 6.4).
Sind die Lipide sehr stark erhöht, so bilden sich Xanthome. Dies sind rötlich-gelbe Knoten, die durch Lipideinlagerungen v.a. an Sehnen, Augenlidern (hier spricht man von Xanthelasmen), Unterarm und Gesäß entstehen.

- *Arteriosklerose, Herzinfarkt*
- *Pankreatitis*
- *Xanthome.*

Cholesterinspiegel

Ist das Gesamtcholesterin auf 250 mg/dl erhöht, so steigt die Wahrscheinlichkeit, einen Herzinfarkt zu erleiden, um das Doppelte. Bei Werten über 300 mg/dl, steigt sie sogar um das Vierfache. Auch bei normalem Gesamtcholesterin, aber erniedrigtem HDL-Cholesterin ($\leq$ 35 mg/dl) oder erhöhtem LDL-Cholesterin ($\geq$ 150 mg/dl) steigt das Risiko der Arteriosklerose. Um dieses genau einschätzen zu können, wird das Verhältnis von Gesamtcholesterin und HDL-Cholesterin betrachtet: Werte $\leq$ 4,0 sind günstig, Werte darüber ungünstig.

Diagnostik

- Triglyzeride, Gesamtcholesterin, HDL-, LDL-Cholesterin sind erhöht
- Bei V.a. sekundäre Form → Suche nach Grunderkrankung.

- Bestimmung von Triglyzeriden, Gesamtcholesterin, HDL- und LDL-Cholesterin
- Suche nach genetischer Hyperlipoproteinämie durch spezielle Blutuntersuchungen
- Bei sekundärer Fettstoffwechselstörung weitere Untersuchungen zum Nachweis bzw. Ausschluss der vermuteten Grunderkrankung.

Therapie

❸ Ziel der Therapie ist es, folgende Blutwerte zu erreichen:
- Gesamtcholesterin $\leq$ 200 mg/dl
- HDL-Cholesterin > 35 mg/dl, optimal > 45 mg/dl
- Verhältnis Gesamtcholesterin/HDL-Cholesterin $\leq$ 4,0
- LDL-Cholesterin $\leq$ 150 mg/dl
- Triglyzeride $\leq$ 200 mg/dl.

Dafür muss nach Möglichkeit die Ursache sekundärer Hyperlipoproteinämien beseitigt werden.

Diät

- Diät, Ausdauertraining
- Medikamentös Cholesterinspiegel senken
- In schweren Fällen LDL-Apherese.

Wichtig ist eine cholesterin- und triglyzeridarme Diät, die, konsequent eingehalten, den Cholesterinspiegel um etwa 10% senkt. Besonders cholesterinreiche und damit zu meidende Lebensmittel sind z.B. Hühnerei (besonders Eigelb), tierische Fette und Öle, Fleisch (insbesondere Innereien und Hirn). Dagegen sind Obst-, Gemüse- und Getreideprodukte nahezu cholesterinfrei. Zudem wirkt sich regelmäßiges Ausdauertraining positiv auf die Senkung der Blutfette aus.

Medikamente

Ab Cholesterinspiegeln > 350 mg/dl.

Ab Cholesterinwerten $\geq$ 350 mg/dl werden Medikamente verordnet, um den Cholesterin-Spiegel gezielt zu senken:
- **Gallensäure-bindende Ionenaustauscher** (Anionenaustauscherharze, z.B. Quantalan®) entziehen dem Organismus Gallensäuren, für deren Nachbildung Cholesterin verbraucht wird

- **Cholesterinsyntheseenzymhemmer** (CSE-Hemmer, Statine, HMG-CoA-Reduktasehemmer, z. B. Mevinacor®, Zocor®) sind am stärksten wirksam, senken den Gesamt- und LDL-Cholesterinspiegel um bis zu 20–50%.
- **Fibrate** (z. B. Bezafibrat als Cedur®) und Nikotinsäure (z. B. Niconacid®) bzw. deren Abkömmlinge senken die VLDL- und damit die Triglyzeridspiegel stärker als die Cholesterinwerte.

In schweren Fällen ist 2–4-mal pro Monat eine LDL-Apherese indiziert. Dabei wird durch ein extrakorporales Verfahren LDL aus dem Plasma entfernt. Diese Methode senkt den Gesamt- und LDL-Cholesterinspiegel um über 50%.

Pflege
Sollen Blutfette bestimmt werden, muss der Patient vor der Blutabnahme 12 Stunden nüchtern gewesen sein.

9.3 Hyperurikämie und Gicht

❹ Bei der Hyperurikämie ist der Harnsäurespiegel im Blut auf ≥ 6,4 mg/dl erhöht. **Harnsäure** fällt beim Abbau von Purinen, die Bestandteil der DNS sind, an. Sie kann vom Körper nicht weiter verwertet werden und wird über die Niere und den Darm ausgeschieden. Bei einer Hyperurikämie fallen Harnsäurekristalle aus und lagern sich im Gewebe bzw. in den Harnwegen ab. Es kann ein akuter Gichtanfall oder bei fehlender Therapie eine chronische Gicht auftreten. Männer sind weitaus häufiger betroffen als Frauen.

Ursachen
Man unterscheidet eine primäre von einer sekundären Hyperurikämie. Die **primäre Form** ist erblich bedingt und manifestiert sich bei purinreicher Ernährung und Übergewicht. Sie ist mit mehr als 95% die weitaus häufigere Form. Meist ist dabei die Ausscheidung von Harnsäure über die Nieren gestört.
Die **sekundäre Form** tritt auf, wenn vermehrt Zellen untergehen und so mehr Harnsäure anfällt, z. B. bei einer Zytostatika-Therapie oder Leukämien (☞ 3.3.2). Zur sekundären Form kommt es außerdem bei mangelnder Ausscheidung von Harnsäure über die Niere, z. B. auf Grund einer erworbenen Nierenerkrankung oder einer Laktat- oder Ketoazidose. Hyperurikämie bzw. Gicht gehören zum metabolischen Syndrom (☞ 9.1).

Harnsäure ≥ 6,4 mg/dl.
- Abbauprodukt von Purinen
- Ablagerung in Geweben.

- Primäre Form: erblich, Manifestation bei purinreicher Ernährung, Übergewicht

- Sekundäre Form: Zelluntergang ↑, Nierenerkrankung, Laktat-, Ketoazidose.

Tab. 9.2
Vier Stadien der Hyperurikämie.

Stadieneinteilung nach Symptomen:
- Gichtanfall mit typischen Symptomen
- Häufig Nierenschädigungen.

Harnsäure ↑, Leukozyten ↑, BSG ↑.

- Akuter Gichtanfall: Colchicin, nichtsteroidale Antiphlogistika
- Chronische Gicht:
  – Allopurinol
  – Purinarme Diät.

Symptome

Vier Stadien werden nach Symptomen unterschieden:

I	Harnsäurespiegel ist erhöht ohne Symptome.
II	**Akuter Gichtanfall:** Aus voller Gesundheit kommt es plötzlich zu heftigen Schmerzen in einem Gelenk (*Monarthritis*). Meist ist das Großzehengrundgelenk betroffen, dann liegt eine sog. Podagra vor. Das Gelenk zeigt die typischen Entzündungszeichen, es ist überwärmt, geschwollen, die Haut gerötet. Die Patienten haben Fieber. Meist klingt der akute Gichtanfall nach einigen Tagen bis spätestens drei Wochen ab.
III	Symptomlose Zeit zwischen zwei Gichtanfällen.
IV	Chronische Gicht: Harnsäurekristalle lagern sich als sog. *Gichttophi* (kleine, harte, manchmal gelbliche Knötchen auf geröteter Haut) in den Weichteilen (v.a. Ohrmuschel, Ferse) und Knochen ab. Sie sind von außen z.T. sichtbar. Auf Grund der Therapiemöglichkeiten der Hyperurikämie im frühen Stadium sind sie sehr selten geworden. Außerdem treten bleibende Gelenkveränderungen auf.

Eine Hyperurikämie bzw. ein Gichtanfall kann in jedem Stadium auf Grund der gesteigerten Harnsäureausscheidung Symptome an den Nieren hervorrufen: Nierensteine (☞ 7.2.4), Nierenentzündung (☞ 7.2.1), akutes Nierenversagen (☞ 7.2.2), wenn plötzlich große Mengen Harnsäure anfallen und die Nierentubuli verstopfen.

Diagnostik
Der Harnsäurespiegel im Blut ist erhöht. Ein akuter Gichtanfall wird anhand der Symptome sowie durch eine Leukozytose und eine erhöhte BSG diagnostiziert.

Therapie
Der akute Gichtanfall wird medikamentös mit Colchicin (Colchicum dispert®), in seltenen Fällen auch mit nichtsteroidalen Antiphlogistika (Diclofenac®) behandelt. Da Colchicin rasch und spezifisch beim akuten Gichtanfall wirkt, wird es in unklaren Fällen auch zur Diagnosefindung eingesetzt.
Langfristig sollen die Patienten Gewicht reduzieren und eine purinarme Diät einhalten: wenig Fleisch, keine Innereien, kein

Alkohol, Kaffekonsum einschränken. Wenn die Harnsäure trotz Diät auf Werte ≥ 9 mg/dl ansteigt oder eine chronische Gicht vorliegt, wird entweder die Harnsäureproduktion medikamentös durch Urikostatika (Allopurinol als Zyloric®) reduziert oder die Harnsäureausscheidung durch Urikosurika (z. B. Probenecid als Probenecid®) gesteigert.

9.4 Vitaminmangelkrankheiten

Bei einer ausgewogenen Ernährung kommt es bei Gesunden nicht zu Vitaminmangel. In den Industrieländern sind deshalb Vitaminmangelkrankheiten selten geworden.

In den Industrieländern eher selten.

Ursachen

❻ Vitaminmangel kann unter folgenden Umständen auftreten:
- **Fehlernährung**, z. B. bei Alkoholismus, Drogenabhängigkeit
- **Schwangerschaft** und **Stillzeit**, in der der Vitaminbedarf erhöht ist
- **Resorptionsstörungen**
  - Bei chronischer Gastritis (Mangel an Vit. B_{12} → perniziöse Anämie ☞ 3.2.1)
  - Nach Magen-Darm-Operationen
  - Bei schweren Darmentzündungen, z. B. M. CROHN (☞ 5.4.5)
  - Bei langfristiger parenteraler Ernährung.

Symptome

Die Symptome bei Vitaminmangelkrankheiten sind vielfältig, da häufig nicht nur ein einzelnes Vitamin fehlt, sondern auf Grund einer Fehlernährung oder Darmerkrankung mehrere. Folgende Mangelerscheinungen werden im klinischen Alltag beobachtet:
- **Vitamin-D-Mangel:** Osteomalazie (mangelnde Mineralisierung des Knochens), Rachitis (gestörte Mineralisierung der Wachstumsfuge des Knochens beim Kind)
- **Vitamin-K-Mangel:** Blutgerinnungsstörungen
- **Vitamin-B_6-Mangel:** Anämie
- **Vitamin-B_{12}-Mangel:** Megaloblastäre Anämie (☞ 3.2.1), neurologische und gastrointestinale Störungen
- **Folsäure-Mangel:** Megaloblastäre Anämie.

Diagnostik und Therapie

Viele Vitamine oder ihre Metaboliten (Abbauprodukte) können direkt im Blut nachgewiesen werden. Ein bestehender Vitaminmangel lässt sich durch orale oder intravenöse Gabe des Vitamins beheben. Wenn möglich sollte die Ursache des Vitaminmangels beseitigt werden.

9.5 Porphyrien

- Synthese des Häms ist gestört
- Unterscheidung von erythropoetisch und hepatisch sowie von akut und chronisch.

Porphyrien sind Stoffwechselerkrankungen, bei denen die Synthese des Häms, ein wichtiger Bestandteil des Hämoglobins, gestört ist. Die Störung liegt in einer vererbten Aktivitätsminderung verschiedener Enzyme, die am Aufbau des Häms beteiligt sind. Als Folge werden Vorstufen des Häms, die **Porphyrine**, vermehrt im Urin ausgeschieden.

Nach dem Ort des Defektes werden **erythropoetische** (Defekt liegt in den Erythrozyten) und **hepatische Porphyrien** (Defekt liegt in der Leber) unterschieden, nach der Verlaufsform akute und **chronische Porphyrien**. Am häufigsten treten die folgenden zwei hepatischen Porphyrien auf.

Symptome und Diagnostik

Chronisch hepatische Porphyrie

Ein typisches Zeichen der chronisch hepatischen Form ist die Empfindlichkeit der Haut gegenüber Sonnenlicht (→ *Lichtdermatosen*). Stets kommt es zu Leberschäden mit Erhöhung der Leberenzyme.

Akute intermittierende Porphyrie

Schubweiser Verlauf, ausgelöst z. B. durch Medikamente, Stress, Alkohol.

Sie verläuft in der Regel schubweise. Während eines Schubes treten abdominelle Beschwerden wie Koliken, Übelkeit und Erbrechen, neurologische Symptome wie Lähmungen und kardiale Symptome wie Hypertonie und Tachykardie auf; häufig sind die Patienten zudem depressiv oder delirant. Auf Grund dieser vielfältigen Symptome werden akut intermittierende Porphyrien häufig erst spät erkannt oder auf Grund der abdominellen Symptome als akutes Abdomen interpretiert.

Auf die Diagnose weist bei beiden Formen die Farbe des Urins hin: unter Lichteinwirkung wird der Urin rötlich bis braun. Weiterhin sind die Porphyrine im Urin erhöht.

Prophylaxe

Die Schübe einer Porphyrie können ausgelöst werden durch Stress, Alkohol, Hypoglykämie und zahlreiche Medikamente (z. B. Barbiturate, Diazepam, Halothan, Östrogene, Sulfonamide, Theophyllin). Wichtig ist es, die auslösenden Faktoren konsequent zu vermeiden.

Therapie
Die Therapie ist unspezifisch; die Patienten müssen intensivmedizinisch überwacht und betreut werden. Zudem sind sie genau über ihre Erkrankung aufzuklären. Sie sollten immer einen Patientenausweis bei sich tragen.

- Patienten benötigen Notfallausweis
- Auslösende Faktoren vermeiden.

Übungsfragen

1. Wie ist die Adipositas definiert?
2. Für welche Erkrankungen ist Adipositas ein Risikofaktor?
3. Was sind die Therapieziele bei einer Hyperlipoproteinämie?
4. Was ist Gicht und wie wird sie behandelt?
5. Welche Symptome sprechen für einen Gichtanfall?
6. Welche Personen sind durch einen Vitaminmangel gefährdet?

10 Bewegungsapparat und Bindegewebe

10.1 Leitsymptome

Typische Symptome bei Erkrankungen des Bewegungsapparates und Bindegewebes sind Gelenkschmerzen und -schwellungen sowie Hautveränderungen.

10.1.1 Gelenkschmerzen

Gelenkschmerzen *(Arthralgien)* treten bei nahezu allen Erkrankungen der Gelenke auf; dabei werden unterschieden:
- Belastungsschmerz, der nur bei Belastung des Gelenkes auftritt. Häufig ist der Schmerz zu Beginn einer Bewegung stark, nimmt nach kurzer Zeit ab und verstärkt sich erneut, wenn das Gelenk lange belastet wird
- Ruheschmerz, der bereits in Ruhe vorhanden ist und bei Belastung des Gelenkes in der Regel zunimmt.

10.1.2 Gelenkschwellung

Eine Gelenkschwellung wird meist durch einen Gelenkerguss hervorgerufen. Dabei ist die Haut über dem Gelenk erwärmt und gerötet.

Ursachen

Ein **Gelenkerguss** tritt auf, wenn die Gelenkinnenhaut *(Synovia)* auf Grund einer Entzündung Sekret produziert, das sich im Gelenkinneren ansammelt. In der Folge kommt es zur schmerzhaften Spannung der Gelenkkapsel, und die Beweglichkeit des Gelenkes ist eingeschränkt. Häufig sind auch die umgebenden Hilfseinrichtungen des Gelenkes (Schleimbeutel, Sehnenansätze) entzündlich verdickt.

Entzündung der Gelenkinnenhaut → Sekretproduktion bis zum Gelenkerguss.

Diagnostik

Um das Gelenk zu entlasten und um eine bakterielle Infektion von einer entzündlich-rheumatischen Erkrankung abzugrenzen, wird ein Gelenkerguss punktiert. Ist der Erguss bakteriell, sind Leukozyten und evtl. der auslösende Erreger in der Gelenkflüssigkeit nachweisbar. Dagegen enthält ein entzündlich-rheumatischer Erguss nur wenige Leukozyten. Evtl. ist der Rheumafaktor in der Ergussflüssigkeit nachweisbar.

Punktion des Gelenkergusses und zytologische Untersuchung des Sekretes.

10.1.3 Hautveränderungen

Es gibt eine Reihe von Hautveränderungen, die oft im Zusammenhang mit bestimmten Erkrankungen des Bewegungsapparates bzw. des Bindegewebes auftreten. Sie sind nicht beweisend für diese Krankheiten, deuten aber auf sie hin und sollten ggf. zu gezielter Diagnostik Anlass geben.
- Schmetterlingsförmiges Erythem (Hautrötung) im Gesicht: systemischer Lupus erythematodes (☞ 10.4.1)
- Lilafarbenes Erythem im Gesicht: Dermatomyositis (☞ 10.4.3)
- Derb-atrophische Haut an den Fingern und im Gesicht mit Lippenverschmälerung: Sklerodermie (☞ 10.4.2)
- Trockene Schleimhäute: Sjögren-Syndrom (☞ 10.4.5)
- Umschriebene schuppende Erytheme in Kombination mit Gelenkveränderungen: Psoriasis-Arthritis (☞ 10.3.2)
- Erythema nodosum: druckschmerzhafte, derbe Knoten, bevorzugt an den Streckseiten der Unterschenkel in Kombination mit Gelenkentzündungen: z.B. Löfgren-Syndrom (☞ 4.4), Yersinien-Infektion (☞ 11.3.12), Colitis ulcerosa oder M. Crohn
- Rheumaknoten als subkutane Knoten über Knochenvorsprüngen oder Gelenken: rheumatoide Arthritis (☞ 10.3.1)
- Gichttophi (☞ 9.3).

> Hautveränderungen können auf Erkrankungen des Bewegungsapparates bzw. des Bindegewebes hinweisen.

10.2 Degenerative Knochen- und Gelenkerkrankungen

10.2.1 Osteoporose

Bei der Osteoporose (Schwund des festen Knochengewebes) schwinden allmählich Masse und Struktur des Knochens, der dadurch an Stabilität verliert.

> Knochen verliert an Masse, Struktur und Funktion.

Ursachen

❶ ❷ Es wird die primäre von der sekundären Osteoporose unterschieden. Die primäre Osteoporose tritt mit 95% weitaus häufiger auf als die sekundäre Osteoporose (5%). Etwa 85% der Fälle betreffen Frauen nach den Wechseljahren. Folgende Faktoren fördern die **primäre Osteoporose**:
- Altersbedingte Abnahme der Knochenmasse *(senile Osteoporose)*
- Primär geringere Knochenmasse bei Frauen, die nach den Wechseljahren auf Grund des Östrogenmangels nochmals deutlich abnimmt *(postmenopausale Osteoporose)*
- Genetische Faktoren.

> - Primäre Form: meist Frauen nach den Wechseljahren
> - Sekundäre Form: z.B. M. Cushing, Hypothyreose, Kalziummangel, Immobilisation.

Die **sekundäre Osteoporose** entwickelt sich immer als Folge einer anderen Grunderkrankung:
- M. CUSHING (☞ 8.4.1) oder Langzeittherapie mit Kortikosteroiden
- Hyperthyreose (☞ 8.2.2)
- Kalziummangel oder Immobilisation
- Bei rheumatischen Erkrankungen oder Plasmozytom kann es zu einer lokalisierten Osteoporose kommen.

Symptome

Bei einer Osteoporose treten Knochenschmerzen vor allem im Rücken auf; die Wirbelkörper brechen ein, so dass ein Rundrücken entsteht, und die Patienten durch Rumpfverkürzung kleiner werden (sog. »Witwenbuckel«). Auf Grund der abnehmenden Knochenmasse und -festigkeit ist die Frakturneigung erhöht: Bereits bei minimalen Belastungen oder auch spontan kann es zu Frakturen kommen, von denen insbesondere der Oberschenkelhals, der Unterarm (Radius) und die Wirbelkörper betroffen sind.

- Frakturen nach minimalen Belastungen: v.a. Oberschenkelhals, Unterarm, Wirbelkörper
- Knochenschmerzen
- Rundrücken, Rumpfverkürzung.

Diagnostik

Im Röntgenbild zeigt sich eine Osteoporose erst, wenn die Knochenmasse bereits um 30 % verringert ist. Früher erkannt werden kann eine Osteoporose über die **Knochendichtemessung** *(Densitometrie)*, die Informationen über den Mineralgehalt des Knochens und über die Knochenmasse gibt. Eine primäre Osteoporose darf erst diagnostiziert werden, wenn alle anderen in Frage kommenden Krankheiten sicher ausgeschlossen worden sind (Ausschlussdiagnose).

- Röntgenbild
- Densitometrie
- Primäre Osteoporose: Ausschlussdiagnose.

Therapie

Prävention

Gefährdete Patienten müssen auf kalziumreiche Kost (v.a. Milchprodukte) achten und regelmäßig Sport treiben (Schwimmen, Gymnastik, Wandern, jedoch keine verletzungsträchtigen Sportarten), da durch Belastung der Knochenabbau verlangsamt wird. Unterstützend kann auch Kalzium substituiert werden.

- Kalziumreiche Kost
- Viel Bewegung.

Symptomatische Therapie

Ist eine Osteoporose diagnostiziert, müssen weiterer Knochenabbau und Knochenbrüche verhindert werden. Therapiert wird mit Kalzium und Vitamin D. Zusätzlich kommen Biphosphonate (z.B. Pamidronsäure als Aredia®), Kalzitonin (z.B. Karil®) und Fluoride zum Einsatz. Alle genannten Medikamente fördern entweder die Knochenbildung oder hemmen den Knochenabbau. Schmerzen werden z.B. mit nichtsteroidalen Antirheumatika behandelt.

- Biphosphonate
- Kalzitonin, Fluoride
- Kalzium, Vitamin D.

10.2.2 Arthrose

❸ Die Arthrose ist eine degenerative Erkrankung eines oder mehrerer Gelenke, die durch vermehrte Abnutzung hervorgerufen wird. Sie beginnt mit der allmählichen Zerstörung des Gelenkknorpels; im weiteren Verlauf verändert sich die Knochenstruktur, und Gelenke deformieren. Nachfolgend kann es zu einer Entzündung des geschädigten Gelenkes kommen, einer **Arthritis**. Häufig betroffen sind Hüftgelenk *(Coxarthrose)* und Kniegelenk *(Gonarthrose)*.

Degenerative Gelenkerkrankung:
- Zerstörung des Gelenkknorpels
- Knochenveränderungen
- Gelenkdeformierungen
→ Arthritis.

Ursachen
❹ Die Arthrose ist ein natürlicher Alterungsprozess. Sie wird begünstigt durch Fehl- und Überbelastungen eines Gelenkes, z. B. durch:
- Knochenfehlstellungen wie X-, O-Beine
- Bestimmte Sportarten oder Berufe, z. B. Überlastung des Kniegelenks bei Fußballspielern oder Fliesenlegern
- Übergewicht
- Frakturfolgen.

Im Alter vermindert sich zusätzlich der Wassergehalt des Knorpels, er wird rau und reißt ein. Da Knorpel kaum stoffwechselaktiv ist, können Knorpeldefekte nicht repariert werden, und der Gelenkspalt verschmälert sich.

Symptome und Diagnostik
Die Arthrose beginnt mit einem Steifigkeitsgefühl und Schmerzen in dem betroffenen Gelenk. Die Schmerzen nehmen bei Belastung des Gelenkes zu und im Ruhezustand ab. Ruheschmerzen oder nächtliche Schmerzen weisen auf ein fortgeschrittenes Stadium der Erkrankung hin. Dann kommt es auch zu Funktionseinbußen des Gelenkes.
Im Röntgenbild ist der Gelenkspalt verschmälert und evtl. sklerosiert, es zeigen sich Knochenausziehungen, sog. *Osteophyten*, und im fortgeschrittenen Stadium auch Zysten im angrenzenden Knochen.

Steifigkeitsgefühl → Belastungsschmerz → Ruheschmerz → Funktionseinbußen.

Röntgen: Gelenkspalt verschmälert, Osteophyten, Zysten.

Therapie
Ziel der Therapie ist es, die Funktion des Gelenkes zu erhalten und die Schmerzen zu lindern:
- Überlastung des betroffenen Gelenkes vermeiden, z. B. durch Abbau von Übergewicht, Verzicht auf bestimmte Sportarten
- Physikalische Therapie, z. B. Wärmeanwendungen, Elektrotherapie; bei Entzündungen jedoch Kältebehandlung
- Gabe von Antirheumatika (Voltaren®, Felden®) als Gel (nur bei kleinen Gelenken sinnvoll) bzw. Tabletten (möglichst niedrig dosiert) zur Schmerzbehandlung

Ziel:
- Gelenkfunktion erhalten
- Schmerztherapie.

- Zur Entzündungshemmung können Kortikosteroide in den Gelenkspalt gespritzt werden
- Die Arthroskopie (Gelenkspiegelung) vor allem des Kniegelenkes ermöglicht die Glättung von Knorpelflächen und die Entfernung freier Gelenkkörper
- Bleiben diese Maßnahmen erfolglos, können viele Gelenke operativ durch künstliche Gelenke *(Endoprothesen)* ersetzt werden.

Pflege

Im Umgang mit dem Patienten steht eine aktivierende Pflege im Vordergrund. Fähigkeiten und Ressourcen des Patienten müssen erkannt und gezielt gefördert werden, z. B. mit entsprechenden Hilfsmitteln und angemessener Unterstützung. Dabei spielt auch die Zusammenarbeit mit Ergotherapeuten und Krankengymnasten eine Rolle. Selbst wenn die Patienten für manche Verrichtungen länger benötigen, sollten sie zeitlich nicht gedrängt werden. Dies schränkt die Eigenständigkeit und die Beweglichkeit des Patienten auf Dauer ein.

? Übungsfragen

1. Was sind die Ursachen einer Osteoporose?
2. Wer ist in erster Linie von einer Osteoporose betroffen?
3. Was ist der Unterschied zwischen Arthrose und Arthritis?
4. Was sind Ursachen einer Arthrose?

10.3 Entzündlich-rheumatische Gelenkerkrankungen

10.3.1 Rheumatoide Arthritis

- Chronisch, schubweise verlaufende Autoimmunerkrankung
- Synovialitis → Arthritis.

Die rheumatoide Arthritis, auch als **chronische Polyarthritis** (CP) bezeichnet, ist eine entzündlich-rheumatische Erkrankung, die zu den Autoimmunerkrankungen zählt. Sie manifestiert sich an Synovia (Innenhaut von Gelenken), Schleimbeuteln und Sehnenscheiden; eine **Synovialitis** (Entzündung der Synovia) führt dann zur Arthritis. Die Krankheit verläuft chronisch, meist schubweise. Von der rheumatoiden Arthritis sind 1–2 % der Bevölkerung betroffen, Frauen viermal häufiger als Männer.

10.3 Entzündlich-rheumatische Gelenkerkrankungen

Autoimmunerkrankungen

❶ Autoimmunerkrankungen sind Krankheiten, bei denen B-Lymphozyten Antikörper gegen körpereigenes Gewebe, sog. **Autoantikörper** bilden. Diese Antikörper können gegen verschiedene Körpergewebe oder Strukturen gerichtet sein. Zu den Autoimmunerkrankungen gehören z. B. die Kollagenosen (☞ 10.4), der M. BASEDOW (☞ 8.2.2), die primär biliäre Leberzirrhose (☞ 6.2.3) und bestimmte Formen der Glomerulonephritis (☞ 7.2.1).

- Plasmazellen produzieren Antikörper gegen körpereigenes Gewebe (Autoantikörper).

Ursachen

Die rheumatoide Arthritis tritt familiär gehäuft auf. Unbekannte Faktoren (virale, bakterielle Infekte?) lösen eine Autoimmunreaktion aus, bei der Autoantikörper gegen einen Bestandteil des Immunglobulin G (IgG) gebildet werden. Diese Immunkomplexe werden **Rheumafaktoren** genannt. Sie lösen Gewebsreaktionen aus, in deren Verlauf knorpelaggressive Enzyme freigesetzt werden, die den Gelenkknorpel zerstören. Die Gelenke verformen sich, und ihre Beweglichkeit nimmt ab – u. U. bis zur völligen Versteifung.

- Auslöser unbekannt
- Rheumafaktoren
- Knorpelaggressive Enzyme zerstören Gelenkknorpel.

Symptome

- Allgemeinsymptome wie Abgeschlagenheit, Schwitzen, Appetitlosigkeit
- **Symmetrischer Gelenkbefall** beider Körperhälften: Zuerst meist die kleinen Gelenke der Finger oder Zehen
- Frühsymptom ist die **Morgensteifigkeit** der Fingergrund- und -mittelgelenke über mindestens eine Stunde. Die Gelenke sind geschwollen, überwärmt und druckschmerzhaft; typisch ist der schmerzhafte Händedruck
- Später erkranken oft auch große Gelenke wie Ellbogen-, Schulter-, Knie- bzw. Hüftgelenk. Es kommt zu charakteristischen Gelenkdeformitäten an den Händen (☞ Abb. 10.1). Das Endstadium stellen Gelenkzerstörung und Versteifung dar
- Ist die Halswirbelsäule betroffen, besteht die Gefahr von Verrenkungen mit Kompression des Rückenmarks; thorakale und sakrale Wirbelkörper sind in der Regel nicht betroffen
- Rheumaknoten: unter der Haut oder in den Sehnen gelegene Knötchen, besonders an den Streckseiten der Gelenke, die aber harmlos sind
- Entzündungen von Sehnenscheiden (Tendovaginitis) und Schleimbeuteln (Bursitis)
- Mögliche Symptome, die nicht die Gelenke betreffen: Perikarditis (☞ 1.6.3), Herzklappenveränderungen (☞ 1.8), Pleuritis (☞ 4.11.2), Vaskulitis (☞ 2.3), Leberenzymerhöhung.

- Symmetrischer Gelenkbefall
- Morgensteifigkeit, anfangs der Fingergrundgelenke
- Rheumaknoten.

Abb. 10.1
Typische Deformierung der Hände bei rheumatoider Arthritis: Die Finger knicken in Richtung Kleinfinger ab (Ulnardeviation). Außerdem sind die Fingermittelgelenke überstreckt, während gleichzeitig die Endgelenke gebeugt sind (Schwanenhalsdeformation). [L157]

- Rheumafaktor, ANA, BSG ↑, CRP ↑
- Röntgen, Gelenksonographie, MRT
- Krankheitsverlauf: Röntgenbilder der Hände.

Bewegungstherapie, um die Funktion der Gelenke zu erhalten!

- Nichtsteroidale Antirheumatika
- Basistherapeutika
- Kortikosteroide.

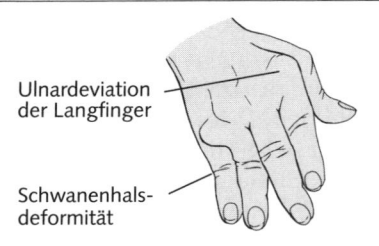

Ulnardeviation der Langfinger
Schwanenhalsdeformität

Diagnostik
Die Anamnese und der klinische Befund erhärten die Verdachtsdiagnose. Bei 70–80 % der Patienten ist im Blut der Rheumafaktor nachweisbar; seltener finden sich Antikörper gegen Bestandteile der körpereigenen Zellkerne, sog. antinukleäre Antikörper (ANA). BSG und CRP sind als Entzündungsparameter erhöht.
Knorpel- und Gelenkveränderungen lassen sich im Röntgenbild, in der Gelenksonographie und im MRT nachweisen. Zur Beurteilung des Krankheitsverlaufes sind insbesondere Röntgenbilder der Hände geeignet.

Therapie
Physikalische Therapie
Jede Immobilität und Ruhigstellung der Gelenke muss vermieden werden, da die Gelenkkapseln schrumpfen, und die Muskeln atrophieren.
- Täglich aktive und passive Bewegungstherapie
- Kälteanwendung bei akut entzündeten Gelenken
- Wärmeanwendung zwischen entzündlichen Schüben
- Massage-, Hydro-, Elektrotherapie.

❷ Medikamentöse Therapie
- **Nichtsteroidale Antirheumatika** (NSAR, nichtsteroidale Antiphlogistika) wirken über eine Hemmung der Cyclooxygenase 1 + 2 entzündungshemmend *(antiphlogistisch)*, schmerzlindernd *(analgetisch)* und fiebersenkend *(antipyretisch)*. Zur Gruppe der NSAR gehören Acetylsalicylsäure (z. B. Aspirin®), Diclofenac (z. B. Voltaren®), Ibuprofen (z. B. Brufen®), Indometacin (z. B. Amuno®) selektive COX-2-Inhibitoren (Celebrex®) u.a. Zahlreiche Nebenwirkungen, vor allem von Seiten des Magen-Darm-Traktes, können zum Absetzen zwingen
- **Basistherapeutika** sind bei 50–70 % der Patienten wirksam, ohne dass der genaue Wirkmechanismus bekannt ist. Da sie einer Gelenkzerstörung entgegenwirken, sollten sie frühzeitig eingesetzt werden. Vielfältige Nebenwirkungen ma-

chen regelmäßige klinische Kontrollen und Laboruntersuchungen erforderlich. Folgende Basistherapeutika werden unterschieden:
- Methotrexat (MTX): Folsäureantagonist mit immunsuppressiver Wirkung, wirksamstes Basistherapeutikum; *Nebenwirkungen:* gastrointestinale Beschwerden, Leberenzyme ↑, Blutbildveränderungen
- Weitere Immunsuppressiva und Zytostatika (z. B. Imurek®, Arava®, Endoxan® ☞ 12.4)
- Goldverbindungen oral (Ridaura®) oder i.m. (z. B. Aureotan®); *Nebenwirkungen:* Haut- und Schleimhautveränderungen, bei oraler Gabe Diarrhoe, Nierenschäden
- D-Penicillamin (z. B. Metalcaptase®); *Nebenwirkungen:* Haut- und Schleimhautveränderungen, Blutbildveränderungen, Nierenfunktionsstörungen, Nervenschäden
- Sulfasalazin (z. B. Azulfidine RA®); *Nebenwirkungen:* Blutbildveränderungen, gastrointestinale Beschwerden, Kopfschmerzen
- Chloroquin (Resochin®); *Nebenwirkungen:* u. a. Augenschäden, deshalb augenärztliche Untersuchungen zu Beginn und regelmäßig während der Behandlung
- **Kortikosteroide** sollten auf Grund ihrer Nebenwirkungen nur im akuten Schub eingesetzt werden, bis die Basistherapeutika wirken
- **Anti-Tumornekrosefaktor-α-Therapie:** Reservemittel bei Versagen der übrigen Therapie, hohe Kosten und fehlende Langzeiterfahrung, z. B. Infliximab (Remicade®), Etanercept (Enbrel®); *Nebenwirkungen:* erhöhte Infektionsneigung.

Chirurgische Therapie
Arthroskopisch oder chirurgisch wird die Gelenkinnenhaut entfernt, sog. *Synovektomie;* prosthetischer Gelenkersatz.

Komplikationen
- Im Verlauf der Erkrankung kann sich eine sog. **maligne chronische Polyarthritis** mit schnell fortschreitenden Gelenkveränderungen, massiven Entzündungszeichen und Organbeteiligung (Herz, Lunge oder Augen) entwickeln
- Bei etwa 5 % der Patienten tritt eine sekundäre **Amyloidose** (☞ 3.5) auf
- Weitere Komplikationen sind Nebenwirkungen der antirheumatische Therapie: z. B. Magen- und Duodenalulzera, Nierenschäden, Blutbildveränderungen.

- Maligne CP
- Sekundäre Amyloidose
- Medikamentennebenwirkungen.

10.3.2 Seronegative Spondylarthritiden

Chronische Gelenkentzündung ohne Nachweis des Rheumafaktors.

❸ Seronegative Spondylarthritiden (SPA) sind chronische Entzündungen der Gelenke, bei denen im Serum *kein* Rheumafaktor nachweisbar ist (seronegativ). Es ist vorwiegend die Wirbelsäule betroffen. Zu den SPA gehören:
- M. Bechterew (ankylosierende Spondylitis)
- M. Reiter
- Psoriasis-Arthritis (Arthritis psoriatica)
- Arthritis bei chronisch-entzündlichen Darmerkrankungen, z. B. M. Crohn, Colitis ulcerosa, M. Whipple (☞ 5.4.1).

Sie treten familiär gehäuft auf.

Symptome

Die verschiedenen seronegativen Arthritiden haben folgende Symptome gemeinsam:
- *Sakroiliitis* (Entzündung der Kreuz-Darmbeingelenke)
- Asymmetrischer Befall weniger Gelenke
- Entzündung der Sehnenansätze und Bänder
- *Iritis* oder *Iridozyklitis* (Entzündung der Regenbogenhaut bzw. des Ziliarkörpers im Auge)
- HLA-B27 positiv: HLA (human leucocyte antigen=Histokompatibilitätsantigene) befinden sich auf allen kernhaltigen Körperzellen eines Individuums. Sie verändern sich im Laufe des Lebens nicht. Bestimmte Histokompatibilitätsantigene werden bei bestimmten Erkrankungen häufiger nachgewiesen, wie das HLA-B27 bei seronegativen Arthritiden.

- Sakroiliitis
- Asymmetrischer Befall der Gelenke
- Entzündung der Sehnenansätze und Bänder
- Iritis oder Iridozyklitis
- HLA-B27 positiv.

Daneben entwickelt jede SPA ihre eigenen Symptome:

M. Bechterew

❹ Männer erkranken viermal so häufig wie Frauen. Erste Symptome treten meist im jungen Erwachsenenalter auf. Die Erkrankung betrifft hauptsächlich die Wirbelsäule und führt im Endstadium häufig zu ihrer Versteifung *(Ankylose)*, sog. »Bambusstab«-Wirbelsäule. Die Brustwirbelsäule ist dabei in ausgeprägter Beugestellung *(Kyphose)* fixiert, sodass die Atmung behindert wird.

- Beginn im jungen Erwachsenenalter, bevorzugt Männer
- Langsame Versteifung der Wirbelsäule.

M. Reiter

Die Erkrankung tritt neunmal häufiger bei Männern als bei Frauen auf, meist zwei bis sechs Wochen nach einem akuten urogenitalen oder gastrointestinalen bakteriellen Infekt. Typischerweise kommt es zu Arthritis, Urethritis (Entzündung der Harnröhre), Konjunktivitis (Entzündung der Augenbindehaut) und Hautveränderungen (Reiter-Dermatose). Die Prognose ist gut; nur 10 % der Fälle gehen in eine chronische Verlaufsform über.

- V. a. Männer
- Nach urogenitalem oder gastrointestinalem bakteriellem Infekt → Arthritis, Urethritis, Konjunktivitis, Hautveränderungen
- Prognose gut.

Psoriasis-Arthritis
10 % der Patienten mit einer *Psoriasis* (Schuppenflechte) leiden unter einer langsam fortschreitenden Arthritis. Typisch ist der Befall aller drei Gelenke eines Fingers (sog. Strahlbefall) oder aller Fingermittelgelenke einer Hand (sog. Transversalbefall).

Arthritis bei gleichzeitiger Psoriasis.

Enteropathische Arthritis
Arthritis, die bei einer chronisch-entzündlichen Darmerkrankung auftritt.

Bei gleichzeitiger chronisch-entzündlicher Darmerkrankung.

Therapie
Die Behandlung besteht aus physikalischer Therapie, nichtsteroidalen Antirheumatika, im akuten Stadium evtl. Kortikosteroiden. Bei chronischem Verlauf können Sulfasalazin (z. B. Azulfidine RA®) und bei schweren Verläufen auch Immunsuppressiva eingesetzt werden. Beim M. REITER werden nachgewiesene Erreger gezielt antibiotisch behandelt.

- Physikalische Therapie
- NSAR, evtl. Kortikosteroide
- Chronischer/schwerer Verlauf: Sulfasalazin, Immunsuppressiva.

? Übungsfragen

① Was versteht man unter Autoimmunerkrankungen?

② Mit welchen Medikamenten wird eine rheumatoide Arthritis therapiert?

③ Was ist der Unterschied zwischen seronegativen Arthritiden und einer rheumatoiden Arthritis?

④ Welches sind typische Veränderungen beim M. BECHTEREW?

10.4 Kollagenosen

Kollagenosen sind Erkrankungen des Bindegewebes. Meist handelt es sich um Entzündungen, die den gesamten Organismus betreffen, sog. **Systemerkrankungen**, deren Ursache nicht-organspezifische Autoantikörper (☞ 10.3.1) sind. Dementsprechend kommen Überlappungen zwischen den klinischen Symptomen verschiedener Kollagenosen vor. Frauen erkranken wesentlich häufiger als Männer.

- Systemerkrankungen des Bindegewebes
- Frauen erkranken häufiger.

10.4.1 Systemischer Lupus erythematodes

Der systemische Lupus erythematodes (SLE, Lupus erythematodes disseminatus) ist eine schwere Autoimmunerkrankung, die das Bindegewebe zahlreicher Blutgefäße in Form einer Vaskulitis (☞ 2.3) betrifft. Es finden sich Krankheitssymptome an fast allen Organen. Daneben gibt es eine lokalisierte, auf die

- Autoimmunerkrankung
- Bindegewebe der Blutgefäße betroffen

- Kutaner Lupus erythematodes auf Haut beschränkt.

- Genetische Veranlagung
- Auslöser: vermutlich Virusinfekt
- Immunkomplexe lagern sich im Bindegewebe ab.

Haut beschränkte Erkrankungsform, den **kutanen Lupus erythematodes**, der eine weitaus günstigere Prognose hat.

Ursachen

Der SLE ist genetisch veranlagt. Auslöser ist wahrscheinlich ein Virusinfekt. Auf Grund einer Störung der Immunregulation werden von den B-Lymphozyten vielfältige Autoantikörper produziert. Es bilden sich Immunkomplexe bestehend aus DNS, Fibrin u.a., die sich im Gewebe zahlreicher Organe ablagern. Aber auch Medikamente können einen SLE hervorrufen, z.B. Antiepileptika (Carbamazepin) oder Basistherapeutika (D-Penicillamin). Diese Form verschwindet, wenn die auslösenden Medikamente abgesetzt werden.

Symptome

❶ Verlauf und Schwere eines SLE sind von Patient zu Patient sehr unterschiedlich. Im Vordergrund stehen:

- Allgemeinsymptome
- Hauterscheinungen
- Arthritis
- Perikarditis, Pleuritis
- Glomerulonephritis
- Neurologische Symptome
- Blutbild-Veränderungen.

- Allgemeinsymptome wie Fieber, Schwäche, Gewichtsverlust
- Hauterscheinungen
  - Schmetterlingserythem mit Rötung des Nasenrückens und der Wangen; Empfindlichkeit der Haut gegenüber UV-Licht
  - Diskoider Lupus, d.h. scheibenförmige blau-rote Verfärbung der Haut, die zur Hautatrophie führen kann
- Arthritis, häufig der Hand- und Kniegelenke; Myositis (Muskelentzündung) mit Muskelschwäche
- Perikarditis, Pleuritis
- Glomerulonephritis (Lupusnephritis), die bis zur Niereninsuffizienz fortschreiten kann
- Neurologische Symptome wie epileptische Anfälle, Kopfschmerzen, Psychosen, Apoplex oder Verläufe ähnlich Multipler Sklerose
- Blutbildveränderungen: Anämie, Leukopenie, Thrombopenie.

Für die Prognose ist vor allem das Ausmaß der Nierenbeteiligung maßgebend.

Diagnostik

Immunologische Befunde wegweisend.

Neben den klinischen Symptomen sind immunologische Befunde wegweisend für die Diagnose eines SLE:

- Autoantikörper gegen Bestandteile der Zellkerne (antinukleäre Antikörper = ANA); spezifischer sind Antikörper gegen doppelsträngige DNS und gegen ein Glykoprotein der Zellkerne (Sm-Antigen), Antiphospholipid-Antikörper
- LE-Zellen: Granulozyten, die Zellkernmaterial phagozytiert haben
- Zirkulierende Immunkomplexe
- BSG ↑, CRP ↑ (unspezifisch).

Therapie

Eine ursächliche Behandlung des SLE existiert nicht. Ziel ist es, die Entzündung so weit wie möglich einzudämmen und damit einer Organzerstörung entgegenzuwirken. Dabei richtet sich die Therapie nach der Schwere des Krankheitsbildes. In leichten Fällen ohne Beteiligung innerer Organe werden nichtsteroidale Antirheumatika evtl. in Kombination mit Chloroquin gegeben. Bei Beteiligung lebenswichtiger Organe bzw. im akuten Schub wird mit Kortikosteroiden evtl. in Kombination mit Immunsuppressiva (Azathioprin, Cyclophosphamid) therapiert.

- Leichter Verlauf: NSAR und Chloroquin
- Schwerer Verlauf: Kortikosteroide, Immunsuppressiva.

10.4.2 Progressive systemische Sklerose

Die progressive systemische Sklerose (PSS) oder **systemische Sklerodermie** ist eine seltene Erkrankung des Bindegewebes, die durch Fibrosen und nachfolgende Schrumpfungsprozesse gekennzeichnet ist. Sie kann den gesamten Körper betreffen. Eine auf die Haut beschränkte Verlaufsform ohne Beteiligung anderer Organe ist die **zirkumskripte Sklerodermie**. Die PSS tritt viermal häufiger bei Frauen als bei Männern auf.

- Fibrose und Schrumpfungsprozesse des Bindegewebes
- Zirkumskripte Sklerodermie auf Haut beschränkt.

Ursachen

Patienten mit PSS besitzen eine genetische Veranlagung zu dieser Erkrankung; die genauen Ursachen sind jedoch nicht bekannt. Die Symptome beruhen einerseits auf der übermäßigen Produktion von Kollagen durch die Bindegewebszellen *(Fibroblasten)*, andererseits auf Gefäßverschlüssen mit Durchblutungsstörungen und Organinfarkten.

- Genetisch bedingt
- Fibroblasten produzieren überschießend Kollagen → Gefäßverschlüsse.

Symptome

Der Verlauf der PSS ist sehr variabel. Sie beginnt mit Hautsymptomen, bevor die inneren Organe befallen werden:
- ❷ 90 % der Patienten entwickeln ein RAYNAUD-Syndrom (sprich: »räno«), d.h. anfallsartige Durchblutungsstörungen der Finger. Diese blassen durch Gefäßspasmen zuerst ab, verfärben sich dann bläulich und später rot. Im Krankheitsverlauf wird die Haut zunehmend straff und gespannt. An den Fingerspitzen können Nekrosen (sog. *Rattenbissnekrosen*) und Ulzera auftreten. Das RAYNAUD-Syndrom kann bei Gesunden auch durch Kälte ausgelöst werden. Dann ist es harmlos, und es treten keine bleibenden Hautveränderungen auf
- Verkleinerung der Mundöffnung *(Mikrostomie)* mit Auftreten von Falten um den Mund *(Tabaksbeutelmund)*, einer Verkürzung des Zungenbändchens und Ausdrucksarmut des Gesichtes
- Mit fortschreitender Hautschrumpfung treten auf Grund der eingeschränkten Beweglichkeit Gelenkbeschwerden auf; ebenso kommen Arthritiden vor

- RAYNAUD-Syndrom
- Rattenbissnekrose
- Mikrostomie, Tabaksbeutelmund
- Gelenkbeschwerden
- Dysphagie
- Lungenfibrose
- Nierenbeteiligung.

- Durch Wandstarre des Ösophagus kommt es zu Schluckstörungen und Refluxösophagitis
- Lungenfibrose mit restriktiver Atemstörung und Rechtsherzbelastung, u. U. bis hin zum Cor pulmonale
- Die Nierenbeteiligung beruht auf Durchblutungsstörungen und äußert sich in Niereninfarkten und renaler Hypertonie.

Diagnostik

Die Diagnose einer PSS wird anhand der klinischen Symptome, insbesondere der Hautveränderungen gestellt. Im Blut können Autoantikörper gegen Zellkernbestandteile nachweisbar, der Rheumafaktor positiv und die γ-Globuline erhöht sein. Die Kapillaren des Nagelbettes lassen sich mit einem Lichtmikroskop beurteilen *(Kapillarmikroskopie)*; sie zeigen bei der PSS typische Veränderungen, die vom Verlauf der Erkrankung abhängig sind.

- Autoantikörper, Rheuma-Faktor positiv
- γ-Globuline ↑
- Kapillarmikroskopie.

Therapie

Eine ursächliche Behandlung der PSS existiert nicht. Verschiedene Medikamente können jedoch die Fibrosierung der Haut und der inneren Organe zumindest teilweise verhindern. Im Frühstadium werden Kortikosteroide gegeben, bei schwereren Verläufen Immunsuppressiva und D-Penicillamin. Langfristig konnte aber noch keine Besserung über Studien nachgewiesen werden.

Wichtig ist die physikalische Therapie, um Gelenkkontrakturen vorzubeugen. Ein RAYNAUD-Syndrom wird mit Kalziumantagonisten (☞ 1.2.2) behandelt. Bei Gelenkschmerzen kommen nichtsteroidale Antirheumatika zum Einsatz.

- Physikalische Therapie
- Raynaud-Syndrom: Kalziumantagonisten
- Kortikosteroide, Immunsuppressiva, D-Penicillamin
- Heilung nicht möglich.

10.4.3 Polymyositis und Dermatomyositis

❸ Die Polymyositis ist eine entzündliche Systemerkrankung der Skelettmuskulatur. Ist zusätzlich die Haut betroffen, liegt eine Dermatomyositis vor. Beide Krankheiten sind sehr selten. Es treten Formen auf, deren Ursachen nicht bekannt sind, sog. idiopathische Poly- bzw. Dermatomyositis. Beide Erkrankungen können jedoch auch im Zusammenhang mit einem malignen Tumor oder einer anderen Kollagenose auftreten.

Symptome

- Muskelschwäche und -schmerzen symmetrisch vor allem im Schulter- und Beckengürtel; den Patienten fällt es schwer, aufzustehen oder die Arme über den Kopf zu heben wie z. B. beim Kämmen
- Beteiligung innerer Organe: z. B. Befall des Ösophagus mit Schluckstörungen, Myokarditis mit Herzrhythmusstörungen

- Polymyositis: Entzündliche Systemerkrankung der Muskulatur
- Dermatomyositis: Zusätzlicher Hautbefall.

- Bei der Dermatomyositis treten zusätzlich Hautveränderungen auf: Schwellungen und lilafarbene Verfärbung um die Augen, rot-lila Knötchen an Knochenvorsprüngen (Ellbogen, Knie).

Diagnostik
Die Diagnose wird anhand der klinischen Symptome gestellt. Im Blut sind die Muskelenzyme CK, LDH sowie unspezifische Entzündungsparameter (BSG, Leukozyten) erhöht. Häufig lassen sich Autoantikörper (ANA) nachweisen. Das **Elektromyogramm** (EMG, Ableitung der elektrischen Potenziale des Muskels) und eine Muskelbiopsie zeigen pathologische Veränderungen des Muskels.

Da Poly- und Dermatomyositis auch im Zusammenhang mit malignen Tumoren auftreten, muss das Vorliegen eines solchen immer definitiv abgeklärt werden. Wichtigste Differenzialdiagnose ist die Polymyalgia rheumatica (☞ 2.3.4).

- Diagnostik
- CK ↑, LDH ↑, BSG ↑, Leukozyten ↑, ANA
- Elektromyogramm
- Muskelbiopsie
- Ausschluss eines malignen Tumors.

Therapie
Es werden hochdosiert Kortikosteroide eingesetzt. Schlägt diese Therapie nicht an, werden zusätzlich Immunsuppressiva (Azathioprin, Methotrexat, Cyclosporin A) verordnet. Bei der tumorassoziierten Form bessert sich die Symptomatik häufig nach Entfernung des Tumors.

- Kortikosteroide
- Immunsuppressiva.

10.4.4 SHARP-Syndrom

❹ Das SHARP-Syndrom wird synonym auch als Mixed connective tissue disease (MCTD = gemischte Kollagenose) bezeichnet: Es zeigt sowohl Symptome des systemischen Lupus erythematodes, der progressiven systemischen Sklerodermie, der Polymyositis als auch der rheumatoiden Arthritis, lässt sich jedoch keinem dieser Krankheitsbilder exakt zuordnen. Da eine Beteiligung von Nieren, Herz und ZNS sehr selten ist, hat das SHARP-Syndrom meist einen gutartigen Verlauf. Es wird mit nichtsteroidalen Antirheumatika oder Kortikosteroiden therapiert; typisch ist das gute Ansprechen auf niedrige Dosen.

- Gemischte Kollagenose mit Symptomen des SLE, der PSS, der Polymyositis und der RA
- Meist gutartiger Verlauf
- Therapie: NSAR, Kortikosteroide.

10.4.5 SJÖGREN-Syndrom

Hierbei handelt es sich um eine chronische Entzündung der Tränen- und Speicheldrüsen, meist bei Frauen nach dem Klimakterium. Dementsprechend sind folgende Symptome kennzeichnend für das SJÖGREN-Syndrom:
- Trockene Augen, da zu wenig Tränenflüssigkeit produziert wird *(Keratokonjunktivitis sicca)*; dadurch Gefahr von Hornhautulzerationen

- Chronische Entzündung der Tränen- und Speicheldrüsen

- Tritt primär sowie sekundär bei Kollagenosen oder rheumatoider Arthritis auf
- Therapie: Künstlicher Speichel und Augentropfen.

- Trockener Mund auf Grund mangelnder Speichelproduktion *(Xerostomie)*
- Selten sind die inneren Organe bertoffen.

Das SJÖGREN-Syndrom kann allein *(primär)* auftreten oder im Zusammenhang mit einer rheumatoiden Arthritis oder einer Kollagenose *(sekundär)*. Im Blut sind bei 50 % der Patienten der Rheumafaktor sowie verschiedene Autoantikörper nachweisbar.

Die Therapie ist symptomatisch, solange sich die Erkrankung auf die Drüsen beschränkt: Den Patienten werden künstlicher Speichel und Augentropfen verordnet.

? Übungsfragen

❶ Nennen Sie Symptome eines Lupus erythematodes!

❷ Unter welchen Umständen kann ein RAYNAUD-Syndrom auftreten?

❸ Was ist der Unterschied zwischen einer Polymyositis und einer Dermatomyositis?

❹ Symptome welcher anderen Erkrankungen weist das SHARP-Syndrom auf?

11 Infektionskrankheiten

11.1 Leitsymptome

11.1.1 Fieber

Die Temperatur im Körperinneren des menschlichen Organismus (Körperkerntemperatur) schwankt im Tagesverlauf um 1–1,5 °C mit einem Minimum am Morgen und einem Maximum am Nachmittag. Die Normalwerte der Morgen- bzw. Nachmittagstemperatur sind:

- Axillar: 36,0 °C bzw. 37,3 °C
- Oral: 36,2 °C bzw. 37,5 °C
- Rektal: 36,5 °C bzw. 37,8 °C.

- Körperkerntemperatur schwankt im Tagesverlauf
- Werte abhänig vom Messort
- Subfebril ≤ 38 °C
- Febril > 38 °C.

Werte ≤ 38 °C werden als **subfebril** bezeichnet, > 38 °C als **febril**, also als Fieber. Fieber wird durch fiebererzeugende Stoffe, die **Pyrogene**, hervorgerufen. Diese können Bestandteile von Bakterien, Viren oder Pilzen, aber auch körpereigene Stoffe wie z. B. Prostaglandine sein. In Tabelle 11.1 ist die Bezeichnung verschiedener Temperaturwerte aufgeführt.

Temperatur	Bezeichnung
42,6 °C	Eiweißgerinnung im menschlichen Körper → Tod
≥ 40,0 °C	Sehr hohes Fieber
39,1–39,9 °C	Hohes Fieber
38,6–39,0 °C	Mäßiges Fieber
38,1–38,5 °C	Leichtes Fieber
37,5–38,0 °C	Subfebrile Temperatur
36,3–37,4 °C	Normaltemperatur
≤ 36,2 °C	Untertemperatur
≤ 29,0 °C	Kritischer Bereich
ca. 25,0 °C	Unterste Grenze → Tod

Tab. 11.1 Bezeichnung verschiedener Körpertemperaturen.

11.1.2 Lymphknotenschwellung

Lymphknoten *(Nodi lymphatici)* spielen eine wichtige Rolle bei der Infektabwehr. Sie sind in die Lymphbahnen eingeschaltet

- Lymphknoten filtern Keime, Zelltrümmer, Toxine aus den Lymphbahnen
- Hinweis auf Krankheitsgeschehen.

und filtern Keime, Zelltrümmer und Toxine aus dem Lymphstrom. Sie sind etwa 5 mm groß und nicht tastbar. Sind Lymphknoten vergrößert, ist dies ein Hinweis auf einen Krankheitsprozess:
- Lokalinfektionen: Lymphknoten in der Nähe eines Entzündungsherdes schwellen an, z. B. Halslymphknoten bei einer Angina, Leistenlymphknoten bei einer Entzündung am Bein
- Allgemeininfektionen, z. B. infektiöse Mononukleose (☞ 11.2.3)
- Maligne Lymphome (☞ 3.3.3)
- Metastasen.

Tastbefund gibt Hinweis auf Entzündung oder Tumor.

Entzündlich vergrößerte Lymphknoten sind weich bis mäßig derb, gut verschieblich und in der Regel druckschmerzhaft; tumorös vergrößerte Lymphknoten hingegen sind hart, nicht schmerzhaft und oft mit ihrer Umgebung verwachsen (nicht verschieblich).

11.2 Virale Infektionen

Herpes-Viren:
- Herpes-simplex
- Varizella-Zoster
- Epstein-Barr
- Zytomegalie.

Viren benötigen auf Grund ihrer Zellstruktur und des fehlenden Stoffwechsels einen Wirt, um sich zu vermehren. Nach ihren Eigenschaften und ihrer Bauweise werden Viren in Familien eingeteilt. Eine für den Menschen bedeutende Viren-Familie ist die Herpes-Familie, zu der u. a. das Herpes-simplex-Virus, Varizella-zoster-Virus, EPSTEIN-BARR-Virus und das Zytomegalie-Virus gehören.

In diesem Kapitel werden weiterhin einige virale Kinderkrankheiten, die Infektion mit Rabies-Viren (Tollwut) und die mit Human Immunodeficiency Viren (HIV) besprochen. Weitere virale Infektionskrankheiten sind in den entsprechenden Organkapiteln zu finden: Grippe (☞ 4.2.1), Hepatitis (☞ 6.2.1), Myokarditis (☞ 1.6.2).

11.2.1 Herpes-simplex-Infektionen

- HSV-1: orale Übertragung → Herpes labialis
- HSV-2: sexuelle Übertragung → Herpes genitalis.

❷ Beim **Herpes-simplex-Virus** werden die Typen **HSV-1** und **HSV-2** unterschieden. Die Primärinfektion verläuft bei beiden Typen für den Patienten meist unbemerkt und wird entweder oral (HSV-1) oder sexuell (HSV-2) übertragen. Beide Viren können jedoch in den regionalen Nervenganglien lebenslang persistieren und erneut aktiviert werden, z. B. durch Infektionen, Sonnenbestrahlung, Immunschwäche oder hormonelle Veränderungen, wie in der Schwangerschaft. Das HSV-1 ruft das Krankheitsbild **Herpes labialis** hervor, das HSV-2 **Herpes genitalis**. Etwa 1/3 der Bevölkerung leidet unter Herpes labialis.

Merke

> Typisch für Herpes-Viren ist, dass sie in ihren Wirtszellen persistieren (erhalten bleiben), auch wenn keine Krankheitssymptome mehr vorhanden sind.

Symptome und Diagnostik

Herpes-simplex-Viren rufen Hauterkrankungen mit gruppierten Bläschen hervor, die hochinfektiös sind:
Herpes labialis beginnt mit Juckreiz in der Umgebung des Mundes *(perioral)*; anschließend treten die typischen Bläschen auf. Diese verschorfen und heilen nach 5–10 Tagen ohne Narben ab. Beim **Herpes genitalis** bilden sich Bläschen in der Genital- und Analregion. Manche Patienten haben leichtes Fieber. Die Diagnose wird anhand der klinischen Symptome gestellt; das Virus kann im Bläscheninhalt nachgewiesen werden.

Gruppierte Bläschen an Mund oder Genital- und Analregion.

Therapie

Bei unkomplizierter Herpes-Infektion wird lokal Aciclovir (z. B. Zovirax® Creme) aufgetragen. Bei generalisierten Infektionen oder Komplikationen wird Aciclovir systemisch verabreicht.

Aciclovir lokal oder systemisch.

Komplikationen

- Herpes-Enzephalitis mit einer Sterblichkeit von > 80 %
- Herpetische Keratokonjunktivitis (Entzündung von Horn- und Bindehaut des Auges)
- Generalisierte Herpes-Infektion bei Immungeschwächten
- Herpes-Sepsis bei Neugeborenen durch direkten Kontakt mit Herpes genitalis der Mutter während der Geburt.

11.2.2 Varizella-zoster-Infektionen

Varizellen (Windpocken) und Herpes zoster (Gürtelrose) sind verschiedene Erkrankungen, die durch das gleiche Virus, das **Varizella-zoster-Virus** (VZV), hervorgerufen werden.

Varizella-zoster-Virus:
- *Varizellen*
- *Herpes zoster.*

Varizellen

Varizellen treten meist bei Kindern unter 10 Jahren auf. Sie sind hochinfektiös und werden durch Tröpfchen von Kind zu Kind übertragen. Die Infektiosität (Gefahr der Ansteckung) besteht einen Tag vor bis eine Woche nach Auftreten der Bläschen. *Inkubationszeit:* 2–3 Wochen.

- Fieber
- Hautefloreszenzen in verschiedenen Stadien
- Juckreiz.

Symptome
❶ Die Kinder haben anfangs meist leichtes bis mäßiges Fieber. Schubweise zeigt sich ein Exanthem an Haut, behaartem Kopf und angrenzenden Schleimhäuten, meist unter Aussparung von Handtellern und Fußsohlen. Das typische Bild zeigt **Hautefloreszenzen** (Hauterscheinungen) in verschiedenen Stadien und wird daher »Sternenhimmel« genannt: Zuerst bilden sich Roseolen, die über Papeln in Bläschen übergehen und als letztes Stadium Krusten zeigen. Roseolen (linsengroße, rötliche Flecken) → Papeln → Bläschen → Krusten.

Die Patienten leiden unter Juckreiz, sind in ihrem Allgemeinbefinden jedoch wenig beeinträchtigt. Narben entstehen nur bei bakterieller Superinfektion von Bläschen oder bei ständigem Aufkratzen.

Bei der Infektion einer Schwangeren vor der 20. Schwangerschaftswoche kann eine Embryopathie auftreten.

- Lokal: Gerbstoffe
- Antihistaminika
- Bei Komplikationen Aciclovir lokal oder systemisch
- Aktive und passive Impfung.

Therapie
Das Abheilen der Bläschen wird durch lokale Pinselung mit Gerbstoffen (z.B. Tannosynt® Lotio) gefördert. Gegen den Juckreiz können Antihistaminika verordnet werden. Bei Komplikationen wird systemisch mit Aciclovir behandelt.

Bei immunsupprimierten Kindern können schwere Verläufe mit Beteiligung der inneren Organe auftreten. Hier ist eine *passive Impfung* angezeigt. Selten kommt es zu einer Kleinhirnentzündung, einer Pneumonie oder Mittelohrentzündung. Bei Erwachsenen ist der Verlauf meist schwerer als bei Kindern. Eine *aktive Impfung* sollte bei Patienten mit Neurodermitis oder malignem Tumor sowie bei Frauen im gebärfähigen Alter erfolgen.

Herpes zoster

- Folgeerkrankung nach Varizellen
- Meist Thorakalnerven, seltener N. trigeminus betroffen.

❸ Die Varizella-zoster-Viren verbleiben nach einer Varizellen-Erkrankung in den Spinalganglien nahe am Rückenmark. Werden sie erneut aktiviert, tritt ein Herpes zoster auf: Die Viren wandern entlang der Spinalnerven zu dem dazugehörigen sensibel innervierten Hautbezirk *(Dermatom).* Meist sind die Thorakalnerven betroffen, deren Dermatome von der Wirbelsäule gürtelförmig bis zur Mittellinie des Brustkorbes reichen, sog. **Gürtelrose.** Ist der N. trigeminus (sensibler Gesichtsnerv) betroffen, wird von **Gesichtsrose** gesprochen.

- Starke Schmerzen im Bereich des betroffenen Dermatoms
- Bläschen.

Symptome und Diagnostik
Der Herpes zoster tritt meist bei älteren oder immunsupprimierten Patienten auf. Sonne und Stress wirken begünstigend. Er beginnt mit allgemeinem Krankheitsgefühl und manchmal auch Fieber. Im Bereich des betroffenen Dermatoms treten starke Schmerzen auf; wenig später sind auf geröteter Haut

Bläschen zu sehen. Betroffen sind meist ein bis drei Dermatome auf einer Seite *(unilateral)*, selten auf beiden Seiten *(bilateral)*.
Die Diagnose eines Herpes zoster wird klinisch gestellt.

Therapie
Ist der Verlauf komplikationslos, werden die Bläschen lokal mit Aciclovir-Salbe behandelt; schwere Verläufe systemisch mit Aciclovir. Bei Bedarf kommen Analgetika zum Einsatz.

- Aciclovir
- Analgetika.

Komplikationen
- Postzosterische Neuralgien: Noch Wochen nach Abheilen der Bläschen können in dem betroffenen Hautareal starke Schmerzen bestehen
- *Zoster ophthalmicus:* Ein Befall des Augenastes (Ramus ophthalmicus) des N. trigeminus birgt die Gefahr von Hornhautulzerationen und nachfolgender Hornhauttrübung
- *Zoster oticus:* Bei Befall des Ohres besteht die Gefahr eines Übergreifens auf den motorischen Gesichtsnerv (N. facialis) mit Gesichtsmuskellähmungen *(Fazialisparese)* oder auf den Hörnerv (N. statoacusticus) mit Hörverlust
- *Zoster generalisatus:* Ein generalisierter Herpes zoster, der auch die inneren Organe betrifft, kommt insbesondere bei immungeschwächten Patienten vor.

- Neuralgien
- Zoster ophthalmicus
- Zoster oticus
- Zoster generalisatus.

11.2.3 Infektiöse Mononukleose

Das EPSTEIN-BARR-Virus (EBV) ruft die infektiöse Mononukleose (PFEIFFER-Drüsenfieber) hervor. Da das Virus durch Speichel übertragen wird, wird die Erkrankung auch »Kissing disease« (Kusskrankheit) genannt. In erster Linie sind junge Erwachsene betroffen. Die *Inkubationszeit* beträgt 10–20 Tage.

- Erreger: EPSTEIN-BARR-Virus
- Übertragung durch Speichel: »kissing disease«.

Symptome und Diagnostik
- Allgemeinsymptome wie Müdigkeit, Appetitlosigkeit, Schlaflosigkeit
- Pharyngitis (Rachenentzündung), Angina tonsillaris (Mandelentzündung) mit starken Halsschmerzen
- Fieber, das bis zu drei Wochen und länger anhalten kann
- Lymphknotenschwellungen
- Hepatosplenomegalie (Milz- und Lebervergrößerung), evtl. Hepatitis
- Exanthem (selten).

- Allgemeinsymptome
- Pharyngitis
- Fieber
- Lymphknotenschwellung
- Hepatosplenomegalie
- Exanthem.

Die Diagnose wird über das klinische Bild und die Laborwerte gestellt. Im Blut findet sich eine Leukozytose mit atypischen Lymphozyten, den sog. *Virozyten* oder PFEIFFER-Zellen. Weiterhin können entsprechende Antikörper nachgewiesen werden.

- Leukozytose
- Virozyten
- Antikörpernachweis.

Therapie

Die Therapie ist symptomatisch. Die Patienten sollen Bettruhe einhalten und bekommen schmerz- und fiebersenkende Medikamente. Ampicillin verursacht bei bestehender infektiöser Mononukleose fast immer ein ausgeprägtes Arzneimittelexanthem und ist daher kontraindiziert.

- Symptomatisch
- Bettruhe
- Analgetika
- Antipyretika.

❹ Komplikationen

- Neurologische Komplikationen: Meningoenzephalitis (Entzündung von Hirnhäuten und Gehirn), GUILLAIN-BARRÉ-Syndrom (akute Polyneuritis mit aufsteigenden Lähmungen, in der Regel rückbildungsfähig)
- Blutbildveränderungen: Granulopenie, Thrombopenie
- Bei ausgeprägter Hepatosplenomegalie besteht Gefahr der Milzruptur
- Myokarditis
- Übergang in eine chronische Verlaufsform mit persistierender Schwäche, Gewichtsverlust, leichtem Fieber, Milz-, Leber- und Lymphknotenschwellungen
- AIDS-Patienten und Personen, die Immunsupressiva erhalten, erkranken im Zusammenhang mit dem EBV häufiger an B-Zell-Lymphomen.

11.2.4 Zytomegalie

Das **Zytomegalie-Virus** (CMV) wird durch Schmierinfektion, Bluttransfusionen und sexuellen Kontakt übertragen. Diaplazentar (über die Plazenta) kann es von der Mutter auf den Feten übergehen. Nach Erstinfektion persistiert es im Körper und kann bei einer Abwehrschwäche wieder aktiviert werden. Die Zytomegalie (Einschlusskörperchenkrankheit) ist eine sehr häufige Infektion mit unterschiedlichem Krankheitsverlauf. Die *Inkubationszeit* ist nicht sicher bekannt, wahrscheinlich 3–6 Wochen.

- CMV-Infektion
- Übertragung:
  - Schmierinfektion
  - Blut
  - Sexuell
  - Diaplazentar.

Symptome und Diagnostik

❺ Bei gesunden Personen verläuft eine Zytomegalie in ≥ 90 % der Fälle unbemerkt. Evtl. kommt es zu einer leichten Lymphknotenschwellung und/oder einer Hepatitis mit Grippe- bzw. Mononukleose-ähnlichen Beschwerden. Bei immungeschwächten Patienten (z. B. nach Transplantation, AIDS-Patienten) kann die Zytomegalie sehr viel schwerer verlaufen: ZNS-Befall, Retinitis (Netzhautentzündung), interstitielle Pneumonie oder Ulzerationen des Magen-Darm-Traktes. Die **konnatale Zytomegalie** (vorgeburtlich erworben) führt oft zu bleibenden Schäden wie neurologischen Störungen und Hörverlust.

Die Diagnose wird anhand der Symptome gestellt. Im Blut des

- Bei Gesunden meist nur wenig Symptome
- Bei Immungeschwächten schwere Verläufe
- Bei Ungeborenen neurologische Schäden und Hörverlust.

Patienten können Antikörper gegen CMV nachgewiesen werden; in Blut, Urin und bronchoalveolärer Lavage Antigene des CMV.

- Antikörpernachweis möglich.

Therapie
Patienten mit schweren Verläufen werden medikamentös therapiert. Sie erhalten systemisch Ganciclovir (Cymeven®) und CMV-Immunglobulin. Ebenso erhalten Schwangere, die noch nicht erkrankt waren, nach Kontakt mit CMV Immunglobuline.

Bei schwerem Verlauf Ganciclovir und CMV-Immunglobulin.

11.2.5 Masern

Eine Infektion mit dem zu den **Paramyxoviren** zählenden Masernvirus führt zu Masern *(Morbilli)*. Die Viren werden durch Tröpfchen übertragen und gehören damit zu den »fliegenden Infektionen«. Die *Inkubationszeit* beträgt 9–12 Tage. *Meldepflichtig* nach dem Infektionsschutzgesetz (IfSG) sind Krankheitsverdacht, Erkrankung und Tod.

- Erreger: Masernvirus
- Übertragung: Tröpfcheninfektion.

> **Kinderkrankheiten**
> Masern gehören zu den Kinderkrankheiten. Diese Infektionen sind so ansteckend, dass sie vorwiegend bei – ungeimpften – Kindern auftreten. In der Regel hinterlassen sie eine dauerhafte Immunität. Zu den Kinderkrankheiten zählen auch Mumps (☞ 11.2.6), Röteln (☞ 11.2.7), Varizellen (☞ 11.2.2), Scharlach (☞ 11.3.2) und Keuchhusten (☞ 11.3.4).

Symptome
- Stark beeinträchtigter Allgemeinzustand
- Rhinitis
- Konjunktivitis, Lichtscheu
- Fieber
- Bronchitis, bellender Husten
- Geschwollene Halslymphknoten
- ❶ Exanthem: großfleckig, zusammenfließend, beginnt hinter den Ohren und breitet sich von dort über den ganzen Körper aus, auch im Bereich der Schleimhäute *(Enanthem)* zu finden. Typisch sind kalkspritzerartige Flecken an der Wangenschleimhaut (KOPLIK-Flecken).

- Rhinitis
- Konjunktivitis, Lichtscheu
- Bronchitis
- Großfleckiges Exanthem.

Diagnostik und Therapie
Das klinische Bild ist charakteristisch. Im Blut lassen sich Antikörper (Titeranstieg) gegen das Masernvirus nachweisen; außerdem findet sich eine Leukopenie → Begünstigung zusätzlicher Infektionen!

- Blut: Antikörper, Leukozyten ↓

- Isolierung
- Symptomatische Therapie
- Bei bakterieller Superinfektion Antibiotika.

Die Kinder werden auf Grund der Ansteckungsgefahr isoliert, solange das Exanthem besteht. Therapiert wird symptomatisch und bei bakteriellen Superinfektionen mit Antibiotika.

Komplikationen
Treten bei etwa 15 % der Erkrankten auf:
- Otitis media (Mittelohrentzündung)
- Masernpneumonie
- Laryngotracheitis mit Krupp-Anfällen
- Enzephalitis.

Prophylaxe
Kinder sollten ab dem 15. Lebensmonat mit einem abgeschwächten Lebendimpfstoff aktiv immunisiert werden. Die Impfung erfolgt als Masern-Mumps-Röteln-Kombinationsimpfung und muss im 6. Lebensjahr wiederholt werden. In 15 % der Fälle treten etwa 8 Tage nach der Impfung schwache Impfmasern auf.

Aktive Impfung.

11.2.6 Mumps

- Erreger: Paramyxovirus parotitidis
- Gehäuft in der kalten Jahreszeit
- Befällt bevorzugt Parotis und andere Speicheldrüsen.

Mumps (*Parotitis epidemica*, »*Ziegenpeter*«) wird durch das **Paramyxovirus parotitidis** hervorgerufen. Das Virus vermehrt sich im Respirationstrakt, gelangt ins Blut und befällt die Glandula parotis (Ohrspeicheldrüse) und evtl. auch andere Speicheldrüsen. Mumps tritt bei Kindern und Jugendlichen zwischen dem 4. und 15. Lebensjahr, gehäuft in der kalten Jahreszeit, auf. Die *Inkubationszeit* beträgt 2–4 Wochen.

Symptome
Bei 30 % der Infizierten verläuft die Infektion asymptomatisch. Ansonsten beginnt Mumps mit leichtem Fieber, Mattigkeit und manchmal Kopf-, Hals- und Ohrenschmerzen. Im weiteren Verlauf schwillt die Parotis schmerzhaft an, meist erst einseitig, dann beidseitig mit abstehenden Ohrläppchen und Schmerzen beim Kauen.

Diagnostik und Therapie
Die Diagnose wird anhand des klinischen Bildes gestellt. Im Blut können Antikörper (Titeranstieg) gegen das auslösende Virus nachgewiesen werden.
Die Therapie orientiert sich an den Symptomen: Ölige Umschläge auf der Parotis lindern die Schwellung, breiige Kost bessert die Schmerzen beim Kauen.

- Antikörpernachweis
- Therapie: symptomatisch.

Komplikationen
❻ Gefürchtet sind die schmerzhafte Orchitis (Hodenentzündung) mit Gefahr der Sterilität, eine Pankreatitis (☞ 6.4), Schwerhörigkeit sowie eine Meningitis.

Bei Orchitis Gefahr der Sterilität.

Prophylaxe
Gemeinsam mit der Impfung gegen Masern und Röteln wird die Impfung gegen Mumps mit einem abgeschwächten Lebendimpfstoff im 15. Lebensmonat und 6. Lebensjahr durchgeführt.

Aktive Impfung.

11.2.7 Röteln

Erreger der Röteln *(Rubella, Rubeola)* ist das **Rubella-Virus**. Meistens sind Schulkinder betroffen, der Krankheitsverlauf ist in der Regel milde. Die *Inkubationszeit* beträgt 2–3 Wochen.

- Erreger: Rubella-Virus
- Meist milder Krankheitsverlauf.

Symptome
❶ Bei Kindern verlaufen Röteln in 50% der Fälle symptomlos. Ansonsten kommt es zu einem klein- bis mittelfleckigen Exanthem, das nicht zusammenfließt und hauptsächlich an den Streckseiten der Extremitäten, am Rücken und im Gesicht auftritt. Die Lymphknoten an Hinterkopf und Hals sind schmerzlos geschwollen; evtl. ist die Milz vergrößert.

- Kleinfleckiges Exanthem
- Lymphknotenschwellung
- Evtl. Splenomegalie
- Gefürchtet: Rötelnembryopathie.

Rötelnembryopathie
❼ Infiziert sich eine Schwangere mit Röteln, können beim Embryo schwere Organschäden auftreten:
- Auge (70%): am häufigsten Linsentrübung (Katarakt oder »grauer Star«), Retinopathie, oft mit Erblindung
- Ohr (60%): Taubheit durch Innenohrschädigung
- Herz (50%): Defekte der Herzwände, offener Ductus Botalli (☞ 1.9.1)
- Gehirn (45%): Schäden mit geistiger Behinderung
- Wachstumsstörungen (75%).

Diagnostik
Im Blut können Antikörper (Titeranstieg) gegen das Rubella-Virus nachgewiesen werden. Die Leukozyten sind erniedrigt, Lymphozyten und Plasmazellen erhöht. Bei Verdacht auf eine embryonale Infektion, kann im Fruchtwasser oder in den Chorionzotten Virus-Nukleinsäure nachgewiesen werden.

- Blut: Antikörper, Leukozyten ↓, Lymphozyten ↑, Plasmazellen ↑
- Nachweis von Virus-RNS in Fruchtwasser und Chorionzotten.

Therapie
Besitzt eine Schwangere keinen immunologischen Schutz gegen Röteln (durch aktive Impfung oder eine früher durchgemachte Erkrankung), so muss sie bei Rötelnkontakt mit Hyperimmunglobulin passiv geimpft werden.

Passive Impfung bei Schwangeren.

Komplikationen
- Röteln-Enzephalitis (selten)
- Röteln-Arthritis mit günstiger Prognose.

Prophylaxe
Meist wird gemeinsam gegen Röteln, Masern und Mumps mit einem abgeschwächten Lebendimpfstoff im 15. Lebensmonat geimpft. Die beste Vorbeugung gegen eine Rötelnembryopathie ist die erneute aktive Impfung aller Mädchen etwa im 12. Lebensjahr.

Aktive Impfung.

11.2.8 Tollwut

Tollwut *(Rabies)* ist eine Infektion des ZNS durch das **Tollwut-Virus.** *Meldepflichtig* ist der Erregernachweis.

Ursachen
Das Tollwut-Virus wird mit dem Speichel infizierter Tiere (z. B. Hund, Katze, Fuchs) übertragen. Der Mensch infiziert sich durch den Biss eines erkrankten Tieres. Die Viren wandern entlang der Nerven zum Gehirn und rufen dort eine akute Entzündung hervor. Die *Inkubationszeit* kann zwischen 10 Tagen und 10 Monaten (meist 1–3 Monate) betragen.

Übertragung: Speichel infizierter Tiere.

Symptome
Tollwut beginnt mit unspezifischen Allgemeinsymptomen wie leichtem Fieber, Kopfschmerzen, Abgeschlagenheit und Übelkeit. Der Patient ist abnorm reizbar, extrem licht- und geräuschempfindlich und neigt zu Krämpfen. Er leidet unter Speichelfluss und schmerzhaften Schluckkrämpfen beim Versuch zu trinken. Später treten Lähmungen und Bewusstseinsverlust auf.

- Allgemeinsymptome
- Abnorme Reizbarkeit
- Krämpfe, Schluckkrämpfe
- Lähmungen, Koma.

Diagnostik
Das verdächtige Tier sollte beobachtet werden: stirbt es innerhalb von 10 Tagen nicht, ist das Vorliegen von Tollwut unwahrscheinlich. Bei Tod des Tieres wird sein Gehirn histologisch auf Tollwut untersucht.

Therapie
Bei Verdacht auf eine Infektion mit dem Tollwut-Virus (Biss durch ein verdächtiges Tier) wird der Patient mehrfach aktiv und zusätzlich am ersten Tag passiv mit Hyperimmunglobulinen geimpft *(postexpositionelle Prophylaxe)*. Die Erkrankung selbst kann lediglich symptomatisch therapiert werden mit Sedierung, parenteraler Ernährung und ggf. künstlicher Beatmung. Der postexpositionellen Impfprophylaxe kommt größte Bedeutung zu, da eine manifeste Tollwut in der Regel tödlich endet.

- Aktive und passive Impfung schon bei Verdacht
- Symptomatisch bei Ausbruch der Erkrankung, hohe Sterblichkeit.

11.2.9 HIV-Infektion und AIDS

AIDS (acquired immune deficiency syndrome = erworbenes Immundefektsyndrom) wird durch eine Infektion mit **HIV** (human immunodeficiency virus) hervorgerufen. Das Virus ist ein Retrovirus, von dem zwei verschiedene Typen mit neun bzw. sechs Subtypen(HIV-1A–I, HIV-2A–F) bekannt sind. Im Jahre 2 000 waren weltweit etwa 50 Millionen Menschen mit dem Virus infiziert, davon ca. 65% in Afrika.

Die *Inkubationszeit* liegt im Mittel beim Erwachsenen bei 10 Jahren, d.h. 50% der Infizierten sind nach 10 Jahren an AIDS erkrankt.

- HIV = Erreger
- AIDS = Vollbild der Erkankung.

Ursachen

❽ Das Virus wird über Körpersekrete (Blut, Sperma, Urin, Stuhl, Erbrochenes, Sputum, Muttermilch) von Infizierten übertragen (Prozentangaben beziehen sich auf Europa):
- Sexuell: homo- und bisexuelle Männer (ca. 50%), heterosexuelle Personen (ca. 20%, Anzahl steigend)
- Parenteral:
  – I.v.-Drogenmissbrauch (ca. 15%), bei gemeinsamem Gebrauch von Nadeln
  – Therapie mit Blut/-produkten, z.B. bei Hämophilie-Patienten (☞ 3.4.1). Neuinfektionen auf diesem Weg sind inzwischen sehr selten, da seit 1985 alle Blutprodukte durch einen HIV-Antikörpertest überprüft werden
  – Verletzungen im medizinischen Bereich (sehr selten)
- Prä-/perinatal: Von einer HIV-infizierten Mutter auf das Kind (≤ 1%); das Übertragungsrisiko liegt bei 20%.

Übertragung: Kontakt mit infizierten Körpersekreten.

Krankheitsentstehung

HI-Viren bauen ihre Erbsubstanz hauptsächlich in $CD4^+$-Lymphozyten (auch T_4-Helferzellen genannt), Monozyten, Makrophagen, Langerhans-Zellen der Epidermis und Teilen der Mikroglia des Infizierten ein. Der Körper bildet zwar Antikörper gegen die Viren, kann sie jedoch nicht erfolgreich bekämpfen. Nach einer meist jahrelangen Latenzzeit sinkt die Anzahl der $CD4^+$-Lymphozyten. Die daraus resultierende Immunschwäche führt zu folgenden Krankheitsbildern:
- Allgemeinsymptome, AIDS-Related Complex (☞ unten)
- Infektionen mit opportunistischen, d.h. für Gesunde wenig gefährlichen Keimen, z.B. Zytomegalie-Viren (☞ 11.2.4) oder Toxoplasmen (☞ 11.6.1)
- Tumoren, z.B. dem Kaposi-Sarkom (☞ unten)
- Neurologische Krankheitsbilder, die direkt durch den HIV-Befall hervorgerufen werden.

Erbsubstanz der Viren wird in Zellen des Immunsystems eingebaut und kann nicht eliminiert werden → Immunschwäche.

Einteilung nach Stadien (A, B, C, D) anhand der Krankheitssymptome und des immunologischen Status.

Symptome und Einteilung

❾ Die HIV-Infektion wird anhand ihrer klinischen Symptome in vier Stadien eingeteilt. Sie verläuft langsam fortschreitend.

Stadium A
- Akute HIV-Erkrankung: Mononukleose-ähnliches Bild mit Fieber, Hautausschlag, Lymphknotenschwellungen, Splenomegalie, Myalgien und Pharyngitis
- Asymptomatische HIV-Infektion (Latenzphase) über Monate bis Jahre. Im lymphatischen Gewebe findet eine Virusvermehrung statt
- Persistierende generalisierte Lymphadenopathie (LAS): Lymphknotenschwellung an zwei extrainguinalen Stellen länger als drei Monate.

Stadium B
- AIDS-Related Complex (ARC): Auftreten von leichten konstitutionellen Symptomen wie Leistungsminderung, Nachtschweiß, Fieber, Durchfall, Gewichtsverlust länger als einen Monat
- Erkrankungen, die der HIV-Infektion ursächlich zuzuordnen sind oder auf eine Störung der zellulären Immunabwehr hinweisen, z. B. oropharyngeale und vulvovaginale Candida-Infektion, orale Haarleukoplakie (weißliche, nicht abstreifbare Beläge am Zungenrand), Herpes zoster mit Befall mehrerer Dermatome oder mit mehreren Episoden, Nokardiose
- Neurologische Erkrankungen: Enzephalopathie, Polyneuropathie, Myopathie, Schlaganfall.

Stadium C
AIDS (»Vollbild«) als letztes Stadium der HIV-Erkrankung: Die zelluläre Immunabwehr versagt, und opportunistische Infektionen und Tumorerkrankungen treten auf:
- Infektionen mit Protozoen, z. B. Pneumocystis-carinii-Pneumonie (PCP), Toxoplasma-Enzephalitis
- Infektionen durch Pilze, z. B. Kryptokokkose (☞ 11.4.2), Candida-Infektion mit Befall von Ösophagus, Bronchien, Trachea oder Lungen (☞ 11.4.1), Histoplasmose
- Bakterielle Infektionen: Tbc, disseminierte oder extrapulmonale Infektionen mit atypischen Mykobakterien, rezidivierende Salmonellen-Septikämien
- Virale Infektionen, z. B. CMV-Infektion (☞ 11.2.4), chronische Herpes-simplex-Ulzera oder Herpes-Bronchitis, -Pneumonie oder -Ösophagitis
- Malignome: Kaposi-Sarkom (violette Makulae oder Tumorknoten, bevorzugt in den Spaltlinien der Haut oder an den Beinen; es können auch Gastrointestinaltrakt, Lunge

oder Lymphknoten betroffen sein), maligne Lymphome (z. B. BURKITT-Lymphom), invasives Zervix-Karzinom
- HIV-Enzephalopathie
- Wasting-Syndrom (Gewichtsverlust > 10 % des Ausgangsgewichtes mit Zeichen der Mangelernährung).

Immunologischer Status
Nach dem immunologischen Status (Zellzahl der $CD4^+$-Lymphozyten) erfolgt eine weitere Unterteilung der Stadien A, B und C:
- Kategorie 1: > 500/µl
- Kategorie 2: 200–499/µl
- Kategorie 3: < 200/µl.

Danach ergeben sich die Stadien A1, A2, A3, B1, B2, B3, C1, C2, C3. Beispiel: Ein Patient mit KAPOSI-Sarkom und 362 $CD4^+$-Lymphozyten befindet sich im Stadium C2.

Diagnostik
- **Bestimmung der HIV-Antikörper:** Können im Blut des Patienten etwa 1–3 Monate nach der Infektion nachgewiesen werden; erst dann hat eine sog. Serokonversion stattgefunden. Antikörper werden z. B. mittels ELISA nachgewiesen. Der Betroffene muss dazu sein Einverständnis geben. Fällt der Test positiv aus, wird das Ergebnis mit einer zweiten Methode (WESTERN-BLOT-Test) überprüft, um ein falsch positives Ergebnis sicher auszuschließen
- Nachweis von Virusbestandteilen z. B. mittels Nukleinsäurenachweis-Test (NAT)
- **Virusquantifizierung:** Es werden die Viruséquivalente/ml Plasma bestimmt. Ihre Zahl dient der der Therapie- und Verlaufskontrolle
- **Immunologischer Status:** $CD4^+$-Lymphozyten und $CD8^+$-Lymphozyten (auch T8-Suppressorzellen genannt) werden bestimmt. Deren Verhältnis und die absolute Zahl der $CD4^+$-Lymphozyten dienen als Verlaufsparameter (☞ Tab. 11.2)
- HIV-assoziierte Erkrankungen und Infektionen werden durch weitergehende Untersuchungen nachgewiesen.

- HIV-Antikörper im Blut nach 1–3 Monaten nachweisbar
- Verlaufsparameter: Verhältnis von $CD4^+$- zu $CD8^+$-Lymphozyten.

	$CD4^+$-Lymphozyten	$CD4^+/CD8^+$-Quotient
Gesunde (kein Immundefekt)	≥ 1000/µl	1,2–3,0
Mäßiger Immundefekt	≥ 400/µl	0,5–1,0
Schwerer Immundefekt	≤ 100/µl	≤ 0,5

Tab. 11.2 Schweregrad eines Immundefektes – Richtwerte.

- Antivirale Substanzen, die den Verlauf von AIDS verzögern, das Virus jedoch nicht eliminieren

- Spezifische Therapie HIV-assoziierter Erkrankungen.

- Eigenschutz: sorgfältiger Umgang mit Körperflüssigkeiten
- Screening
- Kondome.

Therapie
Nach derzeitigem Stand der Forschung gibt es keine erfolgreiche Therapie gegen eine HIV-Infektion. Zurzeit existieren lediglich Medikamente, die den Verlauf einer HIV-Infektion verzögern, indem sie die Vermehrung der HI-Viren hemmen, ohne sie allerdings zu eliminieren: Zidovudin (AZT als Retrovir®), Zalcitabin (DDC als HIVID®), Didanosin (DDI als Videx®), Saquinavir (Invirase®), Indinavir (Crixivan®). Als Nebenwirkungen treten Blutbildveränderungen, periphere Nervenschädigungen, Pankreatitiden, Myositiden u.a. auf. Meist werden zwei Präparate kombiniert, um eine Resistenzentwicklung zu verhindern.

Um den Ausbruch der Erkrankung hinauszuschieben, sollten die Infizierten eine gesunde Lebensführung einhalten: Wenig Alkohol und andere Drogen, ausreichende Versorgung mit Vitaminen und Nährstoffen.

HIV-assoziierte Infektionen und Erkrankungen werden symptomatisch behandelt.

❽ Prophylaxe
- Aufklärung der Bevölkerung über Infektionswege
- Gebrauch von Kondomen beim Geschlechtsverkehr
- Eigenblutspende bei planbaren Operationen
- Screening von Blutspendern auf HIV-Infektion (obligat)
- Medizinisches Personal: Tragen von Latexhandschuhen (u.U. auch Mundschutz und Schutzbrille) beim Arbeiten mit Körperflüssigkeiten, sichere Entsorgung gebrauchter Kanülen.

? Übungsfragen

❶ Welche viralen Infektionen zeigen ein typisches Exanthem?

❷ Welche Erkrankungen werden durch Herpes-Viren verursacht?

❸ Wie entsteht ein Herpes zoster?

❹ Welche Komplikationen können bei einer infektiösen Mononukleose auftreten?

❺ Wie verläuft eine Zytomegalie bei gesunden Personen?

❻ Welche Komplikationen sind bei Mumps gefürchtet?

❼ Was ist eine Rötelnembryopathie?

❽ Wie wird HIV übertragen und welche Schutzmöglichkeiten gibt es?

❾ In welche Stadien wird eine HIV-Infektion eingeteilt?

11.3 Bakterielle Infektionen

Weitere bakterielle Infektionskrankheiten werden in den jeweiligen Organkapiteln besprochen: Endokarditis (☞ 1.6.1), Myokarditis (☞ 1.6.2), Tuberkulose (☞ 4.2.4).

11.3.1 Infektionen mit Staphylokokken und Streptokokken

Staphylokokken und Streptokokken sind grampositive Kugelbakterien. Staphylokokken lagern sich meist in Haufen zusammen, Streptokokken reihen sich oft kettenförmig aneinander. Abhängig vom Bakterium führen Infektionen zu verschiedenen, meist eitrigen Entzündungen.

- Grampositive Kugelbakterien
- Staphylokokken → haufenförmig
- Streptokokken → kettenförmig.

Symptome

Staphylokokken

❶ Staphylokokken können fast jedes Organ oder Gewebe befallen. Werden sie in die Blutbahn eingeschwemmt, kommt es zur Sepsis (☞ 11.7) und evtl. zur Endokarditis (☞ 1.6.1). Besonders gefürchtet ist **Staphylococcus aureus,** der häufig schwer therapierbare Krankenhausinfektionen *(nosokomiale Infektionen)* hervorruft. Oft handelt es sich um abgekapselte Prozesse verbunden mit Eiterbildung. Folgende Krankheitsbilder werden beispielsweise durch Staphylokokken verursacht:

- **Furunkel:** eitrige Haarbalgentzündung. Fließen die Eiteransammlungen mehrerer Furunkel zusammen, liegt ein **Karbunkel** vor
- **Impetigo contagiosa:** eitrige Hautentzündung, besonders bei Kindern (auch durch Streptokokken)
- **Syndrom der verbrühten Haut** (staphylogenes LYELL-Syndrom): meist bei Säuglingen und Kleinkindern. Durch Staphylokokkentoxine kommt es zu einer großflächigen blasigen Abhebung der Oberhaut, die an eine Verbrühung erinnert. Eine gute Prognose besteht nur bei rechtzeitiger antibiotischer Therapie
- **Mastitis puerperalis:** Entzündung der Brustdrüse in der Stillzeit
- **Osteomyelitis:** Knochenmarkentzündung
- **Lebensmittelvergiftung** durch Staphylokokkentoxin (☞ 11.3.12).

- Infektionen der Haut
- Lebensmittelvergiftung
- Osteomyelitis
- Staph. aureus ruft gefürchtete Krankenhausinfektionen hervor.

Streptokokken

❶ Auch Streptokokken rufen verschiedene Krankheitsbilder hervor. Nach ihrer Fähigkeit, Hämoglobin aufzulösen, werden sie in drei Gruppen eingeteilt: α-, β- und γ-hämolysierende

Drei Gruppen: α-, β-, γ-hämolysierende Streptokokken.

Streptokokken. 95 % aller Erkrankungen werden durch β-**hämolysierende Streptokokken** hervorgerufen. Zu den Streptokokkenerkrankungen gehören u.a.:
- **Angina tonsillaris** (akute Mandelentzündung)
- **Scharlach** (☞ 11.3.2)
- **Erysipel**: flächige Entzündung von Haut und Unterhaut, die von kleinen Verletzungen ausgeht und sich über die Lymphbahnen ausbreitet
- **Pneumonie** durch Streptococcus pneumoniae (☞ 4.2.3)
- **Bakterielle Endokarditis** (☞ 1.6.1)
- **Rheumatisches Fieber** (☞ 1.6.1)
- **Akute Glomerulonephritis** (☞ 7.2.1).

Diagnostik
Staphylokokken und Streptokokken können je nach Erkrankung im Rachenabstrich, in der Sputum- oder Blutkultur bakteriologisch nachgewiesen werden. Wegen Resistenzentwicklung muss über ein **Antibiogramm** die individuelle Empfindlichkeit der Erreger gegen verschiedene Antibiotika getestet werden.

> Erregernachweis in infizierten Körpersekreten mit Antibiogramm.

Therapie
Staphylokokkeninfekte werden mit speziellen Staphylokokkenpenizillinen (z. B. Stapenor®, Staphylex®) oder staphylokokkengeeigneten Cephalosporinen behandelt. Streptokokkeninfekte sprechen meist gut auf Penizillin an.

> - (Staphylokokken-) Penizilline
> - Cephalosporine.

11.3.2 Scharlach

β-hämolysierende Streptokokken produzieren ein Toxin, welches für die Krankheitssymptome des Scharlachs verantwortlich ist. Die Erreger werden durch Tröpfcheninfektion übertragen. Im Gegensatz zu den meisten anderen Kinderkrankheiten sind Mehrfacherkrankungen möglich. Die *Inkubationszeit* beträgt 2–4 Tage.

> - Erreger: β-hämolysierende Streptokokken, Toxinproduktion
> - Übertragung: Tröpfcheninfektion
> - Mehrfacherkrankungen möglich.

Symptome
❶ Scharlach beginnt plötzlich mit Halsschmerzen, Husten, hohem Fieber, Erbrechen, Kopf- und Leibschmerzen. Es entwickeln sich eine Pharyngitis (Rachenentzündung) und eine Angina tonsillaris (Mandelentzündung). Die Zunge ist anfangs belegt, ab dem 4. Tag findet sich die typische **himbeerfarbene Zunge**. Am 2.–3. Tag tritt ein feinfleckiges Exanthem beginnend in Achseln und Leisten auf. Die Wangen sind gerötet, während die Mundregion blass ist. Das Exanthem heilt später unter Schuppung ab.

> - Fieber, Erbrechen, Kopf-, Leibschmerzen
> - Pharyngitis, Angina tonsillaris
> - Himbeerfarbene Zunge
> - Feinfleckiges Exanthem.

Diagnostik und Therapie

Das klinische Bild ist typisch. Im Nasen-Rachen-Abstrich lassen sich meist β-hämolysierende Streptokokken nachweisen. Der RUMPEL-LEEDE-Test ist positiv: Wird eine Blutdruckmanschette für 5 Minuten über den diastolischen Druck aufgepumpt, treten am Unterarm kleinste Hautblutungen, sog. Petechien, auf. Im Blut finden sich eine Leukozytose, eine Eosinophilie sowie der Anstieg des Antistreptolysin-Titers.
Um eine Beteiligung des Herzens rechtzeitig zu erkennen, wird das Herz auskultiert und ggf. ein EKG geschrieben.
Therapeutisch werden Penizillin, ggf. Cephalosporine verordnet. Nach zwei Wochen muss der Urin auf eine Hämaturie geprüft werden, um den Beginn einer akuten Glomerulonephritis (☞ 7.2.1) als Folgeerkrankung auszuschließen.

- Nasen-Rachen-Abstrich
- RUMPEL-LEEDE-Test
- Blut: Leukozyten ↑, Eosinophilie, Antistreptolysin-Titer ↑.

Therapie: Penizillin, evtl. Cephalosporin, Ausschluss einer akuten Glomerulonephritis.

Komplikationen

- ❷ Gefürchtet sind streptokokkenallergische Folgereaktionen: Rheumatisches Fieber (☞ 1.6.1), akute Glomerulonephritis (☞ 7.2.1)
- Otitis, die im ungünstigsten Fall zu einer Hirnvenenthrombose (Sinusthrombose) führen kann
- Septischer Verlauf mit Meningitis
- Toxischer Verlauf mit Kreislaufversagen, Krämpfen und Benommenheit.

Streptokokken → allergische Folgereaktionen!

11.3.3 Brucellose

Die Brucellose wird durch stäbchenförmige Bakterien, die **Brucellen**, verursacht. Am häufigsten kommt es zur Infektion durch *Brucella melitensis*, die zum **Maltafieber** führt.

Brucella melitensis → Maltafieber.

Ursachen

Der Mensch steckt sich über kontaminierte Tierprodukte (nichtpasteurisierte Milchprodukte von Schafen, Kühen und Ziegen) oder durch direkten Kontakt mit den Tieren an. Dabei gelangen die Erreger über kleinste Verletzungen der Haut oder über die Schleimhäute in den menschlichen Organismus. Gefährdet sind vorwiegend Landwirte, Schäfer und Tierärzte. Der Viehbestand in Deutschland gilt jedoch als brucellosefrei, sodass die Erkrankung meist aus dem Ausland eingeführt wird. *Inkubationszeit:* 1–3 Wochen. *Meldepflichtig* ist der Erregernachweis.

Übertragung: Tierprodukte, Tiere.

Symptome und Diagnostik

Die Brucellose beginnt mit unspezifischen Beschwerden, es folgen Fieber bei verlangsamtem Puls und Schweißausbrüche. Leber und Milz sind vergrößert, Lymphknoten geschwollen. Es kommt zu Kopf-, Muskel- und Gelenkschmerzen. Jedes Organ kann betroffen sein.

- Hepatosplenomegalie, Lymphknotenschwellung
- Kopf-, Muskel- und Gelenkschmerzen.

Diagnostik:
- Erregernachweis
- Knochenmark-, Lymphknotenbiopsie.

Die Diagnose wird anhand der Anamnese und der klinischen Symptome gestellt. Der Erreger kann im Blut und anderen Körperflüssigkeiten sowie durch Knochenmark- oder Lymphknotenbiopsie nachgewiesen werden.

Therapie

Tetrazyklin und Aminoglykosid.

Therapiert wird über sechs Wochen mit Tetrazyklin und zeitgleich über drei Wochen mit einem Aminoglykosid (z. B. Streptomycin).

Komplikationen

Möglich sind schwerwiegende Komplikationen wie Endokarditis (☞ 1.6.1), Osteomyelitis oder Enzephalomyelitis. Es kann zu chronischen Verläufen kommen, bei denen die Brucellose auch noch nach Jahren immer wieder aufflammt.

11.3.4 Keuchhusten

- Erreger: Bordetella pertussis
- Übertragung: Tröpfcheninfektion.

Die Kinderkrankheit Keuchhusten wird durch das Bakterium **Bordetella pertussis** hervorgerufen, das durch Tröpfcheninfektion vom Erkrankten auf den Gesunden übertragen wird. Die *Inkubationszeit* beträgt 7–14 Tage.

Symptome

- Unspezifisch: Schnupfen, Fieber
- Starke Hustenanfälle mit Atemnot → Krämpfe durch O_2-Mangel, Auswurf
- Hustenanfälle meist spontan oder provoziert durch kalte Luft, kalte Getränke, Zigarettenrauch, Staub
- Krankheitsdauer mehrere Wochen.

❸ Keuchhusten beginnt mit Symptomen, die denen einer unspezifischen Infektion der oberen Luftwege ähneln: Husten, Schnupfen, leichte Temperaturerhöhung. Nachfolgend nimmt der Husten an Häufigkeit und Stärke zu. Nach etwa zwei Wochen können die **Hustenanfälle** so massiv werden, dass das Kind während der Anfälle nicht mehr atmen kann und zyanotisch wird. Durch starken Sauerstoffmangel kann es zu Krampfanfällen kommen. Nach einem Hustenanfall atmet das Kind lang anhaltend und pfeifend wieder Luft ein. Es würgt zähen Auswurf hoch; der Anfall kann mit Erbrechen enden. Nach einem Hustenanfall ist das Kind erschöpft und evtl. verwirrt. Die Hustenanfälle können bis zu 50-mal am Tag auftreten. Sie werden provoziert durch kalte Luft, kalte Getränke, Zigarettenrauch oder Staub, meist treten sie jedoch spontan auf. Nach einer bis mehreren Wochen nehmen die Hustenanfälle in ihrer Intensität wieder ab, und nach weiteren zwei Wochen ist die Erkrankung überstanden.

Diagnostik

- Nasen-Rachen-Abstrich
- Leukozytose.

Im Anfangsstadium der Erkrankung kann der Erreger in einem Abstrich des Nasenrachenraumes nachgewiesen werden. Im Stadium der Hustenanfälle ist die Diagnose anhand der klinischen Symptome meist leicht zu stellen. Im Blut findet sich in der Regel eine ausgeprägte Leukozytose.

Therapie
Es gibt keine spezifische Therapie für den Keuchhusten. Wird frühzeitig Erythromycin verabreicht, kann eine schwere Verlaufsform evtl. verhindert werden. Faktoren, die einen Hustenanfall provozieren können, müssen vermieden werden. Frische Luft hat meist eine günstige Wirkung. Bei Bedarf erhält das Kind Sauerstoff, in schweren Fällen wird es beatmet.

- Frühzeitig Erythromycin
- Ggf. O_2-Gabe oder Beatmung.

Komplikationen
- Besonders bei Säuglingen lebensgefährliche Atemstillstände → Indikation zur stationären Aufnahme und Monitorüberwachung
- Entwicklung einer Pneumonie
- Enzephalopathie (Hirnschädigung) mit Krämpfen, Bewusstlosigkeit und Lähmungen.

Säuglinge gefährdet.

Prophylaxe
Es besteht die Möglichkeit einer Impfung für Kinder ab dem 2. Lebensmonat. Sie kann mit den Impfungen gegen Tetanus und Diphtherie kombiniert werden. Personen, die mit Keuchhusten in Kontakt gekommen sind und keinen Impfschutz besitzen, sollten Erythromycin für 10 Tage erhalten.

Aktive Impfung.

11.3.5 Diphtherie

Erreger der Diphtherie ist das keulenförmige **Corynebacterium diphtheriae**. Die Keime werden durch Tröpfchen übertragen und bilden ein Toxin, welches in erster Linie für die Krankheitssymptome verantwortlich ist. *Meldepflichtig* sind Krankheitsverdacht, Erkrankung und Tod sowie der Nachweis toxinbildender Corynebacteriae diphtheriae. Die *Inkubationszeit* beträgt 1–7 Tage.

- Erreger: Corynebacterium diphteriae
- Übertragung: Tröpfcheninfektion.

Symptome und Diagnostik
❹ Die Diphtherie beginnt langsam mit niedrigem Fieber. Es folgt eine Angina mit festhaftenden weißen Belägen, die nur unter Bluten entfernt werden können, sog. *Pseudomembranen*; oft tritt süßlicher Mundgeruch – ähnlich faulen Äpfeln – auf. Die Halslymphknoten sind geschwollen. Bellender Husten, Heiserkeit und Luftnot weisen auf eine Beteiligung des Kehlkopfes hin. Dann besteht durch die Verlegung des Kehlkopfes Erstickungsgefahr.
Die Diagnose wird anhand des klinischen Bildes gestellt. Durch einen Nasen-Rachen-Abstrich vor Therapiebeginn unter den Pseudomembranen lässt sich der Erreger nachweisen.

- Angina mit Pseudomembranen
- Mundgeruch, Halslymphknoten vergrößert
- Kehlkopfbeteiligung → Husten, Heiserkeit, Luftnot.

Diagnostik:
- Klinik
- Nasen-Rachen-Abstrich.

Therapie
Die Patienten werden isoliert und müssen für 6–8 Wochen Bettruhe einhalten. Noch vor dem Erregernachweis wird mit Diphtherieantitoxin und Penizillin therapiert. Bei starker Beteiligung des Kehlkopfes und zunehmender Luftnot ist im Extremfall ein Luftröhrenschnitt *(Tracheotomie)* erforderlich.

- Isolierung, Bettruhe
- Diphterieantitoxin, Penizillin.

Komplikationen
In schweren Fällen verläuft die Diphtherie mit hohem Fieber und Tachykardie. Die Patienten werden stuporös, und es kann zum Kreislaufversagen kommen.
Häufigste Komplikation ist eine Myokarditis durch die Toxinwirkung: Sie kann 8–10 Tage nach Krankheitsbeginn als Frühmyokarditis oder 4–8 Wochen später als Spätmyokarditis auftreten und zum Herzversagen führen. Weiterhin kommen Polyneuropathien und Nierenschäden mit akutem Nierenversagen (☞ 7.2.2) vor.

- Fieber, Tachykardie, Bewusstseinseintrübung, Kreislaufversagen
- Myokarditis, Polyneuropathie, Nierenschäden.

Prophylaxe
Alle Personen sollten aktiv gegen Diphtherie geimpft werden: Bei Säuglingen und Kleinkindern erfolgt dies über die Kombinationsimpfung mit Tetanus und Keuchhusten. Ab dem 6. Lebensjahr wird der Diphtherieimpfstoff lediglich mit dem Tetanusimpfstoff kombiniert. Auffrischimpfungen sollten alle 10 Jahre durchgeführt werden.

Aktive Impfung.

11.3.6 Leptospirose
Die Leptospirose wird durch **Leptospiren** hervorgerufen, die zu den Spirochäten (schraubenförmige Bakterien) gehören. Es gibt 180 verschiedene Serotypen.

- Erreger: Leptospiren

Ursachen
Überträger der Leptospiren sind Nagetiere, die die Erreger mit dem Urin ausscheiden. Diese gelangen in Wasser und Erdboden. Von dort können die Leptospiren über kleine Hautverletzungen und über die Schleimhäute auf den Menschen übertragen werden. Gefährdet sind z. B. Angler, Wassersportler und bestimmte Berufsgruppen wie Abwasserarbeiter. Die *Inkubationszeit* erstreckt sich über 1–3 Wochen. *Meldepflichtig* sind Erkrankung und Tod sowie der Nachweis menschenpathogener Krankheitserreger.

- Übertragung: Infektiöser Urin von Nagetieren.

Symptome und Komplikationen
Typisch ist ein zweiphasiger Krankheitsverlauf: Die Leptospirose beginnt plötzlich aus völligem Wohlbefinden mit hohem Fieber, Bindehautentzündung, Muskel- und Gelenkschmerzen, Kreislaufstörungen und einem Exanthem. Nach etwa einer Wo-

Zweiphasiger Verlauf.

che geht das Fieber kurzfristig zurück. Nachfolgend manifestiert sich die Erkrankung an verschiedenen Organen mit Meningitis, Hepatitis und Nephritis. Bei schweren Verläufen kann es zum Nierenversagen kommen. Wesentlich häufiger sind leichtere Verlaufsformen, die wahrscheinlich auch in unseren Breiten oft vorkommen und nicht erkannt werden.

- Plötzlicher Beginn: Fieber, Bindehautentzündung, Muskelschmerzen, Exanthem
- Weiterer Verlauf: Organmanifestationen.

Diagnostik
Der Erreger kann lediglich in den ersten Tagen der Erkrankung im Blut nachgewiesen werden. Ab der 2. Woche werden IgM-Antikörper im Blut und Erreger im Urin bestimmt.

- Erregernachweis in Blut und Urin
- IgM-Antikörper.

Therapie
Bereits bei Verdacht wird mit Penizillin therapiert. Es kann den Krankheitsverlauf allerdings nur bei frühzeitiger Gabe während der ersten Krankheitswoche mildern.

Penizillin.

Pflege
Kontakt mit Patientenurin muss vermieden werden, da dieser infektiös ist.

Patientenurin ist infektiös.

11.3.7 Borreliose

Die Borreliose (LYME-Krankheit) wird durch **Borrelia burgdorferi** verursacht, die wie die Leptospiren zu den Spirochäten gehört.

- Erreger: Borrelia burgdorferi

Ursachen
❺ Borrelien werden durch den Biss einer infizierten Zecke übertragen. Besonders gefährdet sind Personen, die sich viel im Wald aufhalten. Häufig tritt die Borreliose in den Monaten Juli und August auf. Die *Inkubationszeit* beträgt für das 1. Stadium der Erkrankung 1–6 Wochen.

- Übertragung: Zeckenbiss.

Symptome
Es lassen sich drei Stadien der Borreliose unterscheiden, wobei nicht jedes Stadium durchlaufen werden muss. Die Erkrankung kann sich zu jedem Zeitpunkt bemerkbar machen.
1. Stadium: Grippeähnliche Symptome und *Erythema chronicum migrans,* d.h. ein Hautausschlag, der sich ringförmig um den Zeckenbiss ausbreitet und zur Mitte hin langsam abblasst.
2. Stadium: *Meningoradikulitis* (Entzündung der Hirnhäute und der Nervenwurzeln am Rückenmark) mit starken brennenden Schmerzen, Fazialisparese (Schädigung des VII. Hirnnerven) mit Lähmung der Gesichtsmuskeln, Myokarditis, sog. LYME-Arthritis insbesondere des Sprung- und Kniegelenkes.
3. Stadium: *Acrodermatitis chronica atrophicans* (»Pergamenthaut«), selten auch chronische Enzephalomyelitis (Entzündung von Gehirn und Rückenmark).

Verlauf in 3 Stadien:

Antikörpernachweis im Blut, Borrelien-DNS in Liquor und Gelenkflüssigkeit.

Diagnostik
Hinweise auf eine Borreliose geben ein Zeckenbiss und das Erythema chronicum migrans. Im Blut können meist Antikörper gegen die Borrelien sowie der Erreger selbst nachgewiesen werden. In späteren Stadien wird Borrelien-DNS auch im Urin und in der Synovia von Gelenken gefunden.

Therapie
Im 1. Stadium der Erkrankung wird Doxycyclin gegeben, in späteren Stadien Ceftriaxon (Rocephin®) i.v. jeweils über drei Wochen.

FSME

- Übertragung: Zeckenbiss
- Bei 10% neurologische Symptome

Ebenfalls durch den Biss einer infizierten Zecke wird das **FSME-Virus** übertragen, das die FSME (Frühsommer-Meningoenzephalitis) hervorruft. Gefährdete Gebiete in Deutschland sind Bayern und Baden-Württemberg.

70–90% der Infizierten entwickeln keinerlei Beschwerden. Bei 10–30% kommt es zu Grippe-ähnlichen Symptomen. Es folgt eine fieberfreie Woche, danach treten bei 10% der Erkrankten Meningitis, Meningoenzephalitis, Myelitis oder Radikulitis auf. Die Diagnose wird durch den Nachweis von Antikörpern oder des Erreger selbst im Blut gestellt. Die Therapie kann nur symptomatisch erfolgen. *Meldepflichtig* ist der Erregernachweis.
Eine Prophylaxe ist durch aktive Schutzimpfung oder ggf. nach einem Zeckenbiss durch passive Impfung mit Hyperimmunglobulinen möglich.

Prophylaxe: Haut durch Kleidung bedeckt halten, Schutzimpfung in betroffenen Gebieten.

Merke
Um sich vor einem Zeckenbiss zu schützen, sollte in gefährdeten Gebieten Kleidung getragen werden, die einen möglichst großen Teil der Hautoberfläche bedeckt. Zecken verweilen nicht nur auf Bäumen, sondern auch im Gras. Nach Spaziergängen sollte man die Kleidung wechseln, sie ausschütteln und seinen Körper auf Zeckenbisse inspizieren. Hat doch eine Zecke Erfolg gehabt, muss sie ohne Quetschen im Ganzen aus der Haut entfernt werden. Manipulationen mit Öl oder Klebstoff fördern die Entleerung des infektiösen Darminhaltes der Zecke. Anschließend wird die Bissstelle desinfiziert.

11.3.8 Salmonellen-Gastroenteritis

❻ Die akute Salmonellen-Gastroenteritis ist eine der häufigsten Darminfektionen. Sie wird durch verschiedene Salmonel-

lenarten hervorgerufen, wie Salmonella enteritidis oder Salmonella typhimurium.
Die *Inkubationszeit* beträgt 5–72 Stunden. *Meldepflichtig* ist der Erregernachweis.

Ursachen
❼ Salmonellen werden über kontaminierte Nahrung (Tierprodukte wie Eier, Geflügel, Muscheln, rohes Schweinefleisch) aufgenommen. Patienten scheiden Salmonellen während der Infektion mit dem Stuhl aus. In seltenen Fällen kommt es zur dauerhaften Ausscheidung ohne Fortbestehen der Krankheitssymptome.

Symptome und Komplikationen
Salmonellen produzieren Toxine, die im Dünndarm des Menschen eine Entzündung hervorrufen. Es kommt zu heftigen Brechdurchfällen, Bauchkrämpfen, Fieber und Kopfschmerzen. Die Erkrankung dauert im Durchschnitt drei Tage. Durch den massiven Flüssigkeitsverlust kann es vor allem bei alten Menschen oder Kleinkindern zur Exsikkose mit Kreislaufkollaps kommen. Immungeschwächte Patienten sind durch eine Salmonellensepsis gefährdet.
Salmonellen-Dauerausscheider, die die Erreger länger als 10 Wochen aus der Gallenblase oder dem Dünndarm ausscheiden, sind sehr selten.

Diagnostik
Stuhl, nach Möglichkeit auch die verdächtigen Speisereste und ggf. Erbrochenes des Patienten werden auf Salmonellen untersucht.

Therapie
Wasser- und Elektrolythaushalt der Patienten müssen ausgeglichen werden. Antibiotika werden nur in schweren Fällen verordnet, da sie die Dauerausscheidung von Salmonellen begünstigen.

Prophylaxe
- Wichtig ist eine konsequente Lebensmittelhygiene mit ausreichendem Erhitzen von Geflügel, Eiprodukten u. Ä.; zubereitete Speisen sollten kühl gelagert und bald verzehrt werden
- Salmonellen sind mehrere Monate lebensfähig und werden durch Einfrieren nicht abgetötet
- Personen, die in der Lebensmittelverarbeitung tätig sind, werden über die gesundheitlichen Anforderungen belehrt.

Erkrankung des Darmes durch verschiedene Salmonellenarten.

Übertragung: Infizierte Nahrung.

- Brechdurchfälle, Bauchkrämpfe
- Fieber, Kopfschmerzen über 3 Tage.

Komplikationen:
- Exsikkose Salmonellensepsis
- Selten Dauerausscheidung.

Stuhluntersuchung.

- Ersatz von Wasser- und Elektrolytverlusten
- Ggf. Antibiotika.

11.3.9 Typhus und Paratyphus

- Erreger: Salmonella typhi und paratyphi.

❻ Typhus wird durch **Salmonella typhi**, Paratyphus durch **Salmonella paratyphi** hervorgerufen. In Deutschland sind diese Erkrankungen sehr selten und werden meist aus sub-/tropischen Ländern eingeschleppt. Die *Inkubationszeit* beträgt 1–3 Wochen; je mehr Bakterien aufgenommen werden, desto kürzer ist sie. *Meldepflichtig* sind Erkrankungsverdacht, Erkrankung, Tod sowie der Erregernachweis.

Ursachen

- Infektionsquelle: Dauerausscheider
- Übertragung: Schmierinfektion, Nahrungsmittel.

❼ Wichtigste Infektionsquelle sind scheinbar gesunde Patienten, die die Typhusbakterien mit dem Stuhl ausscheiden, sog. **Dauerausscheider.** Die Bakterien werden entweder direkt vom Anus zum Mund übertragen oder über kontaminierte Lebensmittel bzw. Trinkwasser aufgenommen. Im Gegensatz zur Salmonellen-Gastroenteritis genügt schon eine geringe Keimzahl (ca. 1 000 Bakterien) zur Auslösung der Erkrankung.

Symptome und Komplikationen

- Fieber bei relativer Bradykardie
- Splenomegalie
- Roseolen
- Verdauungsstörungen.

Typhus und Paratyphus zeigen meist gleichartige Symptome, wobei Paratyphus in der Regel etwas milder und kürzer verläuft als Typhus. Typhus beginnt langsam mit Fieber bis 40 °C bei relativer Bradykardie, Bauch- und Kopfschmerzen. Die Milz ist vergrößert, auf der Bauchhaut finden sich Roseolen (linsengroße rötliche Flecke). Zu Beginn fällt eine Obstipation auf, bevor nach etwa einer Woche **erbsbreiartiger Durchfall** auftritt.

Komplikationen:
- Kreislaufversagen
- Meningitis
- Darmblutungen, -perforationen
- Myokarditis
- Thrombosen,
- Abszesse.

Da die Bakterien aus dem Darm in alle Organe gelangen können, sind vielfältige Komplikationen möglich: Kreislaufversagen, Meningitis, Darmblutungen und -perforationen, Myokarditis (☞ 1.6.2), Thrombosen, Abszesse in Knochen und Gelenken.

Etwa 2 % aller Patienten werden zu Dauerausscheidern, die die Salmonellen länger als 10 Wochen aus der Gallenblase oder dem Dünndarm ausscheiden.

Diagnostik

- Erregernachweis
- Leukozyten ↓, Eosinophilie.

In der ersten Woche der Erkrankung kann der Erreger im Blut nachgewiesen werden, ab der zweiten Woche in Stuhl oder Urin. Weiterhin liegen – für eine bakterielle Infektion ungewöhnlich – eine Leukopenie sowie eine Eosinophilie vor. Die Patienten haben eine typische Reiseanamnese.

Therapie

- Antibiotika
- Aktive Impfung.

Die Therapie erfolgt mit Ciprofloxacin. Alternativen sind Cotrimoxazol (z. B. Bactrim®), Amoxicillin oral, Ampicillin i.v. (z. B. Binotal®) oder Chloramphenicol. Reisende in gefährdete Länder können gegen Typhus aktiv geimpft werden (Typhoral L®).

11.3.10 Shigellose

Verschiedene Shigellenarten verursachen die Shigellose (bakterielle Ruhr). Sie tritt unter schlechten hygienischen Verhältnissen auf und wird über infiziertes Wasser und Nahrungsmittel übertragen. Die *Inkubationszeit* beträgt 2–7 Tage. *Meldepflichtig* ist der Erregernachweis.

- Erreger: Shigellen
- Übertragung: Trinkwasser, Nahrung.

Symptome und Komplikationen

Leitsymptom der Shigellose ist **blutig-schleimig-eitriger Durchfall.** Weiterhin treten Fieber und Darmkrämpfe auf. Die Stuhlentleerungen sind sehr schmerzhaft. Es kann zu Darmblutungen bzw. -perforationen kommen.

- Blutig-schleimiger Durchfall, Darmkrämpfe, Fieber
- Gefahr: Darmblutungen, -perforationen.

Diagnostik und Therapie

Der Erreger wird durch einen Rektalabstrich nachgewiesen. Die Stuhlprobe muss auf einem Spezialnährboden noch warm ins Labor gebracht werden. Therapeutisch müssen der Wasser- und Elektrolythaushalt ausgeglichen sowie Gyrasehemmer, Cotrimoxazol oder Ampicillin gegeben werden.

Rektalabstrich.

Therapie:
- Cotrimoxazol
- Ampicillin.

11.3.11 Cholera

Erreger der Cholera ist **Vibrio cholerae,** von dem verschiedene Erregervarianten existieren. Die *Inkubationszeit* beläuft sich auf Stunden bis Tage. *Meldepflichtig* sind Erkrankungsverdacht, Erkrankung und Tod sowie der Erregernachweis.

- Erreger: Vibrio cholerae.

Ursachen

Die Cholera wird über infizierte Nahrungsmittel und Trinkwasser übertragen. Die Vibrionen produzieren sog. **Enterotoxine** (auf den Magen-Darm-Trakt wirkende Gifte), die die Schleimhaut des Dünndarms schädigen. Die Cholera ist eine »Armutserkrankung«, die meist bei unterernährten Personen auftritt. Touristen, die in betroffene Länder *(Endemiegebiete)* reisen, infizieren sich nur selten.

- Übertragung: Trinkwasser, Nahrung
- Schleimhautschädigung des Dünndarms durch Enterotoxin.

Symptome und Komplikationen

In Endemiegebieten sind viele Personen infiziert, die jedoch oft keine Symptome zeigen. Bei 90% der Erkrankten verläuft die Cholera leicht, und es ist schwierig, sie von anderen infektiösen Durchfallerkrankungen zu unterscheiden. Bei der schweren Verlaufsform kommt es pro Tag zu 20–30 sehr wässrigen Durchfällen, sog. **Reiswasserstühlen,** mit Erbrechen. Die Patienten sind akut gefährdet durch Exsikkose und Anurie. Die Körpertemperatur kann auf 20 °C absinken. Unter Umständen kommt es innerhalb weniger Stunden zum Tod.

- Schwerer Verlauf: 20–30 Reiswasserstühle pro Tag
- Exsikkose und Anurie
- Körpertemperatur ↓.

Stuhlabstrich.

Therapie:
- Isolierung
- Ausgleich von Wasser- und Elektrolytverlusten
- Tetrazykline.

Diagnostik und Therapie
Bei Verdacht auf Cholera wird ein mit einem Wattetupfer angefertigter Stuhl- oder Rektalabstrich in Peptonlösung ins Labor gebracht. Der Patient muss sofort isoliert werden. Wichtigste Behandlungsmaßnahme ist der orale bzw. intravenöse Ausgleich der Wasser- und Elektrolytverluste. Unterstützend können Chinolone oder Makrolid-Antibiotika verabreicht werden. Eine Impfung gegen Cholera ist möglich, bietet jedoch keinen ausreichenden Schutz. Reisende in Endemiegebiete müssen entsprechende Hygienemaßnahmen einhalten.

11.3.12 Andere infektiöse Durchfallerkrankungen

❻ Weitere infektiöse Durchfallerkrankungen werden u.a. von Bakterien aus der Gruppe der Staphylokokken, von Campylobacter, Yersinien und Escherichia coli ausgelöst. Weniger häufig kommen Infektionen mit Protozoen (Giardia lamblia, Entamoeba histolytica, Kryptosporidien), Viren (Rotaviren) oder Pilzen (Candida, Aspergillus) vor.

Staphylococcus aureus

- Lebensmittelvergiftung durch Toxin
- Inkubationszeit: 1–6 Std.

Staphylococcus aureus (☞ 11.3.1) produziert ein Toxin, das, über verdorbene Nahrungsmittel aufgenommen, zu einer **Lebensmittelvergiftung** führt. Das Toxin wird selbst durch 30-minütiges Erhitzen auf 100 °C nicht zerstört. Nach nur 1–6 Stunden treten Durchfall, Übelkeit, Erbrechen und Bauchschmerzen auf. Meist erkranken mehrere Personen gleichzeitig (z.B. Besucher einer Kantine oder Bewohner in Heimen). Die Diagnose wird anhand des klinischen Bildes gestellt. Das Toxin kann ggf. in Lebensmittelresten nachgewiesen werden. Therapeutisch werden Wasser- und Elektrolytverluste ersetzt. Die Symptome verschwinden meist nach 1–2 Tagen.
Auch Toxine anderer Bakterien wie *Clostridium perfringens* oder *Bacillus cereus* rufen Lebensmittelvergiftungen hervor.

Campylobacter jejuni

- Übertragung: Nahrung
- Inkubationszeit: 2–5 Tage.

Campylobacter jejuni wird über kontaminierte Lebensmittel (besonders über Rohmilch und Geflügel) übertragen. Er kann sich bei Temperaturen ≥ 30 °C nicht mehr vermehren. Nach einer *Inkubationszeit* von 2–5 Tagen kommt es zu Durchfall mit Bauchschmerzen, Übelkeit, Fieber, Kopf- und Gliederschmerzen. Der Erreger ist im Stuhl nachweisbar. Bei den Patienten werden Wasser- und Elektrolytverluste ausgeglichen, lediglich bei sehr schweren Verläufen wird Erythromycin (z.B. Erythrocin®) verordnet. *Meldepflichtig* ist der Erregernachweis.

Yersinia enterocolitica

❽ Yersinia enterocolitica wird über infizierte tierische Lebensmittel und Tiere, selten durch Bluttransfusionen übertragen und ruft eine **Yersiniose** hervor: Nach einer *Inkubationszeit* von 10 Tagen tritt Durchfall mit kolikartigen Unterbauchschmerzen auf. Nachfolgend kann sich eine Arthritis oder auch ein Erythema nodosum (☞ 10.1.3) entwickeln. Der Erreger lässt sich im Stuhl nachweisen. Therapeutisch werden Wasser- und Elektrolytverluste oral ersetzt. *Meldepflichtig* ist der Erregernachweis.

Zur gleichen Bakterienfamilie gehören auch *Yersinia pseudotuberculosis,* die eine Entzündung der Lymphknoten des Bauchraumes mit Durchfall, die sog. **Pseudotuberkulose,** hervorruft und *Yersinia pestis,* der Erreger der **Pest**.

- Übertragung: Nahrung, Tierkontakte, Blut
- Durchfall, kolikartige Unterbauchschmerzen, Arthritis, Erythema nodosum.

Escherichia coli

Escherichia coli (E. coli) existiert in zahlreichen verschiedenen Typen, die z.T. in der normalen Darmflora des Menschen vorkommen. Einige Typen verursachen jedoch Durchfälle, indem sie in die Darmwand eindringen oder Toxine bilden und die Darmwand schädigen. E. coli ist der häufigste Erreger der sog. **Reisediarrhoe,** die bei mangelnder Hygiene auftritt. *Meldepflichtig* ist der Nachweis darmpathogener Erregerstämme.

- Reisediarrhoe
- Toxine schädigen Darmwand.

? Übungsfragen

❶ Welche Erkrankungen werden durch Staphylokokken bzw. Streptokokken hervorgerufen?

❷ Welche Komplikationen sind nach Scharlach gefürchtet?

❸ Welche Beschwerden treten beim Keuchhusten auf?

❹ Welches klinische Bild zeigt die Diphtherie?

❺ Wie wird die Borreliose übertragen?

❻ Welche Erreger verursachen Durchfall?

❼ Wie kommt es zu einer Salmonellen-Infektion?

❽ Welche Erkrankungen werden von Yersinien hervorgerufen?

11.4 Infektionen durch Pilze

❶ Drei Gruppen pathogener Pilze, die auch zu **Systemmykosen** (systemische Pilzinfektionen) führen können, sind in Europa klinisch von Bedeutung:

- **Dermatophyten**, z. B. Microsporum; sie befallen nur die Haut und deren Anhangsgebilde und rufen dort z. B. Fuß- oder Nagelpilzerkrankungen hervor
- **Hefepilze** (Sprosspilze), z. B. Candida-Arten, Cryptococcus neoformans → Candidiasis, Kryptokokkose
- **Schimmelpilze**, z. B. Aspergillus-Arten (☞ 11.4.3) → Aspergillose.

Aus außereuropäischen Ländern können u. a. folgende Systemmykosen eingeschleppt werden: Histoplasmose, Blastomykose, Kokzidioidomykose.

11.4.1 Candidiasis

- Erreger: 80% Candida albicans.

Die Candidiasis oder Candidose wird in 80% der Fälle durch den Hefepilz **Candida albicans** hervorgerufen. Es gibt jedoch eine Vielzahl weiterer Candida-Arten, die pathogen sein können.

Ursachen

- Erkrankungen bei Immungeschwächten.

❷ Candida-Pilze kommen physiologisch in geringen Konzentrationen auf der Haut, im Mund-Rachen-Raum, in der Vagina und im Stuhl vor. Krankheitswert erhalten sie erst, wenn die Abwehrlage des Patienten geschwächt ist, z. B. bei Diabetes mellitus, Langzeittherapie mit Kortikosteroiden oder Zytostatika, Leukämien oder bei AIDS.

Symptome

Symptome abhängig vom befallenen Areal.

Je nach Lokalisation sind die Symptome typisch:
- Mund: abwischbare, weiße Beläge der Mundschleimhaut, der sog. **Soor**, häufig erstes Symptom bei AIDS
- Ösophagus: Dysphagie (☞ 5.1.1)
- Harnwege: Symptome eines Harnwegsinfektes (☞ 7.3), ggf. mit weißlichen Belägen um die Harnröhre
- Vagina: Scheidenausfluss, Juckreiz im Genitalbereich. Der Vaginalsoor tritt oft auch ohne allgemeine Abwehrschwäche auf Grund von Einflüssen auf, die das Scheidenmilieu verändern, z. B. während einer Schwangerschaft oder bei Einnahme von Kontrazeptiva (»Pille«).

Diagnostik

- Abstrich
- Nachweis des Erregers im Urin oder Blut
- Antikörper ↑.

Candida wird in Abstrichen der erkrankten Schleimhaut oder im Urin nachgewiesen. Bei systemischem Befall ist der Keim auch im Blut nachweisbar, und der Antikörpertiter um mindestens das Vierfache erhöht.

Therapie

Antimykotika.

Bei einer lokalen Candidiasis werden örtlich Antimykotika ein-

11.4 Infektionen durch Pilze

gesetzt (z. B. Nystatin als Moronal®). Tritt eine Candida-Sepsis mit Befall der inneren Organe auf, werden Amphotericin B (Amphotericin B®), Flucytosin (Ancotil®) oder Fluconazol (Diflucan®) kombiniert.

Komplikationen
Insbesondere Patienten mit bestehender Granulozytopenie oder längerer immunsuppressiver Therapie sind durch eine Candida-Sepsis mit Befall von Darm, Nieren, Endokard, Lunge oder Augenhintergrund gefährdet.

Candida-Sepsis.

Pflege
Bei gefährdeten Patienten ist eine sorgfältige Hautbeobachtung und -pflege Voraussetzung, die Besiedelung mit Candida zu verhindern bzw. den Beginn der Infektion frühzeitig zu erkennen. Eine rechtzeitige Therapie kann so das Ausmaß der Infektion eindämmen. Wache und mobile Patienten sollten die Beobachtung und Pflege selbstständig übernehmen:
- Gefährdete Körperstellen (Leistengegend, unter den Brüsten, ggf. Bauchfalten bei Adipösen, Zehenzwischenräume) täglich inspizieren, z. B. auch beim Lagern des Patienten. Hautbefund dokumentieren
- Nach dem Waschen Haut sorgfältig abtrocknen; evtl. in die genannten Stellen Kompressen legen, um Haut-auf-Haut-Kontakt und feuchte Kammern zu vermeiden
- Trockene Hautstellen eincremen, um Rissen und Verletzungen vorzubeugen
- Mundschleimhaut und Wangentaschen bei der Mundpflege inspizieren.

11.4.2 Kryptokokkose

Der Erreger der Systemmykose Kryptokokkose ist **Cryptococcus neoformans**, ein Hefepilz, der in Erde und Vogelmist vorkommt. Er wird vom Menschen eingeatmet und gelangt von der Lunge ins Gefäßsystem.

- Erreger: Cryptococcus neoformans
- Übertragung: Einatmung.

Symptome und Diagnostik
Krankheitserscheinungen ruft der Erreger meist nur bei AIDS- und Tumorpatienten hervor. Wird die Lunge befallen, kommt es zu einer Pneumonie. Gefährlich für die Patienten, aber sehr selten, sind eine Kryptokokkenmeningitis oder -enzephalitis, wenn der Erreger das Gehirn befällt.
Der Erreger bzw. seine Antigene können in Blut, Bronchialsekret, Urin und evtl. Liquor nachgewiesen werden.

Gefährdet sind Immungeschwächte.

Erregernachweis im Blut, Bronchialsekret, Urin, Liquor.

Therapie
Therapiert wird mit Amphotericin B und Flucytosin.

Prophylaxe

Merke

> Gefährdete Patienten dürfen keine Vögel halten und sollten auf Topfblumen sowie Gartenarbeit verzichten.

11.4.3 Aspergillose

Die Aspergillose wird durch den Schimmelpilz **Aspergillus fumigatus** verursacht, dessen Sporen mit der Luft eingeatmet werden.

- Erreger: Aspergillus fumigatus
- Übertragung: Einatmung.

Symptome

Eine Erkrankung tritt bei Patienten mit entsprechenden Vorerkrankungen auf und betrifft in erster Linie die Lunge:
- **Aspergillus-Pneumonie** bei immungeschwächten Patienten
- **Aspergillom:** Die Sporen besiedeln eine vorbestehende Lungenkaverne, z. B. nach einer Tuberkulose. Die Patienten husten häufig Blut, können jedoch auch symptomfrei sein.

Extrapulmonale Manifestationen sind in Form einer Sinusitis (Nasennebenhöhlenentzündung), Keratitis (Entzündung der Hornhaut des Auges) oder Endokarditis möglich.

Diagnostik

Aspergillus wird im Sputum oder Bronchialsekret nachgewiesen. Die Aspergillus-Pneumonie zeigt sich im Röntgenbild des Thorax mit fleckförmigen Verschattungen ähnlich einer Bronchopneumonie anderer Ursache. Ebenfalls im Röntgenbild wird das Aspergillom nachgewiesen, das einen Rundherd, gelegentlich mit einer Luftsichel, bildet.

- Erregernachweis im Sputum, Bronchialsekret
- Rö-Thorax.

Therapie

Therapiert wird mit Amphotericin B, evtl. kombiniert mit Flucytosin.

? Übungsfragen

> ❶ Welche systemischen Pilzinfektionen gibt es in Europa?
>
> ❷ Welche Patienten sind durch eine Candida-Infektion gefährdet?

11.5 Infektionen durch Würmer

11.5.1 Infektionen durch Bandwürmer

Bandwürmer durchlaufen einen Entwicklungszyklus, an dem der Mensch und verschiedene Tiere beteiligt sind. Zu unterscheiden sind dabei **Endwirte**, in deren *Darm* die Würmer leben, von **Zwischenwirten**, in deren *Gewebe* sich bestimmte Entwicklungsformen ansiedeln. Zwischenwirte erkranken durchweg schwerer als Endwirte.

Schweine-, Rinder- und Fischbandwurmbefall

Für Schweine-, Rinder- und Fischbandwurm *(Taenia solium, Taenia saginata und Diphyllobothrium latum)* ist der Mensch Endwirt. Gelangen Finnen (s.u.) in den Darm des Menschen, wachsen dort geschlechtsreife Würmer heran. Mit dem Stuhl scheidet der Mensch eierhaltige Bandwurmglieder *(Proglottiden)* aus. Die Eier gelangen mit dem Abwasser auf Weiden und in Gewässer, wo sie von Schwein, Rind oder Fisch aufgenommen werden. Im Darm des Wirtstieres, des **Zwischenwirtes**, schlüpfen aus den Wurmeiern Larven. Sie wandern über den Blutweg in die Muskulatur, wo sie sich zu sog. *Finnen* (zystische Gebilde mit einer Kopfanlage) entwickeln. Bei Verzehr von rohem, finnenhaltigem Fleisch infiziert sich der Mensch. Damit ist der Entwicklungszyklus des Bandwurmes geschlossen.

Der Mensch dient dem Schweinebandwurm auch als **Zwischenwirt**: Gelangen die aus den Wurmeiern entstehenden Larven ins Gefäßsystem und damit in Organe des Menschen (statt des Schweines, Rindes, Fisches), entwickeln sich dort Finnen und es kommt zur sog. **Zystizerkose**.

Symptome

❶ Der Bandwurmbefall des Darms ruft meist nur geringe Symptome wie Oberbauchbeschwerden und Gewichtsverlust, manchmal mit gesteigertem Appetit hervor. Anders ist es bei der Zystizerkose: Abhängig von der Lokalisation der Finnen treten Muskelbeschwerden bei Finnen in der Muskulatur, Sehstörungen bei Finnen im Auge, Krampfanfälle und erhöhter Hirndruck bei Finnen im Gehirn auf.

Diagnostik und Therapie

Diagnostisch können die Eier des Bandwurmes im Stuhl nachgewiesen werden, die sich z.T. in den Proglottiden befinden. Therapiert wird mit Antihelminthika *(anti = gegen, helmis = der Wurm)* wie Niclosamid (Yomesan®) oder Praziquantel (Celsol®). Finnen müssen oft operativ entfernt werden.

Übertragung: Verzehr von rohem, finnenhaltigem Fleisch.

- Endwirt: Mensch → Ausscheidung eierhaltiger Proglottiden.
- Zwischenwirt: Schwein, Rind oder Fisch, Aufnahme der Eier → Larven im Blut → Finnen im Gewebe.

Zystizerkose: Mensch ist Zwischenwirt, Finnen in verschiedenen Organen.

- Oberbauchbeschwerden, Gewichtsverlust
- Zystizerkose: Symptome abhängig von Lokalisation der Finnen.

- Nachweis von Proglottiden im Stuhl
- Antihelminthika

Echinokokkose

Für den **Hundebandwurm** (*Echinococcus granulosus*) und den **Fuchsbandwurm** (*Echinococcus multilocularis*) stellt der Mensch den **Zwischenwirt** dar. Hunde bzw. Füchse als **Endwirte** scheiden die eihaltigen Proglottiden mit dem Kot aus. Der Mensch nimmt die Eier z. B. über ungewaschene Waldbeeren auf. Die im Darm geschlüpften Larven dringen in alle Organe ein und bilden dort Zysten, die schwere Krankheitserscheinungen hervorrufen. Dieser Befall wird Echinokokkose genannt. Echinococcus granulosus bildet dabei größere Blasen, Echinococcus multilocularis hingegen meist kleinblasige Konglomerate, die tumorähnlich infiltrierend ins Gewebe eindringen und sehr schwer zu entfernen sind.

> Übertragung:
> - Erreger: Hundebandwurm, Fuchsbandwurm.
> - Zwischenwirt: Mensch, Aufnahme von Eiern → Larven bilden Zysten in Organen.

Symptome
- Leber: flüssigkeitsgefüllte Zysten, die zu Druckgefühl oder Schmerzen führen; werden Gallenwege komprimiert, tritt ein Ikterus auf
- Lunge: Husten
- ZNS: Krampfanfälle, erhöhter Hirndruck mit Kopfschmerzen.

Diagnostik und Therapie
❶ Die Zysten sind in Ultraschall und CT zu erkennen. Meist lassen sich auch spezifische Antikörper bestimmen. Große Zysten, in der Regel die des Hundebandwurms, werden operativ reseziert. Kleinblasige Herde in der Leber lassen sich u. U. durch Teilresektion des Organes entfernen. Ansonsten wird eine Dauertherapie mit Mebendazol (Vermox forte®) oder Albendazol (Eskazole®) durchgeführt. Die Prognose der Erkrankung ist schlecht, wenn nicht alle Zysten komplett entfernt werden können.

> - Ultraschall, CT
> - Blut: Antikörper.
>
> Therapie:
> - OP bei großen Zysten
> - Mebendazol, Albendazol, wenn OP nicht möglich.

11.5.2 Infektionen durch Madenwürmer

Die Madenwurminfektion (*Oxyuriasis*) wird durch den 12 mm langen fadenförmigen Madenwurm **Enterobius vermicularis** hervorgerufen. Sie ist die häufigste Wurmerkrankung und betrifft meist Kinder. Die Madenwürmer leben im unteren Dünndarm, in der Appendix und im Kolon. Nachts legen die Weibchen in der Analgegend ihre Eier ab. Beim Kratzen auf Grund des Juckreizes bleiben sie an den Fingern hängen und können so wieder zum Mund gelangen.

> Erreger: Enterobius vermicularis, lebt im Darm des Menschen.

Symptome
Leitsymptom ist starker Juckreiz am After, besonders nachts. Manchmal tritt zusätzlich eine Entzündung von Vulva und Vagina auf.

> - Juckreiz am After
> - Entzündung von Vulva und Vagina.

Diagnostik und Therapie

❷ Die Würmer werden im Stuhl nachgewiesen. Sicherer gelingt das Auffinden der *Eier* mit Hilfe der Klebestreifenmethode: Ein Klebestreifen wird morgens auf die Perianalhaut geklebt und wieder abgezogen. Unter dem Mikroskop sind die Wurmeier dann zu erkennen.
Behandelt wird mit Mebendazol (Vermox®).

Klebestreifenmethode, Erregernachweis im Stuhl.

11.6 Infektionen durch Protozoen

Protozoen sind tierische Einzeller, sog. Urtierchen. Zu den durch Protozoen verursachten Krankheiten zählen u.a. Toxoplasmose und Malaria.

11.6.1 Toxoplasmose

Die Toxoplasmose wird durch **Toxoplasma gondii** hervorgerufen.

- Erreger: Toxoplasma gondii.

Ursachen

Der Mensch steckt sich an, wenn er rohes Fleisch von Schwein, Rind oder Schaf isst, in dem sich infektiöse Zysten befinden (Schweinemett ist bis zu 25% mit Zysten infiziert). Weiterhin werden Zysten von Katzen mit dem Kot ausgeschieden. Am Fell haftende Zysten gelangen beim Streicheln des Tieres an die Hände und werden bei mangelndem Händewaschen mit dem Mund aufgenommen. Die *Inkubationszeit* beträgt Tage bis Wochen.

- Übertragung: Verzehr von rohem Fleisch
- Kontakt mit Katzenkot
- Diaplazentar.

Symptome

Beim Gesunden verläuft die Infektion meistens asymptomatisch und harmlos. Gelegentlich kommt es zu Lymphknotenschwellungen, Fieber, Kopf- und Muskelschmerzen. Schwerer verläuft die Toxoplasmose bei Immunsupprimierten und bei AIDS-Patienten. Hier kommt es zu chronischen Verläufen mit Durchfällen, Kopfschmerzen oder gar zu Meningoenzephalitis, Hepatitis und Pneumonie.
Bei der Infektion einer Schwangeren besteht die Gefahr, dass die Toxoplasmen diaplazentar übertragen werden. In ca. 50% der Fälle führt dies zur Infektion des Feten, wobei jedoch nur 10% symptomatisch werden. Folgen sind in der Frühschwangerschaft meist ein Abort, später schwere bleibende Schäden des Kindes wie Hirnverkalkung, Hydrozephalus und Erblindung. Die Infektion ist für die Mutter meist symptomlos.

- Lymphknotenschwellung, Fieber, Kopf- und Muskelschmerzen
- Selten chronischer Verlauf
- Schwerer Verlauf bei Immunsuppression
- Intrauterine Infektion → Abort, Schäden von Auge und Gehirn.

Diagnostik

Erreger und Antikörper können im Blut nachgewiesen werden. Bei Verdacht auf eine Beteiligung des Gehirns, wird ein CT bzw. MRT durchgeführt, in dem sich ringförmige Strukturen zeigen.

Diagnostik
- Blut: Antikörper
- CT, MRT des Gehirns.

Bei schwerem Verlauf und Schwangeren → Antibiotika.

Therapie
Die leichte Toxoplasmose mit Lymphknotenschwellung heilt meist ohne Therapie aus. Auch chronische Toxoplasmenträger werden nicht behandelt. Schwangere und immunsupprimierte Patienten erhalten eine antibiotische Kombinationstherapie.

11.6.2 Malaria

Erreger der Malaria (Wechselfieber) sind **Plasmodien**, die durch die Anophelesmücke auf den Menschen übertragen werden. Malaria gehört zu den häufigsten Erkrankungen der tropischen Regionen in Asien, Afrika und Amerika. Durch zunehmende Reiselust kommen jährlich über 1000 Infektionen in Deutschland vor.

- Erreger: Plasmodien, 4 Arten
- Übertragung: Anophelesmücke.

Ursachen
Plasmodien durchlaufen in der Anophelesmücke eine geschlechtliche Vermehrung: Aus den Eiern schlüpfen **Sporozoiten**, die durch den Mückenstich auf den Menschen übertragen werden. Die Sporozoiten erreichen auf dem Blutweg die Leber des Menschen und wandeln sich dort in **Merozoiten** um. Dieses Krankheitsstadium ist asymptomatisch und dauert Tage bis Monate, meist 2–4 Wochen. Die Merozoiten dringen in Erythrozyten ein, vermehren sich dort ungeschlechtlich und zerstören sie. Es kommt zur Anämie (☞ 3.2.1). Je nach Dauer des Vermehrungszyklus kommt es zu rhythmischen Fieberanfällen *(intermittierendes Fieber)*, wenn die Merozoiten die zerstörten Erythrozyten verlassen.

Plasmodien-Eier
→ Sporozoiten
→ Leber
→ Merozoiten
→ zerstören Erythrozyten
→ Fieber.

Erreger der Malaria sind vier verschiedene Arten von Plasmodien:
- Plasmodium malariae ruft die relativ gutartige **Malaria quartana** hervor mit Fieber an jedem 3. Tag. *Inkubationszeit:* 15–50 Tage
- Plasmodium vivax und Plasmodium ovale sind die Erreger der ebenfalls relativ gutartigen **Malaria tertiana** mit Fieber an jedem 2. Tag. *Inkubationszeit:* 12 Tage bis > 1 Jahr
- Plasmodium falciparum verursacht die bösartige **Malaria tropica** ohne regelmäßigen Fieberrhythmus. *Inkubationszeit:* 7–30 Tage.

Gefürchtet: Malaria tropica.

Symptome
- Uncharakteristischer Beginn wie bei einem grippalen Infekt
- Fieberschübe bis 40 °C, nicht immer mit dem jeweils typischen Fieberrhythmus
- Kopf- und Gliederschmerzen
- Übelkeit, Erbrechen, Durchfall
- Leber- und Milzvergrößerung
- Anämie, Leuko- und Thrombopenie.

Diagnostik

❸ Bei einem fiebernden Patienten mit entsprechender Auslandsanamnese muss immer an Malaria gedacht werden. Die Plasmodien können im Blutausstrich (»dicker Tropfen«) unter dem Mikroskop mit Hilfe der GIEMSA-Färbung in den Erythrozyten erkannt werden. Für die sichere Diagnose muss ggf. alle 6 Stunden über mindestens 24 Stunden Blut untersucht werden.

Erregernachweis in den Erythrozyten über »dicken Tropfen«.

Therapie

Die Malaria tertiana und Malaria quartana werden zu Beginn mit Chloroquin (Resochin®) und im Anschluss daran mit Primaquin (Primaquin®) therapiert, um mögliche Rezidive zu verhindern.

Die Behandlung der Malaria tropica ist weitaus komplizierter, da mehr und mehr Resistenzen von Plasmodium falciparum gegen die Chemotherapeutika auftreten. Es werden – je nach Region, in der der Patient sich infiziert hat– Chloroquin, Mefloquin (Lariam®), Halofantrin (Halfan®) und evtl. Artemisinin-Derivate (Arteflene®) angewandt. Zudem müssen Herz-Kreislauffunktionen sowie Wasser- und Elektrolythaushalt überwacht, ggf. unterstützt und ausgeglichen werden.

Auf Grund von zunehmenden Resistenzen schwierige Therapie.

Komplikationen

Komplikationen sind hauptsächlich bei der Malaria tropica zu befürchten. Sie kommen v.a. zu Stande auf Grund des ausgeprägten Erythrozytenbefalls durch die Plasmodien und durch Zirkulationsstörungen in den kleinen Blutgefäßen mit nachfolgenden Ischämien:

- Bewusstseinsstörungen, Verwirrtheit, Koma
- Lungenödem
- Kreislaufschock
- Akutes Nierenversagen
- Ikterus
- Schwere Anämie.

Meist bei Malaria tropica.

Prophylaxe

Zum Schutz vor der Anophelesmücke sollte man schützende Kleidung tragen, unbedeckte Körperstellen mit einem insektenabweisenden Mittel einreiben und nachts unter einem Moskitonetz schlafen. Der Aufenthalt im Freien während der Dämmerung und nachts sollte vermieden werden, da die Mücken besonders zu dieser Zeit stechen.

Vor Antritt einer Reise in betroffene Gebiete sollte eine Prophylaxe mit Chemotherapeutika erfolgen. Aktuelle Informationen zur Verbreitung von resistenten Stämmen und zu entsprechenden Medikamenten erteilt jedes Tropeninstitut.

> **? Übungsfragen**
>
> ❶ Warum ist eine Echinokokkose wesentlich gefährlicher als ein Rinderbandwurm-Befall?
>
> ❷ Wie wird eine Oxyuriasis nachgewiesen?
>
> ❸ Wie lassen sich Malaria-Plasmodien nachweisen?

11.7 Sepsis

❶ Gelangen Bakterien oder – seltener – Pilze in die Blutbahn, die sich dort vermehren und eine lebensbedrohliche Allgemeininfektion auslösen, liegt eine Sepsis vor. Von der Sepsis zu unterscheiden ist eine **Bakteriämie**, bei der sich zwar Infektionserreger in der Blutbahn befinden, von den Abwehrkräften des Patienten jedoch erfolgreich bekämpft werden, sodass es zu keinen Krankheitssymptomen kommt.

Unterscheide:
Sepsis: Vermehrung von Infektionserregern im Blut → schwere Allgemeininfektion.
Bakteriämie: Infektionserreger im Blut werden vom Immunsystem erfolgreich beseitigt.

Ursachen
Eine Sepsis entwickelt sich meist auf dem Boden einer lokalen Infektion. Begünstigt wird sie durch eine Abwehrschwäche des Patienten, z. B. bei Immunsuppression, Tumor- oder AIDS-Patienten, nach Polytrauma und schweren Verletzungen oder hohem Alter des Patienten. Ausgangsort für eine bakterielle Streuung ist in ca. 50 % der Fälle der Urogenitaltrakt (u. a. bei Blasendauerkatheter); ansonsten Atemwegsinfektionen (Pneumonie, Mandel-, Nasennebenhöhlenentzündungen), Wundinfektionen sowie periphere oder zentrale Venenzugänge. Von hier werden die Erreger ins Blut geschwemmt und zu anderen Organen transportiert; wenn sie sich dort absiedeln und Krankheitssymptome hervorrufen, spricht man von **septischen Metastasen**.

- Streuherde: lokalisierte Infektion von z. B. Urogenitaltrakt, Lunge oder infizierte i.v.-Zugänge
- Abwehrschwäche.

Symptome
Leitsymptom der Sepsis ist hohes Fieber mit Schüttelfrost, das schnell ansteigt, meistens innerhalb von 24 Stunden wieder abfällt und dann erneut auftritt, sog. **intermittierendes Fieber**. Hinzu kommen Tachykardie, Tachypnoe, oft auch Bewusstseinstrübung und Blutdruckabfall. Die Patienten sind schwer krank und wirken apathisch. Leber und Milz sind vergrößert, Petechien können auftreten. Zusätzlich finden sich Symptome des eigentlichen Krankheitsherdes (z. B. Pneumonie ☞ 4.2.3, Harnwegsinfektion ☞ 7.3).

- Hohes intermittierendes Fieber, Schüttelfrost
- Tachykardie, Blutdruckabfall
- Tachypnoe
- Bewusstseinstrübung
- Hepatosplenomegalie
- Petechien.

Diagnostik

Der Verdacht einer Sepsis ergibt sich aus dem klinischen Bild. Bewiesen wird sie durch den Erregernachweis in der Blutkultur, der jedoch oft schwierig ist. Weiterhin sind folgende diagnostische Maßnahmen erforderlich, um den Ausgangspunkt der Sepsis zu finden und den Zustand des Patienten einschätzen zu können:

- Urinstatus und -kultur
- Ultraschall des Abdomens: Harnstau? Abszesse? Gallenblasenentzündung?
- Röntgen-Thorax: Lungenentzündung? Abszess?
- Blutuntersuchungen einschließlich Gerinnungsdiagnostik.

- Suche nach Infektionsherd
- Blutkulturen.

Therapie

- Alle i.v.- und arteriellen Zugänge sowie ggf. ein Blasenkatheter müssen entfernt werden. Deren Eintrittsspitzen werden mikrobiologisch auf Erreger untersucht. Bei bekannter Eintrittspforte muss diese saniert werden (z. B. durch Drainage eines Harnstaus)
- Die Antibiotikatherapie beginnt sofort nach der Abnahme mehrerer Blutkulturen. Mit Eintreffen des Ergebnisses wird die Behandlung dann evtl. gezielt umgestellt
- Großzügige Volumengabe und ggf. Medikamente wie Noradrenalin, Dopamin und Diuretika dienen der Aufrechterhaltung von Blutdruck und Nierenfunktion
- Mit Heparin wird einer disseminierten intravasalen Gerinnung (☞ 3.4.2) vorgebeugt
- Wichtig ist die engmaschige Kontrolle aller Vitalfunktionen und Laborparameter (Gerinnung), um Komplikationen frühzeitig zu erkennen.

- Behandlung des Infektionsherdes
- Intensivmedizinische Therapie.

❷ Komplikationen

- Disseminierte intravasale Gerinnung (☞ 3.4.2)
- Akutes Nierenversagen (☞ 7.2.2)
- Akutes Lungenversagen (☞ 4.10)
- Septische Absiedelungen im Gehirn mit kleinen Eiter- bzw. Bakterienherden (sog. embolische Herdenzephalitis)
- Septischer Schock (☞ 2.4.3).

Hohe Komplikationsrate.

? Übungsfragen

❶ Was ist der Unterschied zwischen einer Sepsis und einer Bakteriämie?

❷ Was sind Komplikationen einer Sepsis?

12 Onkologie

Onkologie ist die Lehre von den Tumorerkrankungen (Krebserkrankungen). Generell ist ein Tumor eine Geschwulst, die durch Zunahme von Gewebe entsteht. Abhängig von ihrem Wachstumsverhalten werden **maligne** (bösartige) von **benignen** (gutartigen) Tumoren unterschieden. Maligne Tumoren sind nach den Herz-Kreislauf-Erkrankungen die zweithäufigste Todesursache in Deutschland.

12.1 Maligne Tumoren

- Wachsen schnell und infiltrierend
- Bilden Metastasen.

❶ Maligne Tumoren wachsen meist schnell, infiltrieren ihre Umgebung und zerstören so gesundes Gewebe. Über Blut- und Lymphgefäße gelangen Tumorzellen in andere Organe, wo sie Metastasen (Tochtergeschwülste) bilden können. Abhängig vom Typ und der Lokalisation des Primärtumors finden sich **Metastasen** häufig in Leber, Lunge, Knochen und Gehirn.

Nach ihrem Ursprungsgewebe werden maligne Tumoren eingeteilt in:
- **Karzinome:** bösartige Tumoren des Epithelgewebes
- **Sarkome:** bösartige mesenchymale Tumoren, d.h. Geschwülste des Knochen-, Knorpel-, Binde- oder Fettgewebes oder der Muskulatur (☞ 12.3.6).

Maligne Tumoren treten bei Frauen und Männern in unterschiedlicher Verteilung auf (☞ Abb. 12.1). Bei Männern findet sich am häufigsten das Bronchialkarzinom, gefolgt von Karzinomen im oberen Verdauungstrakt einschließlich Kolon und Rektum. Bei der Frau ist das Karzinom der Brust am häufigsten, gefolgt von Uterus- (Gebärmutter) und Kolonkarzinom. Auf Grund der steigenden Zahl von Raucherinnen nimmt das Bronchialkarzinom bei der Frau stetig zu.

Ursachen

Eine individuelle genetische Disposition (Krankheitsneigung) spielt für die Entstehung vieler Tumorerkrankungen eine Rolle. Daneben ist von verschiedenen äußeren Einflüssen bekannt, dass sie *karzinogen* wirken, d.h. bösartige Tumoren auslösen können. Hierzu zählen:
- Nikotin, Alkohol
- Chemische Schadstoffe, z. B. Benzol, Nitrosamine, Asbest
- Ionisierende Strahlen, z. B. Röntgenstrahlen, γ-Strahlen

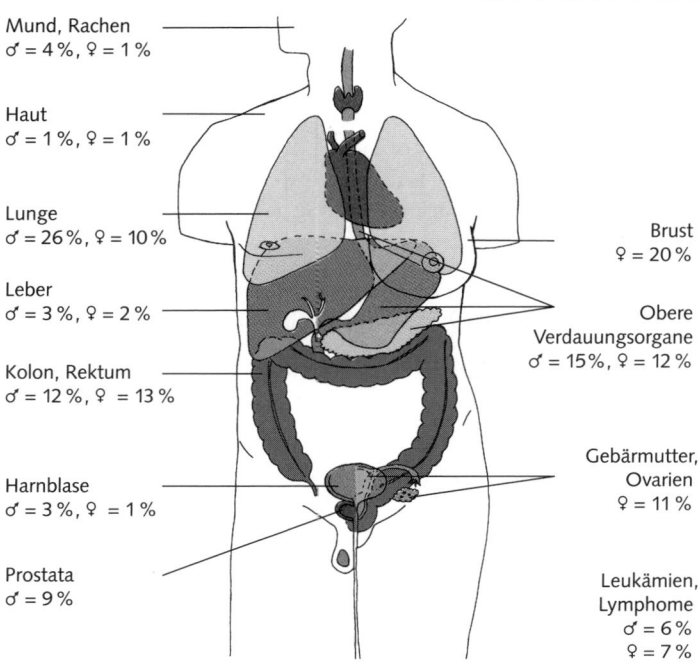

12.1 Maligne Tumoren

Abb. 12.1 Häufigkeit maligner Tumoren bei Männern und Frauen (Stand 1999). [L215]

Mund, Rachen
♂ = 4 %, ♀ = 1 %

Haut
♂ = 1 %, ♀ = 1 %

Lunge
♂ = 26 %, ♀ = 10 %

Leber
♂ = 3 %, ♀ = 2 %

Kolon, Rektum
♂ = 12 %, ♀ = 13 %

Harnblase
♂ = 3 %, ♀ = 1 %

Prostata
♂ = 9 %

Brust
♀ = 20 %

Obere Verdauungsorgane
♂ = 15 %, ♀ = 12 %

Gebärmutter, Ovarien
♀ = 11 %

Leukämien, Lymphome
♂ = 6 %
♀ = 7 %

- Medikamente, z. B. Zytostatika, Immunsuppressiva, Phenacetin
- Bestimmte Viren, z. B. Hepatitis-B-Virus (Leberkarzinom), Humanes Papilloma Virus (Zervixkarzinom).

Ausschlaggebend für die Entstehung eines Malignoms ist eine Schädigung der zellulären Erbsubstanz, die ein unkontrolliertes Wachstum der Zelle ermöglicht. Es müssen in der Regel verschiedene Faktoren zusammentreffen, um die ungehemmte Zellvermehrung eines malignen Tumors zu ermöglichen.

Symptome

❷ Es gibt allgemeine Symptome, die häufig erste klinische Anzeichen für einen malignen Tumor sind:
- Gewichtsverlust, ohne dass der Patient weniger isst
- Leistungsabfall: Der Patient ist nicht mehr belastbar und wird schnell müde
- Nachtschweiß: Der Patient schwitzt nachts stark
- Subfebrile Temperatur (meist ≤ 38,5 °C).
- Tumoranämie (☞ 3.2.1).

Daneben treten Symptome auf, die durch das Wachstum des Tumors hervorgerufen werden (z. B. Darmverschluss beim kolorektalen Karzinom ☞ 5.4.3) oder durch die Zerstörung des umgebenden gesunden Gewebes ausgelöst werden (z. B. Diabetes mellitus durch Zerstörung der insulinproduzierenden LANGERHANS-Inseln beim Pankreaskarzinom ☞ 6.4.3).

> Kombination aus allgemeinen und lokalen Symptomen verursacht durch den Tumor.

Diagnostik

Grading

❸ Voraussetzung für die gezielte Therapie eines malignen Tumors ist eine Diagnose, die durch eine Gewebeentnahme (Biopsie) gesichert ist. Das Gewebe wird histologisch untersucht und der **Differenzierungsgrad** des Tumors festgelegt, sog.

Beurteilung des Differenzierungsgrades eines Tumors.

Tab. 12.1 Differenzierungsgrade maligner Tumoren.

G_1	Gut differenzierter Tumor; die Tumorzellen sind den Zellen des Ausgangsgewebes sehr ähnlich
G_2	Mäßig differenzierter Tumor
G_3	Schlecht differenzierter Tumor
G_4	Undifferenziert
G_x	Differenzierungsgrad kann nicht beurteilt werden

Tab. 12.2 Staging eines Tumors nach dem TNM-System.

T	**Primärtumor**
Tis	Nichtinvasives Karzinom (Carcinoma in situ)
T_0	Keine Anhaltspunkte für Primärtumor
T_1, T_2, T_3, T_4	Zunehmende Größe und Ausdehnung des Primärtumors
T_x	Mindesterfordernisse zur Erfassung des Primärtumors nicht erfüllt
N	**Regionale Lymphknoten**
N_0	Keine Anhaltspunkte für regionale Lymphknotenbeteiligung
N_1, N_2, N_3	Befall regionaler Lymphknoten
N_4	Befall nicht-regionaler Lymphknoten
N_x	Mindesterfordernisse zur Erfassung von Lymphknotenbeteiligung nicht erfüllt
M	**Metastasen**
M_0	Keine Anhaltspunkte für Fernmetastasen
M_1	Fernmetastasen vorhanden
M_x	Mindesterfordernisse zur Erfassung von Fernmetastasen nicht erfüllt

Grading. In der Regel gilt, je besser ein Tumor differenziert ist, desto langsamer ist sein Wachstum und desto besser sind die Heilungsaussichten des Patienten.

Staging

❸ Neben dem Differenzierungsgrad eines Tumors muss seine **Ausdehnung** beurteilt werden. Um diese einschätzen zu können, werden unter anderem Sonographie, Röntgenaufnahmen, CT und Knochenszintigraphie eingesetzt. Sie ermöglichen das sog. *Staging*, z. B. mit dem **TNM-System.** Dies ist eine international erarbeitete Stadieneinteilung bösartiger Tumoren, die Größe des Tumors (T), Anzahl der befallenen Lymphknoten (N) und vorhandene Metastasen (M) nach einheitlichen Kriterien beurteilt.

Beurteilung der Ausdehnung eines malignen Tumors über TNM-System.

Beurteilung des Allgemeinzustandes

Von Bedeutung für die Prognose eines Patienten ist auch sein Allgemeinzustand bei Therapiebeginn. Bestimmte Therapien setzen einen guten Allgemeinzustand voraus. Mit Hilfe des **Karnofsky-Indexes** kann der Allgemeinzustand eines Patienten bestimmt werden.

Punkte	Kriterium
100	Normal, keine Beschwerden, keine Krankheitszeichen
90	Patient ist zu normaler Aktivität fähig, zeigt kleinere Krankheitssymptome
80	Normale Aktivitäten, allerdings mit Anstrengung, einige Krankheitssymptome
70	Patient versorgt sich selbst, ist jedoch weder zu normalen Aktivitäten noch zu normaler Arbeit fähig
60	Gelegentliche Unterstützung erforderlich, Patient versorgt sich jedoch weitgehend selbst
50	Erhebliche Unterstützung sowie häufige medizinische Versorgung erforderlich
40	Patient ist behindert, benötigt besondere Versorgung und Unterstützung
30	Schwerbehindert, Krankenhauseinlieferung angezeigt, Patient ist jedoch nicht sterbend
20	Patient ist schwerstkrank, Krankenhauseinlieferung unerlässlich, Intensivbehandlung
10	Sterbend

Tab. 12.3 Karnofsky-Index zur Beurteilung des Allgemeinzustandes.

12.2 Onkologische Therapie

12.2.1 Therapieziele und Krankheitsverlauf

Therapieziele:
- Kurativ
- Palliativ
- Adjuvant.

Je nach Art und Krankheitsstadium des malignen Tumors werden unterschiedliche Therapien einzeln oder in Kombination angewendet. Die verschiedenen Behandlungsstrategien verfolgen unterschiedliche Ziele:
- **Kurative Therapie** *(lat.: curare = heilen):* Ziel ist, den Patienten von seiner Erkrankung zu heilen
- **Palliative Therapie** *(lat.: palliare = lindern):* Der Tumor ist so weit fortgeschritten, dass eine Heilung nicht mehr möglich erscheint. Jedoch sollen die Tumorauswirkungen gemildert und die Lebensqualität des Patienten verbessert werden
- **Adjuvante Therapie** *(lat.: adjuvant = begleitend):* An eine möglicherweise kurative Therapie, z.B. durch Operation, wird eine zusätzliche Behandlung, z.B. eine Chemotherapie, angeschlossen, um Metastasen und ein Rezidiv des Tumors zu verhindern.

Therapieerfolg:
- Komplette Remission
- Partielle Remission
- Progression
- Rezidiv.

❹ Nach Beendigung der Therapie wird ihr Erfolg mit folgenden Begriffen benannt:
- **Komplette Remission** *(lat.: remittere = nachlassen):* Der Tumor sowie vorhandene Metastasen sind nicht mehr nachzuweisen. Es müssen weiterhin regelmäßige Verlaufskontrollen durchgeführt werden
- **Partielle Remission:** Die Tumormasse ist um mindestens 50 % reduziert
- **Progression:** Die Erkrankung schreitet fort, die Tumormasse und ggf. Metastasen nehmen zu
- **Rezidiv** *(lat.: recidere = zurückfallen):* Nach einer kompletten Remission, treten erneut Tumormanifestationen auf.

Tumormarker

Zur Therapie- und Verlaufskontrolle einer Tumorerkrankung.

Zur Therapie- und Verlaufskontrolle einer Tumorerkrankung werden Tumormarker bestimmt. Tumormarker sind Substanzen, die bei verschiedenen Tumoren im Blut nachweisbar sind. Für die primäre Diagnostik (z.B. Früherkennungsuntersuchungen) sind sie nicht geeignet, da nicht alle Marker tumorspezifisch sind und auch bei gutartigen Tumoren positiv sein können. Je nach Tumor sind unterschiedliche Tumormarker charakteristisch erhöht, z.B.:
- **CEA** *(Carcino-Embryonales-Antigen):* Typisch für das kolorektale Karzinom (☞ 5.4.3), aber auch erhöht bei vielen anderen Karzinomen
- **AFP** *(α-Fetoprotein):* Typisch für das Leberzellkarzinom (☞ 6.2.4), auch erhöht bei bestimmten bösartigen Tumoren der Keimdrüsen

- **CA 19-9**: Typisch für das Pankreaskarzinom (☞ 6.4.3), erhöht auch bei anderen Tumoren des Verdauungstrakts
- **β-HCG** (humanes Choriongonadotropin): Typisch für Hodentumor (☞ 12.3.3), wird auch für die Frühdiagnose einer Schwangerschaft bestimmt.

Bei einer erfolgreichen Behandlung fällt der Tumormarker meist in den Normbereich ab; ein nur teilweiser Abfall bedeutet in der Regel, dass Tumorreste im Körper verblieben sind.

Merke

> Ein Wiederanstieg eines Tumormarkers deutet auf ein Tumorrezidiv hin.

Prognose
Die Prognose von Patienten mit einer bestimmten Tumorerkrankung wird durch die **5-Jahres-Überlebensrate** ausgedrückt. Diese gibt den Anteil der Patienten in Prozent an, die an dem betreffenden Tumor erkrankt sind und nach 5 Jahren noch leben. Sie sagt nichts über die Prognose des einzelnen Patienten aus.

12.2.2 Operative Therapie

Der Tumor und das umliegende Gewebe mit den benachbarten Lymphknoten werden operativ entfernt. Die Funktion des operierten Organs wird so gut wie möglich wiederhergestellt. Anschließend folgen oft eine Chemo- oder Strahlentherapie, um noch verbliebene Tumorzellen im Körper zu zerstören oder den Tumor weiter zu verkleinern.

Entfernung des Tumors, des umliegenden Gewebes und der benachbarten Lymphknoten.

12.2.3 Chemotherapie mit Zytostatika

Die Chemotherapie besteht aus der Behandlung mit **Zytostatika**. Dies sind starke Zellgifte, die über verschiedene Mechanismen die Zellteilung hemmen und damit zum Absterben der Tumorzellen führen. Man unterscheidet verschiedene Substanzklassen:
- **Alkylierende Substanzen** wie Cyclophosphamid (Endoxan®), Busulfan (Myleran®) und Ifosfamid (Holoxan®) verändern die chemische Struktur der DNS in der Zelle
- **Mitosehemmstoffe** wie Vincristin (Vincristin®), Vinblastin (Velbe®) und Vindesin (Eldisine®) hemmen die Zellteilung
- **Antimetabolite** wie Methotrexat (Methotrexat®), Azathioprin (Imurek®) und 5-Fluorouracil (Fluorouracil®) greifen an verschiedenen Stellen in den Stoffwechsel der Nukleinsäuren ein

Hemmen Zellteilung in verschiedenen Zellstadien und zerstören so Zellen. Dadurch sind starke Nebenwirkungen zu erklären.

- **Zytostatische Antibiotika** wie Daunorubicin (Daunoblastin®) und Doxorubicin (Adriblastin®) sind in ihrem Wirkungsmechanismus noch nicht genau erforscht, hemmen jedoch Zellwachstum und Zellteilung.

Die Anwendung von Zytostatika richtet sich nach der Art des Tumors. Meist werden sie i.v. verabreicht und mehrere Substanzen miteinander kombiniert. Da Zytostatika nur auf wachsende Zellen wirken, wird die Therapie in mehreren Zyklen durchgeführt, um möglichst viele Zellen in verschiedenen Wachstumsstadien zu erreichen.

Nebenwirkungen

❺ Da Zytostatika auch gesunde, teilungsaktive Zellen schädigen, treten folgende Nebenwirkungen auf:

- **Übelkeit, Erbrechen:** Tritt meist einige Stunden nach Zytostatikagabe auf, kann aber durch die prophylaktische Gabe von Antiemetika vermieden oder zumindest deutlich vermindert werden, z.B. mit Metoclopramid als Paspertin® auch in höherer Dosierung i.v. oder Ondansetron als Zofran®
- **Thrombopenie, Leukopenie:** Es kommt zu einer Knochenmarkdepression (Myelosuppression, Schädigung der blutbildenden Zellen), da Zytostatika auch die Teilung dieser Zellen hemmen. Folgen sind Infektanfälligkeit und Blutungsneigung
- **Haarausfall** *(Alopezie):* Haarzellen gehören zu den schnellwachsenden Zellen und werden damit auch durch Zytostatika zerstört. Für Frauen besteht meist eine psychische Belastung durch den Haarausfall. Vor Therapiebeginn kann auf Kosten der Krankenkasse eine Perücke angefertigt werden. Nach Abschluss der Chemotherapie wachsen die Haare wieder nach
- **Schleimhautschäden** in Mund, Rachen und Ösophagus, die sehr schmerzhaft sein können
- **Teratogene Wirkung:** Zytostatika können den Embryo ebenso schädigen wie die Keimzellen. Aus diesem Grund soll bis ein Jahr nach Ende der Therapie eine Schwangerschaft sicher verhütet werden
- **Maligne Tumorerkrankungen:** Nach Zytostatikatherapie, insbesondere in Kombination mit einer Strahlentherapie, treten nach einer Latenz von drei bis sieben Jahren vermehrt weitere maligne Tumore auf.

Pflege

❻ Da Zytostatika selbst karzinogen sind, müssen bei der Zubereitung und beim Umgang mit ihnen spezielle Schutzhandschuhe, Mundschutz und Schutzkittel getragen werden. Infusionsreste und Materialien, die mit Zytostatika in Berührung

---

Kein direkter Kontakt mit Zytostatika, da karzinogen!

gekommen sind, müssen als Sondermüll in speziellen Behältern entsorgt werden. Jugendliche und Schwangere dürfen nicht mit Zytostatika arbeiten.

Merke

> Laufen Zytostatika nicht in die Vene des Patienten, sondern in das umgebende Gewebe (paravenös), können schwere Gewebeschäden auftreten. Die Infusion muss sofort gestoppt und der behandelnde Arzt informiert werden.

12.2.4 Strahlentherapie

Bestimmte Tumoren reagieren auch auf ionisierende Strahlen. Die Strahlentherapie oder *Radiatio* führt zum Zerfall von Molekülen und löst dadurch nachhaltige Zellschäden, insbesondere der DNS, aus. Im Idealfall kommt es zum Zelltod. Der Tumor lässt sich so verkleinern und evtl. zerstören. Die Bestrahlung erfolgt in der Mehrzahl der Fälle perkutan (durch die Haut). Meist wird in mehreren Sitzungen – *fraktioniert* – mit einer Dosis von insgesamt 40–50 Gray bestrahlt. Durch die Bestrahlung aus verschiedenen Richtungen wird die Haut geschont. Bei bestimmten Tumoren, z.B. Gebärmutterkarzinomen, wird die Strahlenquelle auch direkt im Körper des Patienten platziert, das sog. *Afterloading*. Dabei wird Strahlung mit geringer Reichweite verwendet, um das umliegende gesunde Gewebe nicht zu schädigen.

Je nach Tumorart wird die Strahlentherapie auch mit einer Chemotherapie kombiniert.

Ionisierende Strahlen → Zellschäden bis Zelltod. Perkutane Applikation oder Afterloading.

Nebenwirkungen

❼ Folgende Nebenwirkungen können bei einer Strahlentherapie auftreten:
- Akute Bestrahlungsreaktion, »Strahlenkater«: Kopfschmerzen, Appetitlosigkeit, Übelkeit, Erbrechen und Schwindel. Ausgedehnte Bestrahlungen führen zur Knochenmarkdepression und damit zu Thrombo- und Leukopenie
- Posttherapeutische Strahlenfolgen (abhängig von der Lokalisation der Bestrahlung):
  – Haut- und Schleimhautschäden
  – Pneumonitis mit Reizhusten und Dyspnoe, evtl. Entwicklung einer Lungenfibrose (☞ 4.6)
  – Perikarditis mit Perikarderguss (☞ 1.6.3)
  – Sensibilitätsstörungen durch Schädigung von Nervenzellen
  – Andere maligne Erkrankung Jahre später, besonders häufig eine akute myeloische Leukämie (☞ 3.3.2).

Pflege

Nach der Bestrahlung wird dem Patienten Ruhe ermöglicht, da diese am besten gegen Müdigkeit und Übelkeit nach der Bestrahlung hilft.

Das Bestrahlungsfeld wird auf der Haut des Patienten mit wasserfestem Stift markiert, und darf nicht entfernt werden. Dieses Hautareal ist auf Grund der Bestrahlung äußerst empfindlich gegenüber Reizungen. Deshalb darf es nicht mit Wasser, Seife, Deodorants, Pflaster, Sonnenbestrahlung oder Wärme (z. B. Wärmflasche) in Berührung kommen. Zur Hautpflege ist z. B. Azulon®-Puder geeignet. Der Patient sollte keine eng anliegende Kleidung tragen, um Reibung zu vermeiden.

12.2.5 Hormontherapie

Wachstum bestimmter Tumorarten ist von Hormonen abhängig.

Hormone beeinflussen sowohl das Wachstum gesunden Gewebes als auch das einiger Tumoren wie Mamma-, Uterus- und Prostatakarzinom. Voraussetzung dafür ist, dass das Tumorgewebe die dafür notwendigen Hormonrezeptoren besitzt. Diese werden im Einzelfall bestimmt und danach die Therapie festgelegt. Die Hormonabhängigkeit von Tumoren kann therapeutisch genutzt werden:

- Durch operative Entfernung oder medikamentöse Stilllegung der Hormondrüse wird das zum Tumorwachstum benötigte Hormon entzogen
- Durch Gabe eines anderen Hormons, welches die Wirkung des tumorstimulierenden Hormons aufhebt
- Durch Blockade der Hormonrezeptoren des Tumorgewebes mit Antihormonen
- Durch Syntheseblockade des tumorstimulierenden Hormons.

12.2.6 Immuntherapie

Stimulation des körpereigenen Abwehrsystems durch verschiedene Immunstimulantien.

Bei der Immuntherapie wird das körpereigene Abwehrsystem des Patienten stimuliert, sodass dieses das Tumorwachstum bremst und im Idealfall den Tumor zerstört. Voraussetzung für eine Immuntherapie ist, dass der zu behandelnde Tumor sehr klein ist bzw. nur wenige Tumorzellen vorhanden sind, und das Immunsystem des Patienten funktionstüchtig ist. Folgende Möglichkeiten der Immuntherapie bestehen:

- **Zytokine** beeinflussen das Wachstum und die Differenzierung von Zellen, insbesondere des Abwehrsystems und der Blutbildung. *Nebenwirkungen:* grippeähnliche Symptome mit Fieber, Muskel- und Kopfschmerzen, Thrombo- und Leukopenie, gastrointestinale Beschwerden. Zu den Zytokinen gehören:

- Interleukine: aktivieren körpereigene Killer-Lymphozyten, die Tumorgewebe zerstören können
- Interferone: aktivieren Makrophagen, Killerzellen u.a. und hemmen das Wachstum bestimmter Tumoren, insbesondere des blutbildenden Systems
■ Unspezifische Immunstimulantien wie z. B. Bakterienextrakte, Levamisol (Ergamisol®)
■ Gentechnisch hergestellte Antikörper gegen das betreffende Tumorgewebe, die die Tumorzellen angreifen und zerstören. Diese Therapieform wird zurzeit noch in klinischen Studien getestet.

12.2.7 Gentherapie

Ziel der Gentherapie ist es, Erbinformationen in den Tumor einzuschleusen, welche die Zellen absterben lassen oder sie empfindlicher für eine Chemo- bzw. Strahlentherapie machen. Als sog. »Gentaxi« werden Viren verwendet. Diese werden *virale Vektoren* genannt.

Die Gentherapie befindet sich zurzeit, abgesehen von einigen wenigen klinischen Studien, in der experimentellen Erprobungsphase.

12.2.8 Therapie tumorbedingter Komplikationen

Obere Einflussstauung

❽ Bei einer oberen Einflussstauung ist der Bluteinstrom ins rechte Herz behindert. Das Blut staut sich in die Venen des Halses, des Kopfes und der oberen Extremitäten zurück.

Ursachen
Typisch ist der Einbruch eines fortgeschrittenen Bronchialkarzinoms ins Mediastinum. Die Tumormassen komprimieren die V. cava superior und deren Äste oder wachsen in sie ein. Seltener sind auch Tumoren des Mediastinums oder eine Venenthrombose für die Symptome verantwortlich.

Symptome und Diagnostik
Leitsymptome sind Atemnot, gestaute Halsvenen, Zyanose sowie Ödeme im Gesicht und Oberkörper. Der Halsumfang nimmt zu.
Die Diagnose wird anhand der klinischen Symptomatik gestellt. Weiterhin wird ein erhöhter Venendruck gemessen. Nach Kontrastmittelinjektion kann die Einflussstauung im Röntgenbild nachgewiesen werden.

■ Atemnot
■ Deutliche Venenerweiterung
■ Zyanose
■ Ödeme.

Therapie
- Bestrahlung des Tumors, auch bei relativ strahlenresistenten Tumoren kann eine teilweise Rückbildung die Symptomatik erheblich verbessern
- Kortikosteroide zur Rückbildung eines Ödems
- Systemische Chemotherapie.

Erhöhter Hirndruck

❽ Beim erhöhten Hirndruck liegt ein Hirnödem vor, das zu einer Drucksteigerung im Schädelinneren führt. Bei Tumorpatienten sind häufig Hirnmetastasen, z. B. eines Bronchial- oder Mammakarzinoms, die Ursache des erhöhten Hirndrucks. Hirnmetastasen treten meist multipel auf, was die Prognose erheblich verschlechtert.

Symptome

- Kopfschmerzen, psychische Störungen
- Erbrechen
- Neurologische Symptome
- Atmung und Kreislauffunktion gestört.

Leitsymptom sind Kopfschmerzen und psychische Störungen wie Apathie, Bewusstseinseintrübung und Verwirrtheit. Erbrechen besteht anfangs nur morgens, verstärkt sich jedoch mit zunehmendem Hirndruck und tritt dann z. B. bereits beim Aufrichten aus dem Liegen auf. Diese Symptome werden durch die ausgedehnte Hirnschwellung hervorgerufen. Wird der Hirndruck nicht therapiert, kommt es zur Verschiebung des Hirngewebes. Die Medulla oblongata kann im Foramen occipitale eingeklemmt werden. Dies führt zu lebensbedrohlichen Störungen von Atmung und Kreislauf.

Durch den Druck von Hirnmetastasen auf umliegendes Hirngewebe kann es zu neurologischen Symptomen wie Hirnnervenausfällen oder zerebralen Krampfanfällen kommen.

Diagnostik

Patienten mit Hirndruck zeigen die oben beschriebenen Symptome. Bei der klinischen Untersuchung zeigt sich eine Stauungspapille am Augenhintergrund. Sind Hirnmetastasen die Ursache des Hirndrucks, können diese im CT nachgewiesen werden. Das Elektroenzephalogramm (EEG), mit dem die Hirnströme gemessen werden, ist verändert.

Therapie

- Hochlagerung des Oberkörpers auf 30°
- Infusion hyperosmolarer Substanzen (z. B. Mannit, Sorbit): Durch die erhöhte Osmolarität des Blutes wird dem Hirngewebe Wasser entzogen
- Kortikosteroide
- Liegen Hirnmetastasen vor, sollte das Gehirn auch bei ansonsten strahlenresistentem Primärtumor bestrahlt werden. Eine operative Entfernung ist nur bei einzelnen Metastasen zu erwägen.

Querschnittssyndrom

❽ Das Querschnittssyndrom tritt bei Tumoren auf, die ausgedehnte Knochenmetastasen setzen wie Mamma-, Bronchial- und Nierenzellkarzinom. Je nach Lokalisation treten neurologische Ausfälle wie Sensibilitätsstörungen und Lähmungen in den verschiedenen Körperregionen auf.

Diagnostik
Wichtiger Grundsatz ist, dass es zu keinen Zeitverlusten auf Grund der Diagnostik kommen darf. Lähmungen, die länger als 12–24 Stunden bestehen, sind kaum noch zu beeinflussen. Zur Diagnosesicherung werden eine Myelographie (Kontrastmitteldarstellung des Rückenmarkkanals), ein CT oder MRT durchgeführt.

> Bei Lähmungen zügig Therapie einleiten!

Therapie
Je nach Befund werden durchgeführt:
- Operative Entfernung des knöchernen Wirbelbogens auf Höhe des Querschnitts *(Laminektomie)*
- Kortikosteroide
- Lokale Strahlentherapie.

Weitere Komplikationen maligner Tumore
- Aszites (☞ 6.1.2)
- Hyperkalzämie (☞ 7.5.4)
- Pleuraerguss (☞ 4.11.1).

12.2.9 Begleitende Therapiemaßnahmen

Schmerztherapie

60–90 % der Tumorpatienten leiden im Verlauf ihrer Erkrankung unter Schmerzen. Diese Schmerzen können nicht immer durch eine kausale Therapie behoben werden. Um die Lebensqualität der Patienten zu erhalten, kommt der Schmerztherapie daher besondere Bedeutung zu.

Die Weltgesundheitsorganisation (WHO) hat ein Stufenschema zur Schmerztherapie erarbeitet:
- **Stufe 1:** Nicht-Opioid-Analgetika (z. B. Acetylsalicylsäure als Aspirin®, Paracetamol als Doloreduct®, nichtsteroidale Antirheumatika als Voltaren®, Felden®, Amuno®)
- **Stufe 2:** Schwache Opioide (z. B. Pethidin als Dolantin®, Tramadol als Tramal®) in Kombination mit Medikamenten der Stufe 1
- **Stufe 3:** Starke Opioide (z. B. Morphin als MST Mundipharm®, Buprenorphin als Temgesic®) in Kombination mit Medikamenten der Stufe 1.

- Lebensqualität des Patienten soll verbessert werden
- Stufenschema der WHO sowie Einsatz von Co-Analgetika und Begleitmedikamenten

Wichtig ist die regelmäßige und kontrollierte Einnahme von Analgetika.

❾ Die Dosis der Medikamente wird entsprechend den Schmerzen des Patienten ermittelt, indem sie solange erhöht wird bis ein für den Patienten erträgliches Schmerzniveau erreicht ist. Die nächste Dosis wird gegeben *bevor* die Wirkung der ersten Dosis abgeklungen ist. Nur so kann eine dauerhafte Schmerzlinderung erreicht werden. Schmerzmedikamente sollten nach einem festen Zeitplan verabreicht werden. So wird der Verbrauch gesenkt, und der Patient wird nicht zum Bittsteller. Eine orale Medikation ist zu bevorzugen, da diese vom Patienten zu Hause leicht selbstständig weitergeführt werden kann.

Auf jeder Stufe der Schmerztherapie können Co-Analgetika wie Neuroleptika (z. B. Haloperidol als Haldol®) oder Antidepressiva (z. B. Amitriptylin als Saroten®) sowie Begleitmedikamente gegen Obstipation, Übelkeit u.a. gegeben werden. Zusätzliche Maßnahmen wie physikalische Therapie verbessern häufig das körperliche Befinden des Patienten. Im fortgeschrittenen Krankheitsstadium benötigt der Patient meist größere Mengen Opioide. Eine psychische Abhängigkeit, die innerhalb von 2–3 Wochen entsteht braucht hierbei nicht berücksichtigt werden. Oberstes Ziel ist, die Lebensqualität des Patienten zu verbessern.

Ernährung

Ausgewogene Ernährung unterstützt die Therapie.

❿ Nach dem derzeitigen Wissensstand gibt es keine Diät, die Tumorpatienten von ihrer Erkrankung heilen kann. Trotzdem ist eine ausgewogene Ernährung wichtig. Ein guter Ernährungszustand bedeutet häufig einen günstigeren Krankheitsverlauf und eine bessere Lebensqualität für den Patienten. Durch den Tumor besteht ein erhöhter Energiebedarf, gleichzeitig leiden die Patienten oft an Appetitlosigkeit, Übelkeit und Erbrechen.

Leitlinien einer ausgewogenen Ernährung sind:
- Vollwertige Ernährung, vitamin-, eiweiß- und ballaststoffreich, wenig Fett und Zucker
- Häufige kleine Mahlzeiten, nicht hastig essen, gut kauen
- Reichlich trinken
- Mahlzeiten an den Vorlieben des Patienten orientieren
- Nahrungsmittel meiden, die mehrmals schlecht vertragen wurden, dies kann individuell unterschiedlich sein.

Grundsätzlich sollte der Patient solange wie möglich oral ernährt werden. Hochkalorische Flüssignahrung wird nur gezielt eingesetzt, da die Patienten sie häufig nach kurzer Zeit ablehnen.

Psychosoziale Betreuung

Tumorerkrankungen gehen mit starken psychischen Belastungen einher. Neben den Ängsten vor Sterben, Schmerzen und bleibenden Behinderungen kommt es häufig zu Veränderungen im familiären, beruflichen und sonstigen sozialen Umfeld. Diese Situation erfordert einen einfühlsamen Umgang mit dem Patienten.

Aufklärung des Patienten

Das Aufklärungsgespräch ist Aufgabe des Arztes. Wenn nicht schwerwiegende Umstände dagegen sprechen, sollte der Patient erfahren, dass er einen malignen Tumor hat. Der Patient wird wahrhaftig, situationsgerecht und schrittweise über seine Erkrankung informiert. Es dürfen ihm nicht sämtliche Hoffnungen genommen werden. Angaben zur mittleren Überlebenszeit helfen dem Patienten nicht, da niemand die für den individuellen Patienten verbleibende Lebenszeit kennt. Der Umfang der Aufklärung wird in der Krankenakte gut sichtbar dokumentiert, damit alle Mitglieder des therapeutischen Teams darüber informiert sind.

Pflege

Die Begleitung von Patienten während einer Tumorerkrankung stellt hohe Anforderungen an die Pflegenden. Die Betreuung erfordert neben der körperlichen Pflege auch Bereitschaft zum Gespräch und Sensibilität für die manchmal unausgesprochenen Fragen und Ängste des Erkrankten. Verdrängungsmechanismen, die der Patient zur Bewältigung seiner Erkrankung benötigt, müssen akzeptiert werden. Dem Patienten kann und soll nicht jeder Wunsch von den Augen abgelesen werden, da dies die betreuenden Personen überfordert und den Patienten seine Eigenständigkeit abspricht.

Die Lebensqualität des Patienten kann durch eine einfühlsame Begleitung erheblich verbessert werden. Die meist als sehr belastend erlebten diagnostischen und therapeutischen Maßnahmen werden so leichter angenommen.

Möglichkeiten, die seelischen Belastungen des Pflegenden bei der Arbeit mit Tumorpatienten zu verarbeiten, bieten Gespräche innerhalb des Pflegeteams, spezielle Fortbildungen oder BALINT-Gruppen.

? Übungsfragen

1. Wodurch sind maligne Tumoren gekennzeichnet?
2. Welche allgemeinen Symptome treten bei Tumorpatienten auf?
3. Was versteht man unter Grading und Staging?
4. Was versteht man unter Remission und Rezidiv?
5. Nennen Sie Nebenwirkungen der Zytostatika!
6. Was muss beim Umgang mit Zytostatika beachtet werden?
7. Was ist ein »Strahlenkater«?
8. Nennen Sie tumorbedingte Komplikationen!
9. Was ist bei der Schmerztherapie zu beachten?
10. Wie sollte die Ernährung bei Tumorpatienten aussehen?

12.3 Spezielle Onkologie

12.3.1 Mammakarzinom

Häufigster bösartiger Tumor der Frau.

Das Mammakarzinom (Brustkrebs) ist der häufigste bösartige Tumor der Frau. Es befindet sich zu 85 % im Bereich der Milchgänge und zu 15 % in den Drüsenläppchen der Mamma. Die häufigste Lokalisation ist im oberen äußeren Quadranten (Viertel) der Brust.

Ursachen

Die Erkrankungsrate steigt vom 35. Lebensjahr mit zunehmendem Alter kontinuierlich an. Am häufigsten sind Frauen im 7. Lebensjahrzehnt betroffen.

Risikofaktoren sind familiäre Belastung, frühe Menarche (erste Monatsblutung), späte Menopause sowie keine oder späte Schwangerschaften.

Risikofaktoren:
- *Familiäre Belastung*
- *Frühe Menarche*
- *Späte Menopause*
- *Keine Schwangerschaften*
- *Steigendes Alter.*

Symptome

Leitsymptom ist ein derber von außen tastbarer Knoten in der Brust. Häufig wird er von der Frau selbst zuerst getastet. Weitere Symptome sind:
- Eingezogene Haut oder Mamille (Brustwarze)
- Hautödem, grobporige Haut (Orangenhaut)
- Einseitige blutige oder seröse Sekretion aus der Mamille
- Bei lymphogener Metastasierung tastbare Lymphknoten in der Axilla (Achselhöhle) oder supraklavikulär (oberhalb des Schlüsselbeins)

- *Tastbarer Knoten in der Brust*
- *Eingezogene Mamille*
- *Orangenhaut*
- *Sekretion aus der Mamille.*

- Bei fortschreitendem Wachstum bricht der Tumor durch die Haut. Es bilden sich große zerfallende Geschwüre.

❶ Diagnostik
- Inspektion: Form und Symmetrie der Brüste, Oberflächenstruktur der Haut, Mamille
- Palpation: Systematisch werden alle vier Quadranten der Brust sowie Axilla und Supraklavikularregion abgetastet
- Sonographie: Gutartige Zysten können von einem soliden Tumor abgegrenzt werden
- Mammographie: Röntgenuntersuchung beider Brüste, so können auch kleine Tumoren diagnostiziert werden, die nicht tastbar sind
- Galaktographie: Kontrastmitteldarstellung der Milchgänge bei Sekretion aus der Mamille.

- Inspektion / Palpation
- Mammographie
- Galaktographie
- Sonographie
- Histologische Abklärung.

Für die endgültige Diagnose des Mammakarzinoms wird operativ Tumorgewebe durch eine Biopsie entnommen und histologisch untersucht (Mamma-PE). Der Tumor kann auch mit einer feinen Nadel punktiert und so Zellen zur histologischen Untersuchung gewonnenen werden.

Um Metastasen in Lunge, Knochen und Leber festzustellen wird ein Röntgen-Thorax, ein Knochenszintigramm und eine Sonographie durchgeführt.

Therapie
Bei einem kleinen Tumor wird dieser mit den axillären Lymphknoten brusterhaltend im Gesunden entfernt. Bei größeren oder mehreren Tumoren ist die modifizierte radikale Mastektomie mit Entfernung der gesamten Brustdrüse einschließlich der axillären Lymphknoten Methode der Wahl.

An die Operation schließt sich meist eine Strahlen- oder Chemotherapie an. Besitzt der Tumor Hormonrezeptoren, die auf Östrogen oder Progesteron reagieren, wird eine Hormontherapie (☞ 12.2.5) durchgeführt.

Operation.

Merke

> Jeder Knoten in der Brust muss diagnostisch abgeklärt werden.

12.3.2 Prostatakarzinom

Das Prostatakarzinom geht meist vom Drüsengewebe aus (Adenokarzinom) und tritt überwiegend bei Männern über 50 Jahren auf.

Männer ≥ 50 Jahre.

Ursachen

Etwa 25 % aller Männer im höheren Lebensalter haben ein ruhendes Prostatakarzinom, das jederzeit ohne erkennbare Ursache in ein unkontrolliertes malignes Wachstum übergehen kann. Es gibt Hinweise, dass das Geschlechtshormon Testosteron an der Entstehung beteiligt ist.

Symptome

❷ Im Anfangsstadium treten meist keine Beschwerden auf. Engt das Prostatakarzinom die Harnröhre ein, kommt es zu Problemen beim Wasser lassen, z. B. häufiger Harndrang. Das Prostatakarzinom metastasiert frühzeitig in die Wirbelsäule. Nicht selten sind Kreuzschmerzen das erste Symptom.

Lange symptomlos. Im fortgeschrittenen Stadium:
- Probleme beim Wasser lassen
- Kreuzschmerzen.

Diagnostik

Ein Prostatakarzinom kann bei der rektalen Untersuchung häufig als harter Knoten getastet werden. Durch eine Biopsie wird die Diagnose gesichert. Im Blut ist die saure Phosphatase und bei Knochenmetastasen zusätzlich die alkalische Phosphatase erhöht. Prostatakarzinome produzieren häufig den Tumormarker PSA (prostataspezifisches Antigen), der im Blut nachgewiesen werden kann. Metastasen werden im CT des Beckens (Lymphknotenmetastasen), in Röntgenaufnahmen des Skelettes und im Knochenszintigramm gesucht.

- Rektale Untersuchung
- Biopsie
- Im Blut: SP ↑, ggf. AP ↑, PSA.

Merke

> Jedem Mann über 45 Jahren steht eine jährliche Früherkennungsuntersuchung zu. Da es keine Frühsymptome des Prostatakarzinoms gibt, sollte diese unbedingt wahrgenommen werden.

Therapie

Ist das Karzinom auf das Organ begrenzt, wird die Prostata samt Beckenlymphknoten operativ radikal entfernt, evtl. schließt sich eine Strahlen- oder Hormontherapie an. Im fortgeschrittenen Stadium wird nur selten operiert. Hier steht eine Hormonbehandlung (Entzug der männlichen Geschlechtshormone) im Vordergrund. Dafür werden beide Hoden operativ entfernt oder LH-RH-Analoga gegeben. So wird die Androgenproduktion vermindert.

- Im Anfangsstadium → Operation, ggf. Bestrahlung, Hormontherapie
- Im fortgeschrittenem Stadium → Entzug männlicher Hormone.

12.3.3 Hodenkarzinom

Hodenkarzinome gehen meist von den Keimzellen aus. Histologisch werden Seminome von nicht-seminomatösen Tumoren (z. B. embryonales Karzinom, Chorionkarzinom) unterschieden. Lediglich 5 % der Tumoren gehen vom Stroma, also nicht von den Keimzellen aus.

Gehen zu 95 % von Keimzellen aus.

Ursachen
Hodenkarzinome treten gehäuft zwischen dem 20. und 40. Lebensjahr auf. Leistenhoden oder abdominelle Hoden haben ein 20-mal höheres Entartungsrisiko.

Risikofaktor: Hodenretention.

Symptome
Ein Hodentumor macht sich meist durch die schmerzlose Schwellung des Hodens an einer Seite bemerkbar. Es kommt zum Schweregefühl im Hoden und durch das vermehrte Gewicht zu ziehenden Schmerzen im Samenstrang. Haben sich bereits Metastasen gebildet, können Kreuzschmerzen und vergrößerte supraklavikuläre Lymphknoten auftreten.

- Schmerzlose Schwellung
- Ziehende Schmerzen im Samenstrang
- Bei Metastasen: Kreuzschmerzen.

Diagnostik
Sind andere Ursachen einer schmerzlosen Hodenschwellung wie z. B. eine Hernie ausgeschlossen, sollte der Hoden zur Klärung der Diagnose freigelegt und das Gewebe histologisch untersucht werden. Jede Verzögerung der Diagnosestellung vermindert die Chancen auf eine Heilung des Patienten. Zur Metastasenabklärung werden Röntgen-Thorax, Lymphangiographie, Sonographie und CT von Thorax und Abdomen durchgeführt. Die Tumormaker β-HCG und α-Fetoprotein (AFP) sind hilfreich, um den Verlauf der Erkrankung zu beurteilen.

Frühzeitige Diagnose ist entscheidend für die Prognose.

Therapie
Nach der Diagnosestellung wird schnellstmöglich der erkrankte Hoden von einem Leistenzugang aus entfernt (inguinale Semikastration). Die weitere Therapie ist abhängig von der Art des Tumors und seiner Ausbreitung. Ein Seminom wird bestrahlt, im fortgeschrittenen Stadium wird eine Chemotherapie durchgeführt. Ein nicht-seminomatöser Tumor sollte immer in speziellen Zentren behandelt werden. Der betroffene Hoden sowie evtl. befallene retroperitoneale Lymphknoten werden operativ entfernt. Bei fortgeschrittenen Befunden ist eine aggressive Chemotherapie erforderlich.

Erster Schritt: Operation. Weiteres Vorgehen nach Tumorart.

12.3.4 Harnblasenkarzinom

Das Harnblasenkarzinom geht meist vom Übergangsepithel (Urothel) aus. Häufig ist das Karzinom an mehreren Stellen der Harnblase lokalisiert. Es infiltriert früh die Blasenwand und setzt Beckenmetastasen.

Meist ausgehend vom Übergangsepithel.

Ursachen
Risikofaktoren sind Nikotin und bestimmte chemische Substanzen, die in der Farben-, Gummi-, Leder- und chemischen Industrie (z. B. Benzidin, Naphthylamin) verwendet werden.

Karzinogen wirken:
- Nikotin
- Benzidin, Naphthylamin.

Harnblasenkarzionme treten vermehrt im 7. Lebensjahrzehnt auf. Männer sind fünfmal häufiger betroffen als Frauen.

Symptome

> Schmerzlose Hämaturie als Leitsymptom.

Erstes Symptom ist meist eine schmerzlose Hämaturie. Dysurische Beschwerden kommen hinzu (☞ 7.1). Später treten Flankenschmerzen und Ödeme der unteren Extremitäten auf. Im weiteren Verlauf können sich Fisteln zwischen Blase und Darm bilden (sog. Tumorkloake).

Diagnostik

❺ Das Karzinom kann im **Zystogramm** (Kontrastmitteldarstellung der Harnblase) und bei der Zystoskopie gesehen werden. Für die endgültige Diagnose wird eine Biopsie aus den verdächtigen Läsionen der Blase entnommen. Zur Metastasensuche und Stadieneinteilung werden ein Skelettszintigramm, ein CT des Beckens und Abdomens sowie ein Röntgen-Thorax durchgeführt.

> - Zystogramm
> - Zystoskopie
> - Biopsie.

Therapie

Bei oberflächlichen Tumoren kann über die Harnröhre eine **Elektroresektion** (Entfernung mittels elektrischen Stroms) vorgenommen werden. Ist der Tumor bereits weiter fortgeschritten, werden Blase sowie regionale Lymphknoten komplett entfernt und die Harnleiter in das Kolon eingepflanzt, sodass der Harn mit dem Stuhl ausgeschieden wird. Bei inoperablen Tumoren kommt alternativ eine Strahlentherapie in Betracht. Metastasierende Blasenkarzinome werden mit einer Chemotherapie behandelt.

> - TUR
> - Zystektomie, ggf. Urostoma.
> - Strahlentherapie bei inoperablen Tumoren.

12.3.5 Malignes Melanom

Das maligne Melanom geht von den melaninbildenden Zellen (Melanozyten) der Haut aus. Es ist der bösartigste Hauttumor. Da es bereits früh in die Blut- und Lymphgefäße einwächst, bilden sich schnell Metastasen.

> Bösartigster Hauttumor. Frühe Metastasierung.

Ursachen und Einteilung

Häufige Sonnenbrände werden als ursächlicher Faktor diskutiert. Stärker gefährdet sind Menschen mit hellem Hauttyp und vielen Muttermalen (Nävi). Frauen sind doppelt so häufig betroffen wie Männer.

Auf Grund ihrer Ausbreitung in der Haut werden vier Typen unterschieden:

- Superfiziell spreitendes Melanom (70%)
- Lentigo-maligna-Melanom (15%)
- Noduläres Melanom (12%)
- Akral-lentiginöses Melanom (5%).

> Risiokofaktoren:
> - Sonnenbrände
> - Helle Haut
> - Nävi.

Symptome

Ein Melanom unterscheidet sich vom einfachen Nävus häufig durch folgende Merkmale (**ABCDE-Regel**):
- **A**ssymmetrie des Herdes
- **B**egrenzung unscharf
- **F**ärbung (engl. **C**oloration) unregelmäßig, insbesondere blauschwarze und tiefbraune Anteile
- **D**urchmesser ungleich groß
- **E**rhaben über dem Hautniveau.

Weiterhin wächst ein Melanom meist schnell und kann jucken oder bluten.

ABCDE-Regel.

Diagnostik
Die Diagnose erfolgt anhand des klinischen Bildes. Mit Hilfe der Röntgendiagnostik, Sonographie, Lymphangiographie und dem CT werden Metastasen in Lymphknoten, Lunge, Leber, Herz, Gehirn und Knochen gesucht.

Therapie
Jeder verdächtige Herd muss operativ im Ganzen entfernt werden, wenn möglich mit einem Sicherheitsabstand von 3 cm zur Seite und in die Tiefe. Im fortgeschrittenen Stadium werden die nächstliegenden Lymphknotenstationen ausgeräumt. Strahlen-, Chemo- oder Immuntherapie haben wenig oder gar keinen Einfluss auf den Krankheitsverlauf.

Operative Entfernung weit im Gesunden.

12.3.6 Sarkom

Sarkome sind Tumoren, die vom Weichteilgewebe oder vom Knochen ausgehen.

Ursachen und Einteilung
Die Ursache eines Sarkoms ist meist unklar. Gehäuft tritt es nach der Strahlentherapie von HODGKIN-Lymphomen (☞ 3.3.3) im Strahlenfeld auf. Bei AIDS (☞ 11.2.9) findet sich gehäuft das KAPOSI-Sarkom.
Es gibt eine Vielzahl verschiedener Sarkome; sie werden entsprechend ihrer Ursprungszelle eingeteilt und benannt. Ein Teil der Sarkome ist so undifferenziert, dass sie nicht sicher einem bestimmten Typ zugeordnet werden können. Die wichtigsten Sarkome sind:
- **Chondrosarkom:** vom Knorpel ausgehend, z.B. an der Wachstumszone von Oberarm-, Oberschenkel- oder Unterschenkelknochen
- **Fibrosarkom:** vom Bindegewebe ausgehender Knochentumor
- **Liposarkom:** vom Fettgewebe ausgehend
- **Osteosarkom:** vom Knochen ausgehend.

Nach Ursprungszelle:
- Chondrosarkom
- Fibrosarkom
- Liposarkom
- Osteosarkom oder Mischsarkome.

Daneben treten oft auch Mischsarkome auf, die verschiedene Zelltypen enthalten. Sarkome finden sich gehäuft im 2. und 6. Lebensjahrzehnt.

Symptome

Beschwerden treten meist auf Grund des größer werdenden Tumors auf. Sie sind je nach Lokalisation des Sarkoms verschieden, z. B. Schmerzen oder spezifische Organsymptome. Ein oberflächlich liegender Tumor kann als derber Knoten getastet werden.

> Je nach Lokalisation:
> - Oberflächliche Tumore als Knoten tastbar
> - Organspezifische Symptome.

Diagnostik

Für die Diagnosestellung wird eine Gewebsprobe entnommen und histologisch untersucht. Um festzustellen wie weit sich der Tumor ausgedehnt hat und ob Metastasen vorliegen, wird ein CT bzw. Kernspintomographie und ein Röntgen-Thorax durchgeführt.

Therapie

Der Tumor muss chirurgisch so weit wie möglich entfernt werden. Je nach Tumorausdehnung wird zusätzlich eine Strahlentherapie durchgeführt. Metastasen werden mit einer Chemotherapie behandelt.

> Operative Entfernung, ggf. Bestrahlung, Chemotherapie.

12.3.7 Gehirntumoren

Gehirntumore sind Tumore, die von den verschiedenen Zellen des Gehirns ausgehen.

Ursachen und Einteilung

❽ Die Ursachen der Gehirntumore sind nicht bekannt. Für einige wenige Tumoren ist eine Erblichkeit nachgewiesen.

Abhängig von ihrer Ursprungszelle werden sie unterteilt in:
- **Gliome** (Astrozytom, Glioblastom, Oligodendrogliom), ausgehend von den Stützzellen des Gehirns
- **Meningeom**, ausgehend von den Zellen der Gehirnhaut
- **Neurinom**, ausgehend von den Markscheiden bildenden SCHWANN-Zellen der Gehirnnerven, am häufigsten ist der N. vestibulocochlearis betroffen (Akustikusneurinom)
- **Medulloblastom**, Tumor des Kleinhirns, meist bei Kindern
- Lymphom, auch im Gehirn können Tumoren aus Lymphzellen entstehen, häufig bei AIDS (☞ 11.2.9) und anderen Immunschwächen (☞ 3.3.3)
- Hypophysentumoren (☞ 8.1.1)
- Hirnmetastasen (☞ 12.4.8), häufig bei Bronchialkarzinom (☞ 4.7), Mammakarzinom, Nierenzellkarzinom (☞ 7.2.5) und malignem Melanom.

> - Gliom
> - Meningeom
> - Neurinom
> - Medulloblastom
> - Lymphom
> - Hypophysentumor
> - Hirnmetastasen.

Gehirntumoren werden nicht nur nach ihrem Tumortyp, sondern auch nach ihrer Gut- bzw. Bösartigkeit eingeteilt. Nach der WHO-Klassifikation gibt es vier Schweregrade:
- Grad I: gutartig
- Grad II: noch gutartig
- Grad III: bereits bösartig
- Grad IV: bösartig.

Symptome

Jeder Gehirntumor wirkt raumfordernd. Die Schädelknochen lassen eine Ausdehnung nicht zu, sodass sich der Druck im Schädelinneren erhöht, sog. **Hirndruck**.

Das häufigste Erstsymptom sind Kopfschmerzen. Hinzu kommen Übelkeit und Erbrechen. Diese Symptome nehmen im Verlauf von Wochen zu. Bei der Untersuchung können herdförmige neurologische Ausfälle festgestellt werden. Hierzu gehören:
- Lähmungen
- Sehstörungen
- Koordinationsstörungen
- Störungen von Merkfähigkeit, Auffassung, Sprachfertigkeit und Verständnis
- Persönlichkeitsveränderungen.

Etwa 20 % aller Patienten erleiden aus voller Gesundheit einen **epileptischen Anfall**.

Leitsymptom: Kopfschmerzen.

Merke

> Bei Patienten, die erstmalig einen epileptischen Anfall erleiden, muss ein Gehirntumor sicher ausgeschlossen werden.

Diagnostik

Nach einer sorgfältigen klinischen Untersuchung werden mit Hilfe des CT oder MRT Bilder des Gehirns angefertigt, auf denen ein Tumor meist gesehen werden kann. Von geringer diagnostischer Bedeutung ist demgegenüber das **EEG**, mit dem die Hirnströme aufgezeichnet werden und eine **Lumbalpunktion**, mit der ggf. Tumorzellen im Liquor nachgewiesen werden.

- Neurologische Untersuchung
- CT
- MRT.

Therapie

Gehirntumoren werden nach Möglichkeit neurochirurgisch entfernt. Voraussetzung ist ein relativ geringes Risiko für bleibende neurologische Ausfälle. Wächst ein Hirntumor infiltrierend in das umliegende Gewebe ein, kann er nicht vollständig entfernt werden. In diesem Fall wird eine Strahlentherapie durchgeführt. Bösartige Gliome, Medulloblastome und Lymphome sprechen auf eine Chemotherapie an.

- Operation
- Inoperable Tumore werden bestrahlt.
- Chemotherapie bei:
  - Gliom
  - Medulloblastom
  - Lymphom

- Kortikosteroide bei Ödemen.
- Antiepileptika.

Zahlreiche Gehirntumoren rufen ein Ödem mit Gehirnschwellung hervor. Dies wird mit Kortikosteroiden behandelt. Wichtig ist es, epileptische Anfälle durch die Gabe von Antiepileptika (z. B. Carbamazepin®, Phenytoin®) zu vermeiden.

Weitere Tumoren
- Bronchialkarzinom (☞ 4.7)
- Tumoren der Gallenblase (☞ 6.3.3)
- Hypophysentumoren (☞ 8.1.1)
- Kolorektales Karzinom (☞ 5.4.3)
- Tumoren der Leber (☞ 6.2.4)
- Leukämien (☞ 3.3.2)
- Magenkarzinom (☞ 5.3.3)
- Maligne Lymphome (☞ 3.3.3)
- Nierenzellkarzinom (☞ 7.2.5)
- Ösophaguskarzinom (☞ 5.2.5)
- Tumoren des Pankreas (☞ 6.4.3)
- Phäochromozytom (☞ 8.4.4)
- Malignome der Schilddrüse (☞ 8.2.4).

? Übungsfragen

❶ Wie wird ein Mammakarzinom diagnostiziert?

❷ Wodurch macht sich ein Prostatakarzinom bemerkbar?

❸ In welchem Alter treten Hodenkarzinome vermehrt auf?

❹ Was ist das Hauptsymptom eines Hodenkarzinoms?

❺ Welche Untersuchungen werden bei einem Harnblasenkarzinom durchgeführt?

❻ Wie unterscheidet man ein malignes Melanom vom Nävus?

❼ Was ist ein Sarkom?

❽ Nennen Sie drei verschiedene Gehirntumore?

❾ Wodurch macht sich ein Gehirntumor bemerkbar?

Index

A

ABCDE-Regel
   Malignes Melanom 307
   Reanimation 35
ACE-Hemmer 14
Acetylsalicylsäure 5
Achalasie 126
Acrodermatitis chronica
   atrophicans 271
ACTH-Kurztest 215
Acute respiratory distress
   syndrome (ARDS) 111
ADAM-STOKES-Anfall 18
ADDISON-Krise 215
Adipositas 227
Agalaktie 200
Agranulozytose 66
AIDS 261
Akromegalie 199
Algurie 168
Alkalose 187
Alveolitis, exogen-allergisch 102
Amenorrhoe 198
Amyloidose 78
Anämie 60
Anasarka 13
Aneurysma 46
Angina pectoris 3
Angina tonsillaris 255
Angiographie 43
Antiarrhythmika 19
Antibiogramm 266
Anurie 168
Anus praeter naturalis 140
Aortenisthmusstenose 32
Aortenklappeninsuffizienz 30
Aortenklappenstenose 29, 32
ARDS 111
Arterienverschluss, akuter 44

Arteriitis temporalis HORTON 48
Arteriographie 43
Arteriosklerose 3
Arthralgie 236
Arthrose 239
Asbestose 102
Aspergillose 280
Aspiration 116
Aspirationspneumonie 86
Asthma bronchiale 96
Asthma cardiale 12
Aszites 148, 155
Atelektasen 107
Atrioventrikular-(AV-)Block 17
Auto
   -antikörper 241
   -immunerkrankung 241
Azidose 189

B

B-Symptome 70
β-Blocker 5, 51
Bakteriämie 286
Bakterielle Infektionen 267
Bakteriurie 184
Bandwurmbefall 281
BARRETT-Ösophagus 123
BCG-Impfung 91
Beatmung 35
Beckenkammpunktion 68
Biguanide 220
Bilirubin 147
Blastenschub 67
Blut
   -ausstrich 63
   Differenzialblutbild 68
   -gasanalyse 81
   Gerinnungssystem 73

   -kultur 22
   okkult 120
Blutungsanämie 61
Blutungsneigung 59
Blutungszeit 73
Body-Mass-Index 228
Borreliose 271
Bradykardie, -arrhythmie 16
Bradypnoe 80
BROCA-Normalgewicht 227
Bronchiektasen 95
Bronchitis
   akute 84
   chronische 92
Broncholysetest 97
Bronchoskopie 101
Brucellose 267
BUDD-CHIARI-Syndrom 148, 153
BURKITT-Lymphom 263
Bypass-Operation
   Venenbypass bei pAVK 44
   Venenbypass,
      aortocoronarer 6

C

Campylobacter jejuni 276
Candidiasis 278
Caput medusae 154
Cholangiokarzinom 157
Cholangitis 161
Cholelithiasis 158
Cholera 275
Cholesterinspiegel 230
Cholezystektomie 159
Cholezystitis 161
Chorea minor 22
Chronische Polyarthritis 240
Chronisch-venöse Insuffizienz 41

Claudicatio intermittens 42
CMV-Infektion 256
Colitis ulcerosa 144
Coma diabeticum 225
Coma hepaticum 154
CONN-Syndrom 213
Cor pulmonale 110
CRH-Stimulationstest 212
Cumarine 40
CUSHING-Syndrom 211

D

Defibrillation 20
Dehydratation 191
Densitometrie 238
Dermatomyositis 248
Dermatophyten 278
Dexamethason-Hemmtest 212
Diabetes insipidus 201
Diabetes mellitus 217
   Diabetisches Koma 225
   Diagnostik 218
   Hypoglykämischer Schock 224
   Insulintherapie 220
   Langzeitschäden 222
   Therapie 219
Diarrhoe 119
Diathese, hämorrhagische 72
Differenzialblutbild 68
Digitale Subtraktionsangiographie 43
Diphtherie 269
Disseminierte intravasale Gerinnung (DIC) 75
Diuretika 14
Divertikulitis 141
Divertikulose 141
Dosieraerosol, Anwendung 96
Ductus arteriosus BOTALLI 32
DUPUYTREN-Kontraktur 153
Durstversuch 201
Dysphagie 116
Dyspnoe 80
Dysurie 168

E

Echinokokkose 282
Echokardiographie 8
Einflussstauung, obere 297
Eisenmangelanämie 60
EISENMENGER-Reaktion 34
Eisenpräparate 64
Elektrokardiogramm, EKG
   Belastungs- 4
   intrakardiales 18
   Langzeit- 18
   Ruhe- 3
Elektromyogramm 249
Embolektomie 45
Emesis 116
Endokarditis 21
Endokrinologie 197
Endoskopie
   Bronchoskopie 101
   Magen-Darm 122
   Notfall- 134
   PEG 128
Endosonographie 135
Enterocolitis regionalis 142
Entzündungszeichen 38
Episkleritis 143
EPSTEIN-BARR-Virus 255
Eradikationstherapie 130
ERCP 160
Erysipel 266
Erythema chronicum migrans 271
Erythema nodosum 100, 237
Erythropoetin 61
Escherichia coli 277
ESWL 160
Euthyreose 202
Extrasystolen 16

F

FALLOT-Tetralogie 32
Familiäre adenomatöse Polyposis 138
Farb-Doppler-Sonographie 40, 42

Ferritin 62
Fettleber 152
Fieber 251
   rheumatisches 22
Fistel 144
Fokale noduläre Hyperplasie 157
Frühsommer-Meningoenzephalitis (FSME) 272
Furunkel 265

G

Galaktorrhoe 198
Gallenblasenempyem 161
Gallenblasenkarzinom 161
Gallenkolik 159
Gallenstein 158
Gastrinom 167
Gastritis 129
Gastrointestinalblutung 133
Gelbsucht 147
Gelenkerguss 236
Gentherapie 297
Gerinnungsstörungen 72
Gesichtsrose 254
Gicht 231
Gichttophi 232
Gliom 308
Globalherzinsuffizienz 11
Glomerulonephritis 170
Glukosetoleranztest 218
Glukosurie 169
Glykohämoglobin 218
Grading 290
Grippe 83
GUILLAIN-BARRÉ-Syndrom 256
Gürtelrose 254
Gynäkomastie 153

H

H_2-Blocker 132
Hämatemesis 117 133
Hämaturie 169
Hämochromatose 153

Hämodialyse 177
Hämofiltration 178
Hämolytische Anämie 61
Hämophilie 74
Hämoptoe 82
Hämoptyse 82
Harnblasenkarzinom 305
Harninkontinenz 168
Harnleiterkolik 180
Harnstein 180
Harnverhalt 168
Harnwegsinfektionen 184
HASHIMOTO-Thyreoiditis 206
Hautveränderungen 237
HbA_{1c} 218
Hefepilz 278
Helicobacter pylori 130
Hepatische Enzephalopathie 153
Hepatitis 149
Hepatoblastom 157
Hepatomegalie 67
Hepatorenales Syndrom 154
Hepatozelluläres Karzinom 157
Herpes genitalis 253
Herpes labialis 253
Herpes simplex 252
Herpes zoster 254
Herzbeuteltamponade 25
Herzdruckmassage 36
Herzfehler, angeborene 31
Herzgewicht, kritisches 12
Herzglykoside 14
Herzinfarkt 7
Herzinsuffizienz 11
Herzklappenfehler 28
Herz-Kreislaufstillstand 34
Herzmuskelhypertrophie 12
Herzrhythmusstörungen 15
Herzschrittmacher 19
Herzstillstand 18
Herzwandaneurysma 10
Hiatushernie 123
Hirndruck 298
Hirnmetastasen 298
Histokompatibilitätsantigen 244

HIV 261
Hodenkarzinom 304
Hormonregulation 197
Hormontest
   ACTH-Kurztest 215
   CRH-Stimulationstest 212
   Dexamethason-Hemmtest 212
   TRH-Test 204
Hormontherapie 296
Hyper-, Hypokaliämie 193
Hyper-, Hypokalzämie 195
Hyper-, Hyponatriämie 191
Hyper-, Hypopara-
   thyreoidismus 209
Hyperaldosteronismus 213
Hypercholesterinämie 229
Hyperhydratation 192
Hyperkalzämische Krise 196
Hyperkortisolismus 211
Hyperlipoproteinämie 228
Hypersensitivitätsvaskulitis 48
Hypertensive Krise 52
Hypertensiver Notfall 52
Hyperthyreose 204
Hypertonie 49
Hypertriglyzeridämie 229
Hyperurikämie 231
Hyperventilation 188
Hypoglykämischer Schock 224
Hypokortisolismus 214
Hypophyse
   Tumoren 198
   Vorderlappeninsuffizienz 200
Hyposensibilisierung 99
Hypothyreose 206
Hypotonie 53
Hypoventilation 188

I

Ikterus 147
Ileostoma 140
Ileus, paralytischer 163
Immuntherapie 296
Impetigo contagiosa 265

Influenza 83
INR 73
Insulin 220
Insulinom 166
Iritis 244
Ischämie 2

K

Kaliumhaushalt 193
Kalziumantagonisten 51
Kalziumhaushalt 195
Kammerflattern, -flimmern 17
KAPOSI-Sarkom 261 307
Kardiomyopathie 26
Kardioversion 20
Karnofsky-Index 291
Karzinogene 288
Karzinom
   Bronchial- 105
   Gallenblasen- 161
   kolorektales 139
   Magen- 134
   Nierenzell- 182
   Ösophagus- 127
   Pankreas- 165
   Schilddrüsen- 207
Kaverne 90
Keuchhusten 268
Knochendichtemessung 238
Kinderkrankheiten 257
Knochenmark
   -punktion 68
   -transplantation 69
Koagulopathie 72
Kolik 117
Kollagenose 245
Kolon
   -kontrasteinlauf 139
   -polyp 138
Kolostoma 140
Koma
   diabetisch 225
   hepatisch 154
   hyperosmolar 225
   ketoazidotisch 225
KOPLIK-Flecken 257

Koronarangiographie 4
Koronare Herzkrankheit 2
Krampfadern 38
Kryptokokkose 279
Kussmaul-Atmung 189

L

Laktoseintoleranz 137
Lävokardiogramm 4
Laxantien 118
Lebensmittelvergiftung 276
Leber
   -hämangiom 157
   -hautzeichen 153
   -metastasen 158
   -tumoren 157
   -zelladenom 157
   -zellkarzinom 157
   -zirrhose 152
Leptospirose 270
Leukämieformen 66
Leukozytose, -penie 65
Leukozyturie 169
Linksherzinsuffizienz 11
Linksherzkatheter-
   untersuchung 4
Lipoproteine 228
Litholyse 159
Löfgren-Syndrom 100
Lungen
   -embolie 107
   -emphysem 93
   -entzündung 85
   -fibrose 101
   -funktionsdiagnostik 94
   -infarkt 110
   -ödem 14
   -versagen, akutes 111
Lupus erythematodes 245
Lyell-Syndrom 265
Lyme-Krankheit 271
Lymphknotenschwellung 251
Lymphogranulomatose 70
Lymphom 70
Lysetherapie
   arterille Thrombose 43

M

Madenwurm 282
Magenkarzinom 134
Magentumoren, gutartige 135
Magnetresonanztomographie,
   MRT 199
Malabsorption 136
Malaria 284
Malassimilationssyndrom 136
Maldigestion 136
Maltafieber 267
Mammakarzinom 302
Masern 257
Medulloblastom 308
Megaloblastäre Anämie 60
Mekoniumileus 104
Melanom 306
Meningeom 308
Mesotheliom 103
Metabolisches Syndrom 227
Metastasen 288
Milzvenenthrombose 165
Mitralklappeninsuffizienz 29
Mitralklappenstenose 29
Mittelstrahlurin 186
Mixed connective tissue
   disease 249
Mononukleose, infektiöse 255
Morbus
   Addison 214
   Basedow 205
   Bechterew 244
   Boeck 100
   Crohn 142
   Cushing 211
   Hodgkin 70
   Ménétrier 134
   Osler 78
   Reiter 244
   Whipple 137
   Wilson 153
Mukoviszidose 103
Multiples Myelom 70
Myokardinfarkt 9
venöse Thrombose 40

Mumps 258
Mund-zu-Mund/-Nase-
   Beatmung 35
Mykosen 277
Myokardinfarkt 7
Myokarditis 23
Myokardszintigraphie 4
Myxödem-Koma 207

N

Nebennierenrindeninsuffizienz
   214
Nebenschilddrüsen 208
Nephritis 271
Nephrotisches Syndrom 170
Neurinom 308
Nieren
   -insuffizienz, chronische
      174
   -kolik 169
   -transplantation 179
   -versagen, akutes 172
   -zellkarzinom 182
Nitrate 6
Non-Hodgkin-Lymphom 70
NSAR, nichtsteroidale
   Antiphlogistika 242
NYHA-Stadien 12
Nykturie 13, 168

O

Obstipation 118
Ödemformen 1
Oligurie 168
Orbitopathie, endokrine 205
Orthopnoe 80
Orthostatische Hypotonie 53
Osler-Knötchen 22
Osmolalität 191
Ösophagus
   -breischluck 124
   -divertkel 125
   -karzinom 127
   -varizen(blutung) 154, 156

Osteomalazie 233
Osteoporose 237
Oxyuriasis 282

P

Palmarerythem 153
Panarteriitis nodosa 47
Pancoast-Tumor 106
Pankreaskarzinom 165
Pankreatitis
  akute 162
  chronische 164
Paraneoplastisches Syndrom 105
Paratyphus 274
Partielle Thromboplastinzeit 73
pAVK 41
Perikarderguss 25
Perikarditis 24
Peritonealdialyse 178
Peritonealkarzinose 148
Perkutane endoskopische Gastrostomie, PEG 128
Perkutane transluminale Angioplastie, PTA 43
Perniziöse Anämie 61
Pest 277
PFEIFFER-Drüsenfieber 255
Pfortaderhochdruck 154
Phäochromozytom 216
Phlebographie 40
Phlebothrombose 39
Phonokardiogramm 33
pH-Wert 187
Pilzinfektion 277
Plasmodien 284
Plasmozytom 70
Pleuraerguss 113
Pleurapunktion 113
Pleuritis 114
Pleuritis carcinomatosa 107
Pleurodese 114
Pneumonie 85
Podagra 232
Pollakisurie 168

Polyarthritis, chronische 240
Polycythaemia vera 64
Polyglobulie 64
Polymyalgia rheumatica 48
Polymyositis 248
Polypen 138
Polyurie 168
Porphyrie 234
Präkanzerose 123
Pricktest 98
Progression 292
Progressive systemische Sklerose 247
Proktokolektomie 145
Prolaktinom 198
Prostatakarzinom 303
Proteinurie 169
Protonenpumpenhemmer 132
Protozoeninfektionen 283
Pseudo
  -divertikel 141
  -tuberkulose 277
Psoriasis-Arthritis 245
PTCA 6
Pulmonalisangiographie 109
Pulmonalklappenstenose 32
Pulsdefizit 18
Pulsionsdivertikel 125
Purpura SCHOENLEIN-HENOCH 78
Pyelonephritis, akut, chronisch 185

Q

Querschnittssyndrom 299
Quick-Test 73

R

Rachitis 233
Radiojodtherapie 204
RATSCHOW, Lagerungsprobe 42
RAYNAUD-Syndrom 247
Reanimation 36

Rechtsherzinsuffizienz 11
Refluxösophagitis 121
Regurgitation 121
Reisediarrhoe 277
Reizbildungsstörungen 16
Reizleitungsstörungen 17
Remission 72, 292
Renale Anämie 61
Respiratorische Insuffizienz 81
Retikulozyten 62
Rezidiv 292
Rheumatisches Fieber 21
Rheumatoide Arthritis 240
Rhinitis 83
Riesenzellanämie 60
Röteln 259
Rötelnembryopathie 259
Ruhr, bakterielle 275
RUMPEL-LEEDE-Test 267

S

Salmonellen 272
Sarkoidose 100
Sarkom 307
Sauerstoff, Anwendung 81
Scharlach 266
SCHELLONG-Test 53
Schenkelblock 17
Schilddrüsen
  -adenom 205
  -autonomie 205
  -karzinom 207
SCHILLING-Test 63
Schimmelpilz 278
Schluckstörung 116
Schock 34
  -formen 54
  -index 55
Schwanenhalsdeformität 242
Schwindsucht 89
Sepsis 286
Seronegative Spondylarthritiden 244
SHARP-Syndrom 249
SHEEHAN-Syndrom 200
Shigellose 275

Shuntumkehr 34
Shuntvolumen 31
Silikose 102
SJÖGREN-Syndrom 249
Skelettszintigraphie 72
Sklerodermie 247
Skorbut 78
Sodbrennen 121
Sonographie 9
Soor 278
Sphärozytose 61
Spider naevi 153
Spirometrie 94
Splenomegalie 67
Sprue, einheimische 137
Sputum 82
Staging 291
Staphylococcus aureus 276
Staphylokokkeninfektion 265
Statine 5
Status asthmaticus 99
Stauungspapille 298
Steatorrhoe 164
Stent 6
Sternalpunktion 68
Stoma 140
Stoßwellenlithotripsie 160, 181
Strahlentherapie 295
Streptokokkeninfektion 265
Stripping 38
Struma 202
Sulfonylharnstoffe 220
Synkope 53
Systemerkrankung 245
Szintigraphie
   Myokard- 4
   Schilddrüse 206
   Skelett- 72
   Ventilations-Perfusions- 109

T

Tachykardie, -arrhythmie 16
Tachypnoe 80
Teerstuhl 120
Teleangiektasien 78
Tetanie 210
Thalassämie 61
Thrombektomie 40
Thrombendateriektomie 43
Thrombinzeit 73
Thrombophlebitis 38
Thrombose 39
Thrombozytopathie 76
Thrombozytose,-penie 76
Thyreotoxische Krise 206
TNM-System 290
Tollwut 260
Tourniquet-Syndrom 45
Toxisches Megakolon 145
Toxoplasmose 283
Traktionsdivertikel 125
Transferrin 62
TRH-Test 204
Tuberkulintest 90
Tuberkulose 89
Tuberkulostatika 91
Tumor
   -anämie 61
   -marker 292
Typhus 274

U

Ulcus cruris 41
Ulcus ventriculi, duodeni 131
Ultrafiltration 177
Ultraschall 9
Urinkultur 185
Urinuntersuchungen 168
Urogramm 181
Urolithiasis 180
Urosepsis 186
Uveitis 143

V

Varikozele 183
Varizella-zoster-Virus 253
Varizellen 253
Varizen 38
Vaskulitis 47
Vaskulo-, Vasopathien 77
Venenthrombose 39
Ventrikelseptumdefekt 31
Verbrauchskoagulopathie 75
Verschlussikterus 147
Verschlusskrankheit
   periphere arterielle 41
   venöse 39
Virale Infektion 252
VIRCHOW-Trias 39
Vitaminmangel 233
Vitium 28
Vorhofflattern,-flimmern 17
Vorhofseptumdefekt 31

W

Wasting-Syndrom 263
WEGENER-Granulomatose 48
Windpocken 253
Wurminfektionen 281

X

Xanthom 229
Xylose-Toleranztest 137

Y

Yersiniose 277

Z

Zentralisation 55
Zentralvenöser Druck, ZVD 56
Zöliakie 137
ZOLLINGER-ELLISON-Syndrom 167
Zwerchfellbruch 123
Zyanose 81
Zystitis 185
Zystizerkose 281
Zytokine 296
Zytomegalie 256
Zytostatika 293